JN493018

간호실무에서의

# 동기강화상담

# Motivational Interviewing in Nursing Practice

Michelle A. Dart

이 책의 한국어판 저작권은 Jones and Bartlett's사와 직접 독점계약한 정담미디어에 있습니다.
저작권법에 의해 한국 내에서 보호받는 저작이므로 서면에 의한 허락 없이 내용의 일부를 인용, 발췌하거나 무단복제 등을 금합니다.

ORIGINAL ENGLISH LANGUAGE EDITION PUBLISHED BY
Jones & Bartlett Learning, LLC
5 Wall Street
Burlington, MA 01803

Motivational Interveiwing in Nursing Practice: Empowering the Patient(1st ed), Michelle A. Dart, ⓒ2013 JONES & BARTLETT LEARNING, LLC. ALL RIGHTS RESERVED

# 간호실무에서의 동기강화상담

2013년 7월 25일 1판 1쇄 인쇄
2013년 7월 30일 1판 1쇄 발행

**지은이** | Michelle A. Dart
**옮긴이** | 김성재, 주세진, 강경자, 장희경, 신성만
**펴낸이** | 김진환
**펴낸곳** | **정담미디어** · (주) **학지사**
121-837 서울특별시 마포구 서교동 352-29 마인드월드빌딩 6층
대표전화_02-330-5188 Fax_02-326-0338

**등 록** | 2010년 2월 8일 제313-2010-36호
**메 일** | jdmpub@jdmpub.com
**홈페이지** | http://www.jdmpub.com

ISBN 978-89-6069-344-9 93510

가격 18,000원

• 저(역)자와의 협약으로 인지는 생략합니다.
• 이 책을 무단 전재 또는 복제 행위 시 저작권법에 따라 처벌을 받게 됩니다.
※ 정담미디어는 학지사의 자매회사입니다.

# 간호실무에서의
# 동기강화상담

## Motivational Interviewing in Nursing Practice

*Empowering the Patient*

Michelle A. Dart 저

김성재 · 주세진 · 강경자 · 장희경 · 신성만 역

정담미디어

# 역자 약력


## 김성재

서울대학교 간호대학 박사

현 서울대학교 간호대학 교수

『동기강화상담 기술훈련 실무자 워크북』, 『중독상담』 등 공역

## 주세진

서울대학교 간호대학 박사

현 남서울대학교 간호학과 교수

『정신간호총론』, 『정신건강간호학』 공저

## 강경자

서울대학교 간호대학 박사

현 제주대학교 간호대학 조교수

『필수 기본간호학 실습 체크리스트』, 『성인간호학 I, II』 등 공저

## 장희경

서울대학교 간호대학 박사

현 서울대학교 간호과학연구소 선임 연구원

## 신성만

보스턴대학교 재활상담학 박사

하버드 의과대학 정신과 연구원

현 한동대학교 상담심리사회복지학부 교수

『동기강화상담』, 『동기강화기술입문』 등 공역

# 저자 서문

전문직으로서의 간호는 간호대상자가 변화를 수용하도록 할 뿐만 아니라, 변화과정을 견디어 나가도록 도와주는 것이다. 간호가 시작된 이래로 우리의 실무수행 방법에는 많은 변화가 있었다. 초창기에 간호사들은 주로 돌봄 제공자로서의 역할을 수행했으나, 시간이 지나면서 교육자, 상담자, 지도자(코치) 등으로 그 역할이 확대되었다. 교육자로서의 간호사는 건강상태와 관리방법 등에 대해 교육하고, 상담자로서의 간호사는 간호대상자가 자신의 임상적 진단이나 건강상태에 대해 정서적으로 잘 대처하도록 돕는다. 또한 코치로서의 간호사는 간호대상자의 행동변화를 촉진시키는 역할을 한다.

한편 많은 국가의 건강정책 패러다임이 단순한 질병치료에서 벗어나 국민 전체의 질병예방과 건강증진으로 전환되어 감에 따라, 각국에서는 국민의 건강수준 향상을 목표로 하는 장기계획을 수립하고 있다. 미국은 1990년 「Healthy People 2000」을 시작으로 10년 단위로 건강정책을 수립하여 실행하고 있으며, 2010년에는 「Healthy People 2020」을 발표하여 추진 중이다(우리나라도 2000년대 이후 「국민건강증진종합계획(Health Plan)」을 수립하기 시작하여 2011년에는 2020년까지 달성하기 위한 장기목표를 담은 「제3차 국민건강증진종합계획(HP2020)」을 수립한 바 있다 – 역자 주).

「Healthy People 2000」 정책이 시작되면서 간호실무는 국민의 전반적인 건강향상을 안내하도록 돕는 데 주력하게 되었다. 처음에 질병예방에 중점을 두었던 이 정책은 점차적으로 이미 존재하는 건강문제를 개선하거나 전반적인 건강상태를 향상시킬 수 있도록 현재의 건강이슈에 중점을 두게 되었다. 이러한 이유로 인하여 간호실무에도 코칭이 필요하게 되었다. 이 책에서 다루는 동기강화상담은 대상자의 행동변화 촉진을 코칭하는 데 사용할 수 있는 유용한 방법이다. 더욱이 「Healthy People」 정책이 더욱 강화되면서 발표된 「Healthy People 2020」은 건강수명의 연장과 삶의 질 향상, 건강불평등

해소, 건강증진을 위한 사회환경의 조성, 그리고 생의 모든 단계에서 삶의 질과 건강한 생활습관 향상을 주요 목표로 하고 있다. 또한 「Healthy People 2020」의 목표는 비만, 신체활동, 심장질환 등과 관련된 건강이슈를 포함하고 있다. 이러한 정책변화에 따라 대상자들이 자신의 건강과 안녕에 대해 책임감을 갖고자 하는 동기를 강화하도록 도울 수 있는 간호사의 역량이 절실히 요구된다.

동기강화상담은 치료적 의사소통을 이용한 코칭을 통해서 대상자의 행동변화를 촉진하는 방법이다. 간호사는 이미 치료적 의사소통을 배웠고 실무에서 이를 자주 사용하고 있으며, 특히 정신간호 영역에서 이 치료적 의사소통을 유용하게 사용하고 있다. 동기강화상담은 심리학자와 사회복지사가 치료에 사용할 목적으로 처음 고안한 방법이다. 이 책에서는 동기강화상담에 적용된 의사소통 형태와 행동변화 모형을 제시하였으며, 간호실무에서 동기강화상담이 사용된 예도 소개하였다. 이제 간호전문직은 간호대상자와 상호작용하거나 간호실무를 향상시킬 수 있는 동기강화상담이라는 또 하나의 유용한 도구를 가지게 된 것이다.

일상적인 일, 즉 샤워나 양치질하기, 식품점에 가거나 출장 가는 일이 어떻게 의례적인 습관이 되어 가는지를 한 번 생각해 보라. 이제 그것이 우리의 삶에 미치는 긍정적이거나 부정적인 영향은 고려하지 말고, 그러한 일상적인 습관으로 구성되어 있는 우리의 삶을 생각해 보라. 이렇게 의례화되어 버린 일상의 습관 중 하나를 바꾸기 위해서 의식적인 에너지가 얼마나 많이 필요할지 상상해 보라. 그리고 변화를 직접 시도해 보라. 아마 쉽지 않을 것이다. 이처럼 일상적인 행동변화는 쉽지 않기 때문에 간호사로서 우리는 대상자들이 좋지 않은 습관을 깨고 건강관리를 개선할 수 있도록 돕기 위해 준비해야 한다. 동기강화상담은 대상자로 하여금 자신의 습관을 평가하고, 어떤 것을 유지하고 어떤 것을 버릴지를 판단하게 도와준다. 이 책은 대상자들이 자신을 자각할 수 있도록 도와줄 뿐만 아니라, 간호사도 자신에 대하여 자각할 수 있도록 일깨워 줄 것이다. 우리 간호사들은 이 방법을 다른 방법과 함께 활용하여 대상자의 행동변화를 이끌어 낼 수 있을 것이다.

이 책을 통해서 우리는 왜 사람들이 더 건강한 행위를 할 수 있도록 노력하는가에 대한 이유를 탐색해 볼 것이다. 이 책에 제시된 여러 통계지표를 통해 국민의 건강수준을 가늠할 수도 있다. 또한 자가관리 기술과 건강행위에 대한 인식을 갖게 됨으로써 좀 더 자신감 있게 자신의 건강을 관리하는 능력을 갖고자 하는 욕구를 증진시킬 수 있을 것이다. 우리는 타인의 행동을 직접 바꿀 수는 없다. 간호사로서 우리가 할 수 있는 것은 변화를 향한 여정에 있는 대상자 곁에서 함께 걸어가는 일이다.

# 역자 서문

이 책은 Michelle A. Dart가 저술한 『간호실무에서의 동기강화상담-환자의 힘 북돋우기(Motivational Interviewing in Nursing Practice-Empowering the Patient)』를 번역한 것이다. Miller가 제안하고 Rollnick과 함께 구체화시킨 동기강화상담(Motivational Interviewing, MI)은 행동변화를 시작하고 유지하는 대상자를 돕는 매우 효과적인 접근법이다. 간호실무에서 이는 가장 빈번하게 만나는 핵심이슈이다. 코치이자 치료자, 돌봄 제공자, 그리고 교육자로서 간호사는 대상자의 행동변화를 촉진시킬 수 있는 치료적 도구가 필요한데, MI는 그러한 목적에 부합되며 과학적으로 효능이 입증된 유용한 도구이다.

이 책은 간호대상자의 질환과 특성에 따라 MI가 실제로 어떻게 적용될 수 있는지를 구체적이고 명확하게 안내해 주고 있다. MI의 철학과 원리, 적용 과정과 절차를 일목요연하게 표로 제시하여 실제적인 적용이 용이하도록 하고 있다. 또한 각 질환마다 빈번하게 논의될 만한 주제를 선정하고 MI를 적용한 대화와 그렇지 않은 대화를 예시로 제공하여 MI라는 치료적 도구로 준비된 간호사의 의사소통이 그렇지 못할 때와 얼마나 다른 결과를 만들어 내는지를 보여 준다.

동기강화상담의 철학이나 원리에서 간호사가 유념해야 할 가장 중요한 사항은 환자가 변화의 주체라는 점이다. 간호사들은 건강에 해로운 행동을 하는 대상자를 보면 즉시 그 행동이 잘못되었음을 지적하고 건강행동으로 고쳐 주고 싶어 한다. 또한 건강문제를 지닌 대상자는 당연히 문제개선의 욕구가 있다고 전제하고, 개선방법이나 전략을 안내하거나 교육하는 데 주력하곤 한다. 그러나 건강에 해를 끼치는 행위는 일상생활습관과 아주 밀접하게 연결되어 있으며, 이를 바꾸는 것은 결코 쉬운 일이 아니다. 또한 우리의 인생에 대해서 책임져야 하는 사람은 우리 자신이듯이 자신의 행동변화 결정에 책임이 있는 사람은 환자이며, 변화하거나 변화하지 않는 것은 전적으로 환자의 권한이다. 그렇기 때문에 간호사가 담당할 역할은 관심과 격려, 지원을 통해서 환자가 변화해야 할 이유를 찾도록 도와주는 것이다. 또한 환자가 변화의 장단점을 잘 인식하고 행위변화를 결정하고 시도하며 유지할 수 있도록 대상자 중심의 도움을 제공해야 한다. 이러한 도움은 진정으로 대상자와 함께할 때 가능한 것이며, 이 '대상자와 함께함', '협력', '파트너십' 등은 간호철학과 MI 철학이 공통으로 지닌 기본적 토대이다.

이 책을 읽는 독자는 MI가 특별하거나 새로운 접근법이 아니고 그동안 간호사가 적용해온 치료적 의사소통술과 크게 다르지 않은 것임을 확인할 것이다. 다만 인간행동과 동기에 대한 탄탄한 이론적 토대 위에 체계적이고 조직적으로 잘 구성된 접근법을 통해 정리했다는 점이 차이일 것이다. 모쪼록 이 책을 통해 MI가 간호실무에 널리 적용되며, 다양한 간호실무 적용 연구를 통하여 MI의 효능이 과학적으로 검증되기를 바란다.

독자들의 편의와 번역서의 완성도를 위해서 번역과정에서 여러 차례 회의를 거쳐 다음 몇 가지 사항을 정하였다.

- 간호대상자의 명칭을 통일하지 않고 문맥에 어울리도록 환자, 내담자, 대상자, 간호대상자 등의 용어로 번역하였다.
- 각 장에서 처음 나오는 'motivational interviewing'은 '동기강화상담'으로 번역하고 이후에는 모두 MI로 표기하여 독서의 속도와 수월성을 높이고자 하였다.
- 각 장 첫머리마다 학습목표와 핵심용어가 제시되어 있는데, 원저에 수록되었던 핵심용어 중에서 역자들이 판단할 때 불필요하거나 중요하지 않다고 판단한 용어는 삭제하였다.
- 이 책에는 미국의 다양한 협회 및 학회가 등장하는데 그 명칭은 단체

의 기능이나 특성을 잘 드러낼 수 있도록 적절하게 번역하여 제시하였으며 우리말 뒤에 원래 명칭을 괄호로 넣어 참고할 수 있도록 하였다.

- 원저가 출판된 이후에 발표된 정책이나 변경된 정보는 수정하였으며, 독자들의 이해를 돕기 위한 추가설명이나 유념하기를 기대하는 중요한 사항은 각주(역자 주)를 달아서 서술하였다.
- 이동하거나 없어진 웹사이트는 수정하였으며, 본문에 나오는 통계수치는 최신자료로 업데이트하여 수록하고자 노력하였다.

마지막으로 이 책이 나오기까지 애써 주신 분들께 감사의 말씀을 드리고자 한다. 여러 차례 수정, 보완을 거듭하면서 좋은 번역서를 만들고자 노력해 주신 역자들께 감사 드린다. 또한 적극 협조해 주신 정담미디어 김진환 사장님을 비롯하여 관계자 여러분께 감사의 말씀을 드린다.

2013년 7월

역자 대표 **김성재**

# 목차

Basics of Motivational Interviewing

# 01

# 동기강화상담의 기초

## 학습목표

1 동기강화상담을 창안한 사람이 누구인지 확인한다.
2 동기강화상담이 무엇인지 서술할 수 있다.
3 동기강화상담의 4가지 주요 원리를 설명할 수 있다.
4 간단한 협상 로드맵 6단계에 대해 간략하게 논할 수 있다.
5 변화준비척도를 사용할 수 있다.
6 환자의 준비 수준에 따른 단계를 정의할 수 있다.
7 상담 종결에 필요한 3가지 요소를 열거할 수 있다.

## 핵심용어

**공감 표현하기** Express empathy
**동기강화상담** Motivational Interviewing
**변화대화** Change talk
**불일치감 만들기** Develop discrepancy
**양가감정** Ambivalence
**자기효능감** Self-efficacy
**저항과 함께 구르기** Rolling with resistance
**치료적 관계** Therapeutic relationship

## MI의 시작

1983년 William R. Miller 박사는 '알코올중독자를 위한 동기강화상담'이라는 제목의 논문을 발표하였다(Miller, 1996). 이 논문은 새로운 분야의 시작을 알렸다. 도전적인 분야로서, 약물 및 알코올 상담은 새로운 기법의 변화를 받아들였다. 중독으로 고통받는 사람들을 도울 수 있는 방법을 찾기 위해 많은 상담자들이 노력하였으나 적절한 접근을 제안하지 못하던 상황에, 환자들의 행동변화 촉진에 실질적인 도움이 되는 새로운 모델이 개발된 것이다. 그러나 Miller가 생활의 다양한 어려움과 중독문제로 힘들어하는 환자들의 행동변화를 촉진해야 하는 보건서비스 제공자들의 역량을 발전시키기 위한 목적으로 이 논문을 발표한 것은 아니었다(Miller, 1996). Miller는 동기를 영속적 성격특성이 아니라 준비의 정도라고 생각했다. 이 준비정도는 시간이 지나면서 변하는 것이며, 환자들이 행동변화를 향해 나아가는 각각의 상담회기에서 지속적으로 평가해야 한다고 보았다(Britt, Hudson & Blampied, 2004).

Miller 자신이 동기부여되어 연구를 하고, 그가 알 수 있는 한 연습–변화(practice-changing) 개념에 대해 모두 알아내었다는 것은 놀라운 일이 아니다. 1989년 Stephen Rollnick은 Miller가 행동변화 촉진 작업을 돕는 모델을 탐구하는 과정에 참여하였다. 그들은 함께 동기강화상담(Motivational Interviewing, MI)이라 불리는 이 모델의 구조를 만들었고, 이러한 개념의 틀을 통해 자신들의 연구영역에서 활동하는 다른 사람들과 지식을 공유하기 시작했다(Miller & Rollnick, 2002).

그들의 아이디어는 완벽했지만, 그 분야의 다른 전문가들은 기존의 틀을 벗어나는 새로운 개념에 대하여 재고해 볼 것을 요구했다. Miller와 Rollnick은 MI에 대해서 모든 사람들이 완전히 이해할 수 없다는 것을 알고 있었다. 그들은 MI 모델을 미세하게 수정해 나가는 동시에 간호영역을 포함한 임상현장에서 어느 누구라도 전체적으로 쉽게 이해하고 적용할 수 있는 MI의 두 번째 판을 완전히 새롭게 써서 출판하였다(Miller & Rollnick, 2002). 이 두 번째 개정판을 토대로 우리는 폭넓은 치료현장에서 이 모델을 사용하기 시작했다. 한때 상담현장에서만 유용하다고 생각되었던 MI는 중독영역에 국한되지 않고 다방면에서 사용할 수 있는 접근으로 받아들여지게 되었다.

## MI의 개념

MI를 묘사하는 다양한 방법이 있다. MI는 간략한 개입 또는 협상, 상담방법, 치료적인 의사소통, 그리고 환자와 함께 걷거나 춤추는 방법으로 표현된다. MI는 지시적이며[1], 환자가 양가감정을 탐구하고 해결하는 것을 도움으로써 행동변화를 이끌어 내는 환자 중심 상담방법이다(Rollnick & Miller, 1995, p. 325). 양가감정은 불확실한 상태를 말하는데, 이는 환자가 시소 중간에 서서 어느 쪽으로 움직일 것인지에 대해 계속해서 논쟁을 벌이는 것과 같다. 한쪽은 현실에 안주하면서 변화하지 않으려고 하는 쪽이라면, 반대쪽은 행동변화를 위한 여정이 시작되는 지점이다.

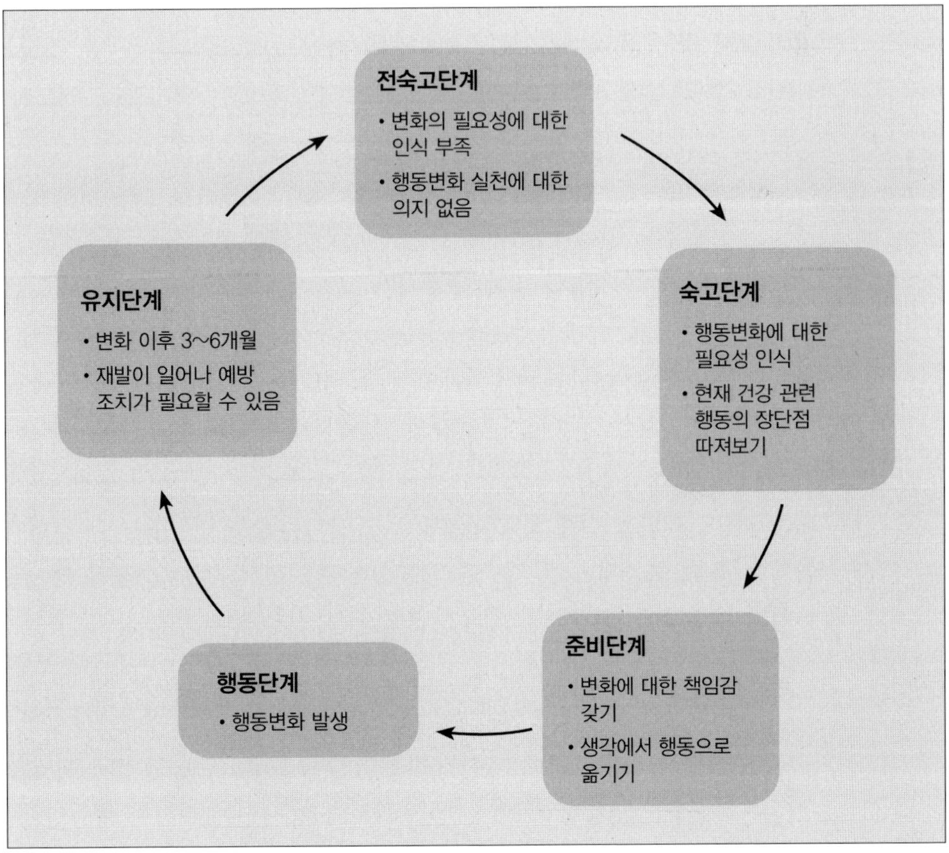


**그림 1-1** 변화단계

1) 지시적(directive)이라는 말은 방향성이 있다는 말로 해석될 수 있다(역자 주).

MI를 이루는 기초적인 이론이 있다. 이에 대한 자세한 설명은 본서의 범위를 넘어서는 것이므로 여기서는 간략하게 소개하도록 하겠다. Carlo DiClemente와 James Prochaska에 의해 만들어진 초이론적 모델(transtheoretical model)은 MI의 이론적 토대 중 하나이다(Miller & Rollnick, 2002). MI와 관련 있는 다른 이론도 있으나, 내부 구조의 효과성으로 인해 이 모델이 중심으로 선택된 것이다. 이 모델에 따르면 변화에는 5단계가 있으며, **그림 1-1**을 통해 이를 검토할 수 있다(Kumm, Hicks, Shupe & Hagemaster, 2002; Lange & Tigges, 2005; Shinitzky & Kub, 2001). 이 변화단계들은 한 주기(cycle)의 일부분이다. 유지단계에서 재평가가 이루어지고, 한 주기가 다시 시작될 수 있다.

초이론적 모델은 변화단계를 통해 진행되는 10개의 과정을 설명하고 있다. 전숙고단계(precontemplation stage)에서 숙고단계(contemplation stage) 및 준비단계(preparation stage)로의 이동에는 의식화, 극적 이완, 환경적 재평가 그리고 자기재평가의 과정이 포함된다. 준비단계에서는 자기해방(self liberation)이 일어난다. 이들 단계에서 행동(action) 및 유지단계(maintenance stage)로의 이동에는 위기관리, 역조건 형성, 관계 도움, 관리법 재강화, 자극(흥분) 조절의 과정이 포함된다(Lange & Tigges, 2005; Shinitzky & Kub, 2001).

4가지 주요 원리가 MI의 기초가 되는데, 공감 표현하기, 자기효능감 지지하기, 불일치감 만들기, 저항과 함께 구르기가 그것이다(Levensky, Forcehimes, O'Donohue & Beitz, 2007; Rolfe, 2004; Miller, Zweben, DiClemente & Rychtarik, 1992) (**그림 1-2**).

**그림 1-2**에 나와 있듯이, 4가지 주요 원리는 환자와 치료적인 상호작용을 하는 데 있어 지속적으로 필요하다. 공감의 표현은 환자들이 편안하게 마음을 열고, 자신의 개인적인 관점을 상담자와 공유하는 것에 도움을 준다. 이것은 환자들이 자신의 주요 목표를 유지하고 현재 건강상태에 관한 양가감정을 인식하는 데 있어 중요하다. 환자들은 종종 최근에 받은 진단결과와 실패로 인한 좌절감, 상황을 통제할 수 없음으로 인한 분노감에 압도당해 있는 상태지만, 사실은 이미 변화를 위한 동기를 내면에 지니고 있다.

자기효능감을 촉진하려는 상담자는 절대 자신의 생각을 환자에게 강요해서는 안 된다. 상담자는 환자들이 자신에게 유익한 것을 스스로 선택할 수 있는 데 필요한 통찰력을 얻도록 도움을 주어야 한다. 환자들은 자신이 취하는 행동역할의 모든 긍정적인 면을 격려받아야 한다. 그들에게는 개인적인 목표를 성취할 수 있다는 믿음이 필요하다.

불일치감 만들기는 어려운 일이다. 환자들은 자신들의 현 상태와 희망하는 상태 간의 차이를 인식해야 한다. 이것은 환자들이 자신의 현 상태와 현실적인 목표를 명

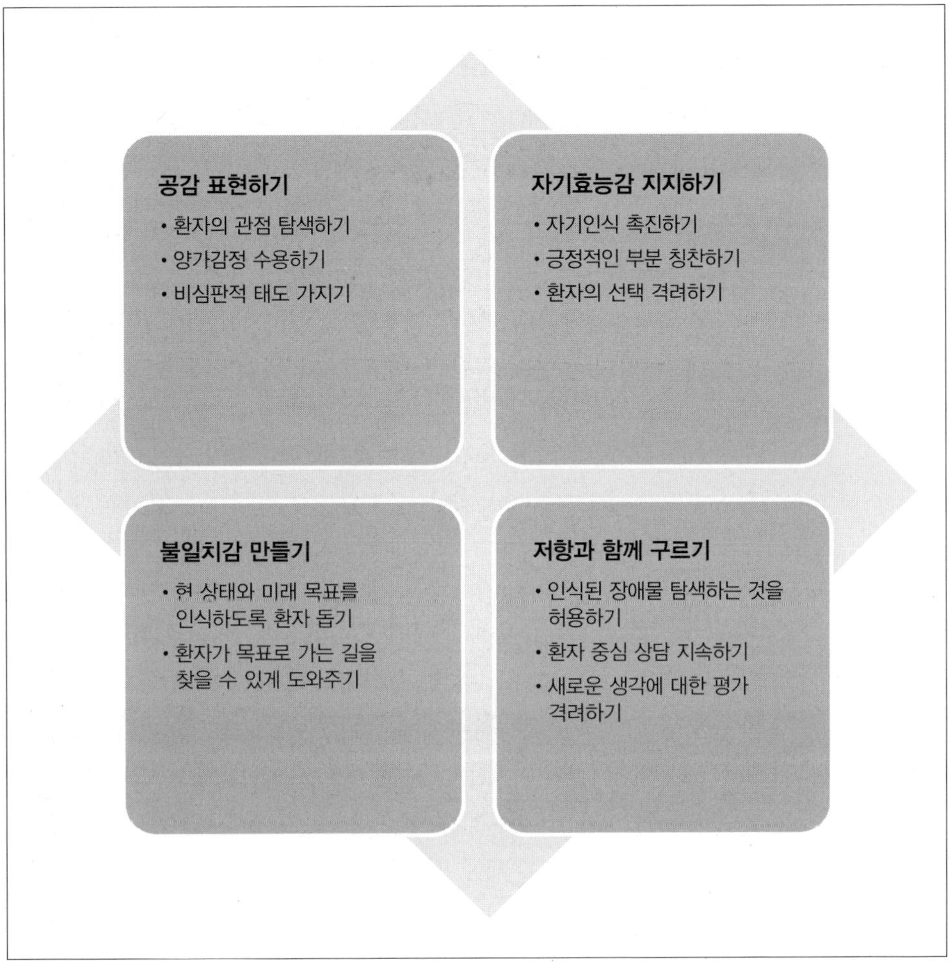


**그림 1-2** MI 원리

확히 이해하는 데 필요하다. 상담자가 적절한 접근을 하게 되면, 환자에게 해야 할 행동과 하지 말아야 할 행동이 무엇인지 지시적으로 이야기해 주지 않고도 환자 스스로 적절한 목표를 평가하고 설정하도록 도움을 줄 수 있다. 환자에게 무엇이 옳은지 말해 주고 싶은 욕구는 동기강화적 과정에 도움이 되지 않는, 우리가 쉽게 빠질 수 있는 함정이다. 이를 포함해 여러 가지 함정이 이 책 후반부에 설명되어 있다.

저항과 함께 구르기는 가장 실행하기 어렵지만 가장 중요한 원리이기도 하다. 많은 의료 서비스 전문가들에게 있어서 부정적인 생각의 흐름을 따라가는 것은 상당히 부자연스럽게 느껴지는 일이다. 환자 입장에서는 누군가가 자신의 부정적인 생각에 도전한다고 느끼면 저항하게 된다. 이때 환자가 저항을 탐색하도록 상담자가 분위기를 만들어 간다면, 환자는 점점 더 자신이 수용받고 있다고 느끼게 된다. 이러한 감정은 치료적 개입을 촉진시키며, 궁극적으로 치료적 효과를 증진시킨다.

MI를 더 잘 이해하는 데 도움이 되는 한 가지 방법은 FRAMES(Britt et al., 2004) 약자를 사용하는 것이다.

**F** Feedback(피드백)

**R** Responsibility is on the patient(환자에게 책임감 부여하기)

**A** Advice giving(조언하기)

**M** Menu of change options(변화 선택 메뉴)

**E** Empathetic style of communication(공감적인 의사소통 유형)

**S** Self-efficacy(자기효능감)

피드백은 환자가 상담자에게 어떠한 정보를 줄 때나 상담자가 환자에게 허락을 받을 때 필요하다. 환자는 자신의 현 상황과 선택에 대해 책임감을 가져야 한다. 상담자가 조언을 할 수는 있지만, 환자에게 환영받지 못할 수도 있다. 그러므로 상담자는 환자가 조언을 받아들일 수 있는 적절한 때에 조언을 해야 한다. 변화를 위한 선택 메뉴를 제공하는 것은 지나치게 많은 선택요인이 있을 때 어느 정도 틀을 제공해 주는 것으로, 환자가 눈앞의 문제에 집중하고 스트레스를 경감하는 데 도움이 된다. 공감은 환자와 상담자 사이에 친밀한 관계를 만들고 유지하는 데 중요하다. 자기효능감은 상담자가 환자를 격려하거나 환자가 자신의 능력을 인식하도록 도울 때 생긴다.

의료 서비스 제공자가 환자의 필요를 알고 이를 고려하는 것은 매우 중요하다. 우리는 우리 자신의 경험을 기초로 하여 다른 이들의 필요를 추정하는데, 이것은 환자에게 도움이 되지 않는 것이며, 환자가 치료계획을 지키지 않게 만들 수도 있다. 간호와 같은 직업영역에는 의료 서비스 제공자가 환자와 그들의 문제를 '고칠' 수 있고 '고쳐야' 한다는 오해가 있다. 이는 서비스 제공자들에게 책임을 지우고, 환자들을 서비스 제공자들에게 의존하게 만들거나 '어려운 상황' 즉, 환자가 권고받은 사항을 따르지 않게 되는 상황을 만든다. 안타깝게도, 우리는 이 대립적인 관계 형성에 자신도 모르게 원치 않는 원인을 제공하고 있는 것이다.

사실 '어려운 환자'는 존재하지 않는다. 모든 환자는 자신만의 이야기를 가지고 있다. 환자의 과거가 어떠했는지, 누구와 어떤 관계를 맺고 있는지를 탐색하는 것이 중요하다. 모든 사람은 자신의 이야기를 하기 원하고 이해받기 원한다. 환자들은 상담자들이 자신들에게 관심을 가져 주고 곁에서 동행해 주며, 어려움에 처했을 때 격려하고 지도해 주기를 원한다. 환자와의 상호작용을 위한 이상적인 방법을 알기는 쉽지만, 사실 이러한 상호작용을 방해하는 장벽으로 인해 이를 실행하는 것은 쉬운 일이 아니다. 이러한 장벽들은 4장에서 좀 더 상세히 살펴본다.

간호사와 환자 간 상호작용에 인간 본성이 끼치는 영향을 인식하는 것이 중요하다. 우리는 치료적인 관계를 방해하거나 촉진하는 심리적 요인을 생각해 볼 수 있다. 간호사와 환자 둘 다 상담에 대한 편견, 과거 경험, 개인적 신념, 기대감을 가지고 있다. 이러한 요인이 복합적으로 작용할 때, 효과적인 만남이 일어날 수도 있지만 이러한 경우는 드물다. 비록 우리가 이러한 요인을 바꿀 수는 없을지라도 우리는 각각의 상호작용 상황에서 이러한 요인을 인식하고 이것이 미치는 영향을 고려하여 대처할 수 있다.

MI 상호작용이 항상 평탄하고 부드러워야 하는 것은 아니다. 변화라는 주제가 논의될 때마다 저항이 발생하는 것은 자연스러운 일이다. 변화는 두려운 것이고 현 상태에 머무르는 것이 더 안정적이기 때문에 비록 건강한 상태가 아니라고 할지라도 저항이라는 인간 본성이 나타난다. 변화가 편안함, 행복 심지어 긍정적인 어떤 희망과 항상 일치하는 것은 아니다. 그런데도 왜 변화하려고 하는 것인가? 변화는 많은 건강문제를 예방하고 관리하며 현재의 건강상태를 향상시키는 데 필요하기 때문이다. 이러한 사실은 변화를 위한 좋은 이유가 된다. 그러나 사실 변화의 과정은 매우 어려운 것이므로 저항을 꼭 부정적인 것으로 볼 필요는 없다. "저항이 기회가 될 수 있음을 인식한다면, 그것은 성공적인 치료로 가는 열쇠가 된다."(Rollnick, Mason & Butler, 1999, p. 127). 저항은 상담의 동력이 될 수 있고, 상담자에게 환자의 변화를 방해하는 것이 무엇인지에 대한 통찰력을 준다.

서두에 우리는 MI 과정에서 환자들과 함께 걸을 수 있고 춤출 수 있다고 언급했다. 그들과 함께 그들의 경로를 따라가라. 길을 만들고 그들이 따라오기를 기대하지 말라. 환자는 스스로 선택권을 가져야 한다. 결국 이 모든 것은 그들의 삶이고, 환자들은 자신의 삶을 위해 무엇을 해야 하는지 가장 잘 알고 있다. 간호사들이 건강한 생활방식을 촉진하는 교육을 할 수는 있어도 누군가의 행동을 그들이 원하지 않는데 변화시킬 수는 없다. 길은 지도와 지원을 받으면서 그들 스스로가 만들어 가는 것이다. MI는 간호사와 환자 간의 의사소통이고 접촉이며 상호작용이다. 환자들이 자신의 감정과 강점, 약점 그리고 목표를 탐색해 나가도록 돕는 과정인 것이다. 상담자는 환자와의 상호작용을 통해서 이러한 과정을 함께 해 나갈 수 있다.

# MI의 진행

일견 대단히 복잡해 보이는 MI는 몇 개의 단계로 구분해 놓으면 쉽게 익힐 수 있을 것 같기도 한다. 그러나 환자들은 각기 다른 상황 속에 있기 때문에 실제로는 복잡하다. 따라서 각각의 상담회기에서 어떤 일이 일어날지 예측하는 것은 쉽지 않은 일이다.

첫 단계, 즉 환자와의 첫 번째 만남에서는 우리가 그들의 과거 경험이나 생각하는 바 그리고 경험이나 인식에 대한 통찰력을 지니고 있지 않다는 점을 깨닫는 것이 중요하다. 우리는 환자들이 이미 알고 있는 것과 그들이 알기 원하거나 알아야 할 것들 그리고 특별히 상담현장에서 목표로 하는 것들이 무엇인지에 관해 시간을 가지고 찬찬히 알아나갈 필요가 있다는 것을 우리 스스로에게 매순간 상기시켜야 한다. 이러한 점을 확실히 이해한 후에야 비로소 MI 가이드라인을 행동변화를 촉진하는 데 적절히 사용할 수 있다.

## 간단한 협상 로드맵

Kaiser Permanente 보험사는 MI 훈련 분야에서 상당히 중요한 역할을 담당하였다. Miller와 Rollnick, Kaiser Permanete는 상담자들이 간단한 개입을 하면서 효과적으로 행동변화를 촉진할 수 있도록 돕기 위한 도구를 만들었다. **표 1-1**은 MI의 진행단계를 요약해 놓은 것이다(Roberts, 2005).

### 상담 시작하기

MI의 첫 회기를 시작할 때 반드시 나누어야 하는 간단하지만 중요한 정보가 있다. 먼저 상담자는 자신을 소개하고 자신이 누구이며 어떤 역할을 할 것인지에 대한 정보를 환자에게 제공해야 한다. 이것은 신뢰 형성의 기초가 된다. 우리는 이 첫 번째 만남에서 우리가 기대하고 있는 것이 무엇인지, 또한 환자가 기대하고 있는 것이 무엇인지에 관해서 명확히 할 필요가 있다. 긍정적인 만남이 될 수 있는 기회가 사라지기 전, 상담의 첫 회기에서부터 간호사 또는 환자가 가지고 있는 잘못된 오해를 명확히 바로잡는 것이 중요하다.

사람들은 모두 자신의 이야기를 들어줄 사람을 필요로 한다. 적극적 경청은 상담자가 자신의 말을 듣고 있을 뿐만 아니라 이해하고 있다는 안도감을 환자에게 주기 때문에 필요하다. 신체언어는 상담자가 환자의 말을 듣고 있다는 단서를 환자에게 제공해 준다. 반영적 경청은 상담자의 이해가 정확한지를 알려 주고, 환자의 잘못된 오해를 수정해 주며 자신이 이해받고 있다는 안도감을 준다(Rollnick, Miller & Butler,

**표 1-1** 간단한 협상 로드맵

### 상담 시작하기 OPEN THE ENCOUNTER

- 자기소개 및 역할소개
- 방문이유 확인하기
- 상담기간 정하기
- 허락 요청하기
- 열린 질문하기
- 판단과 방해 없이 듣기
- 환자 말 요약하고 반영하기
- 적절하게 정보교환하기

↓

### 안건 정하기 NEGOTIATE THE AGENDA

- 선택지 제공하기: 이 차트에는 _____에 영향을 줄 수 있는 여러 가지 요인이 있습니다.
- 환자의 선택 유도하기: 오늘 집중적으로 다루고자 하는 문제가 있습니까?
  이 차트에 당신이 추가하고 싶거나, 조금 더 이야기하고 싶은 부분이 있습니까?
- 적절하게 정보 교환하기

↓

### 양가감정 탐색하기 EXPLORE AMBIVALENCE

- 왜 현재 상태에 머물기를 원합니까?
- 변화하고자 하는 이유는 무엇입니까?
- _____ 의 좋은 점은 무엇입니까?
- _____ 의 좋지 않은 점은 무엇입니까?
- 요약하기

### 준비도 평가하기 ASSESS READINESS

- 준비도 0~10
- 직접적인 질문: 왜 5입니까?
- 역방향 질문: 왜 2가 아닌 5입니까?
- 순방향 질문: 5에서 7 또는 8로 이동하는 데 필요한 것이 무엇입니까?
- 요약하기

↓

### 변화 이끌기 TAILOR THE TRANSITION

| | |
|---|---|
| **준비되지 않음 0~3**<br>• **인식 높이기**<br>• 변화대화 이끌어 내기<br>• 조언 및 격려 | • 변화에 대해 생각하려면 무엇이 필요합니까?<br>• 제가 도울 수 있는 것은 무엇입니까?<br>• _____에 대해 더 알고 싶습니까?<br>• 미래에 변화하기 위해 달라져야 할 것은 무엇입니까?<br>• 적절하게 요약하기 |
| **불확실한 준비 정도 4~6**<br>• **양가감정 평가하기**<br>• 변화대화 이끌어 내기<br>• 준비도 구축하기 | • 당신이 지금 있는 곳은 어디입니까?<br>• 당신이 다음 단계라고 생각하는 것은 무엇입니까?<br>• 이 시점에 느끼거나 생각하는 것은 무엇입니까?<br>• _____은 당신의 미래 어느 지점에 있습니까?<br>• 적절하게 요약하기 |
| **준비 정도 7~10**<br>• **결의 다지기**<br>• 변화대화 이끌어내기<br>• 계획 협상하기 | • _____을 위한 당신의 주요한 이유는 무엇입니까?/이것이 왜 당신에게 중요합니까?<br>• _____에 대해 어떻게 생각합니까?/어떻게 할 계획입니까?<br>• 이러한 변화를 줌으로써 삶이 어떻게 변화할 것이라고 생각합니까?<br>• 이러한 변화에 있어 어떠한 장벽을 만날 것이라고 생각합니까?<br>• 적절하게 요약하기 |

↓

### 상담 종결하기 CLOSE THE ENCOUNTER

- 인정해 주기
- 긍정적인 행동 확인하기
- 결정 존중해 주기
- 이용 가능하고 연결할 수 있는 자원 제시하기
- 적절히 조언하기
- 선택 강조하기
- 자신감 나타내기

**표 1-1 간단한 협상 로드맵(계속)**

**정보교환하기** INFORMATION EXCHANGE
공감하기 · 자기효능감 지지하기 · 비심판적 태도 · 협력하기 · 명확하고 간결하게 하기

| 교육하기 | 임상적 결과 공유하기 |
|---|---|
| • 허락 구하기<br>• 현재 지식수준 평가하기<br>• 과도한 정보 제공으로 환자 압도하지 않기<br>• 이해하고 있는지 자주 확인하기<br>• 재설명 요청하기 | • 허락하기<br>• 테스트에 대한 환자의 이해 수준 확인하기<br>• 평균치와 환자의 결과 비교하기<br>• 환자의 해석 요청하기<br>**예:** "당신의 테스트 결과는 ________이다.<br>평균치는 ________ 이다.<br>이러한 결과에 대해 어떻게 생각하는가? |
| **조언 제공하기**<br>다음 경우에만 조언을 제공한다.<br>• 환자가 요청한 경우<br>• 환자에게 허락을 요청한 경우<br>• 전문가로서 조언을 제공할 의무가 있는 경우 | **조언의 예**<br>의료 서비스 제공자로서 나는 당신이 금연하기를 강력히 권고합니다. 제 관점에서 금연은 당신의 건강을 위해 당신이 할 수 있는 것 중 가장 중요한 일입니다. 물론 금연은 당신이 선택할 문제입니다. 나는 당신이 금연할 수 있으며, 최선의 방법을 택할 것이라고 확신합니다. |

**자신감 진술** CONFIDENCE STATEMENT
진솔성 · 간결함 · 현실성 · 자기효능감 지지

자신감 진술은 다음과 같은 지식에 기반한다. 1) 모든 사람들은 건강한 행동변화를 만들 수 있는 능력을 가지고 있고 2) 진정으로 변화할 준비가 되었을 때 변화방법을 찾을 수 있다.

**주의! 다음과 같은 사항을 피하라.**
- 성취 불가능하거나 비현실적인 기대감을 고취시키는 것
- 판단을 개입시키는 것. 예를 들어 환자는 '올바른' 선택을 할 것이라는 자신감
- 진실하지 않은 반응을 제공하는 것

**자신감 진술 예**
- 나는 당신이 ________을 시작하기로 결정해야 한다고 확신하며, 당신은 당신을 위한 행동계획을 발전시켜 나갈 것입니다.
- 나는 당신이 ________을 선택한다면, 이를 실현시킬 수 있는 방법을 찾을 것이라 확신합니다.
- 오늘 우리의 대화를 통해 당신이 ________을 결정한다면, 당신은 당신에게 효과적인 방법을 찾아 낼 수 있을 것이라 확신합니다.
- 나는 이 계획을 시작하는 데 있어서 당신의 ________(열정, 결심, 생활방식 변화의 성공)이 매우 중요한 가치를 지닐 것이라 확신합니다.
- 당신이 ________을 선택한다면, 현실적인 실행전략을 찾아낼 수 있을 것이라 생각합니다.

© 2005. The Permanente Medical Group, Inc, Kaiser Permanente. Created by Sandra Roberts, RN. All Rights Reserved. Used With Permission.

2008). 환자의 말을 요약하는 것은 상담자가 자신이 했던 이야기를 듣고 있다는 사실을 알려 준다는 점에서 환자의 자신감을 증가시켜 준다.

경청은 매우 중요하지만 그렇다고 해서 상담자가 대화 참여에 소극적이어서는 안 된다. 환자가 질문을 하면 객관적으로 대답하고 상담자 자신이 가지고 있는 신념을 주입해서는 안 된다. 만약 환자가 어떠한 정보를 꼭 알아야 한다면, 그리고 그것을 토대로 적절한 결정을 내려야 하는 상황이라면 이러한 정보를 알려주어도 되는지 환자에게 먼저 물어보아야 한다. 정보제공에 대한 허락을 받는 것은 상담회기 동안 환자에게 집중할 수 있도록 해주고, 환자가 필요로 하는 조언을 해 주어야 한다는 선입견이 없음을 보여 준다.

환자에게 허락을 받은 후 의사소통은 개방적으로 이루어져야 한다. 닫힌 질문은 대화를 갑작스럽게 중단시킬 수 있다. 열린 질문은 환자가 자신의 생각을 확장하는 데 도움을 준다. 대화는 환자가 주도해야 하지만, 적절한 시점에 하는 열린 질문은 환자들이 자신이 누구인지, 무엇을 알고 있는지, 알아야 할 것이 무엇이라고 생각하는지, 목표가 무엇인지에 대해 환자 자신이 더 깊이 있게 탐색하도록 하는 데 유용하다. 이를 통해 환자와 상담자 간의 관계가 시작된다(Rollnick et al., 2008).

### 안건 정하기

상담의 방향을 결정하는 데 있어 환자의 참여는 필수적이다. 상담방향을 정하는 협상은 환자와 파트너가 되어 춤추는 것과 같아 두 사람이 호흡을 맞출 때 최상의 결과를 낼 수 있다(Rollnick et al., 1999). 환자들이 집중적으로 다루고자 하는 문제가 무엇인지를 물어보는 것은, 환자로 하여금 정말로 자신에게 있어 중요한 문제를 생각하도록 하기 때문에 중요하다. 만약 상담이 환자가 제시하는 안건이 아니라 상담자 자신이 중요하다고 생각하는 것에 기반을 둔다면, 그 상담은 성공하기 힘들다. 환자가 다루고자 하는 문제가 여러 개일 수도 있다. 이런 경우에 상담자는 환자에게 선택지를 제시하여 자기효능감을 유지할 수 있도록 해야 한다. 환자의 허락을 먼저 구하고 정보를 제공해 주게 되면 환자가 상담내용에 더욱 집중할 수 있게 된다.

### 변화준비도 평가하기

모든 환자가 행동변화에 대한 준비가 갖추어진 상태에서 상담에 임하는 것은 아니다. 0~10의 준비도(readiness) 척도는 환자가 상담에 대해 얼만큼 준비되었는지를 평가할 수 있는 척도이다. 예를 들어 환자가 체중감량에 대해서 이야기를 해 보고사 한다고 생각해 보자. 상담자는 "몸무게를 줄이기 위해 다이어트하는 것에 대해 준비된 정도를 0~10의 척도 위에 표시한다면, 어디에 표시하실 건가요?"라고 질문할 수 있다. 환자가 6이라고 응답했다면, 상담자는 환자에게 그 지점에 있다고 생각하는 이유를 물어볼 수 있다. 또 다른 접근법은 왜 더 낮은 숫자를 선택하지 않았는지 묻는 것이다. 이는 환자가 상담에 임할 때 긍정적인 요인에 집중하도록 만든다. 한편 환자가 더 높은 수치를 말하지 않은 이유를 탐색하는 것은 변화를 가로막는 요인을 찾아내는 데 도움이 된다. 다시 말해 환자의 이야기를 요약하는 것은 환자의 동기수준에 대한 상담자의 이해를 보여 주는 것이다.

### 양가감정 탐색하기

사람들은 종종 양가감정에서 헤어 나오지 못하기도 한다. 우리는 어떤 행동을 해야 하는지 알고 있고 그렇게 하고 싶어 하지만, 변화를 방해하는 것이 너무 많다. "나는 시간이 없어서 운동을 못 해요"라고 말하는 사람에게 시간이 없는 이유나 행동변화가 불가능한 이유를 탐색하도록 하면 장애물을 극복할 수 있는 방법에 대해 생각해 보는 데 도움이 된다. 열린 질문을 계속함으로써 상담자는 환자의 행동변화에 도움이 되는 것이 무엇인지 알아볼 수 있다. 이것은 상담의 초점이 변화과정에서의 장애물로부터 변화가 중요한 이유로 이동하도록 도와준다. 여기에서도 교환한 정보를 요약하는 것은 긍정적인 대화를 촉진한다.

### 변화 이끌기

양가감정을 탐색하고 변화준비도를 평가한 후, 상담자는 변화대화를 이끌어 내고자 한다. 환자가 0~3 수준의 준비도를 보인다면 그는 변화할 준비가 되지 않았다고 보아야 한다. 이때 상담자의 역할은, 문제에 대한 환자의 인식을 높이는 것이다. 정보를 제공해도 될지에 대해 환자에게 허락을 구한 다음 정보를 공유하는 것이 이 단계에서 유용하다. **표 1-1**에는 변화대화를 이끌어 내고 변화준비도를 높일 수 있는 질문이 제시되어 있다(Roberts, 2005). 환자를 격려하고 지지하는 것은 무엇보다도 환자가 자신의 현 상태를 인정하도록 하는 데 효과적임이 증명되었다.

4~6 수준의 준비도는 양가감정의 단계를 뜻한다. 환자들은 자신이 변화를 향해 나아가고 있는지 확신할 수 없다. 상담자의 안내를 비롯한 상호작용을 통해, 환자준비도를 높일 수 있다. 변화대화를 이끌어내는 질문의 예가 **표 1-1**에 제시되어 있다(Roberts, 2005). 이 단계에 있는 환자들은 종종 갇혀 있다는 느낌을 가질 수 있으므로 여기가 가장 어려운 단계이다. 그들은 변화할 수 있는 자신의 능력에 대해 자신이 없거나, 어떻게 변화하는지 혹은 변화를 위해 무엇이 필요한지에 대한 정보가 부족하거나, 혹은 변화를 위해 필요한 자원이 부족할 수도 있다. 양가감정에 대해 깊이 있게 탐색해 보는 것은 환자의 변화준비도를 높일 수 있다.

환자의 준비도가 7~10일 경우에는 변화에 대한 동기가 있는 것이다. 이러한 경우 변화대화를 이끌어 내기가 더 쉬워지고 환자의 변화에 가속도를 붙일 수 있게 된다. 이 단계에서의 목표는 환자 자신이 목표를 이루기 위해 구체적 행동을 취하도록 돕는 것이다. **표 1-1**에서 그러한 환자의 노력을 이끌어 낼 수 있는 열린 질문을 확인할 수 있다(Robert, 2005). 환자들이 이행할 수 있는 행동계획을 만들고자 할 때, 안건 정하기는 그 상담이 환자 중심으로 유지되도록 하는 역할을 한다. 이 행동계획은 현재의 생활방식이나 상황에서 자신이 생각하는 행동을 실행에 옮길 수 있다는 환자의 믿음에 기초해야 한다.

이 단계를 통해 환자와 상담자는 '만약', '그러나', '왜 그러는지/왜 그러지 않는지'에 대해 탐색해 볼 수 있다. 환자를 움직이지 못하게 묶어 두는 것이 무엇인지 찾도록 돕는 것은, 그가 변화를 향해 나아갈 수 있도록 문을 열어 주는 것과 같다. 이 단계에서 상담자가 환자의 이야기를 요약하는 것은 환자의 말을 듣고 있으며 그의 관점을 이해하고 있다는 사실을 증명하는 데 중요하다.

### 상담 종결하기

상담의 종결은 그 자체로서 도전적인 과제이다. 변화대화를 이끌어내는 것은 쉬운 일이 아니며 많은 노력이 필요하다는 사실을 아는 것이 중요하다. 상담회기 내에서 발생하는 모든 상황을 요약하는 것은, 환자와 상담자 사이의 오해를 확실히 풀고 관계를 이어나가는 마지막 기회가 될 수 있다. '경험과 관점을 공유해 주어서 감사하다'라는 말을 함으로써 환자를 한 인간으로서 존중하고 그들의 결정을 인정하고 있음을 표현할 수도 있다. 칭찬은 환자의 감정과 생각을 비판하지 않고 인정한다는 표현이자 비판적인 환경을 유지하는 기술이다.

상담이 끝날 때 조언을 제공하는 것은 괜찮다. 이때는 이미 관계가 성립되고 조언제공에 대한 허락이 주어진 때이기 때문이다. 환자에게 선택권이 있다는 점을 다시 한 번 상기시키고, 환자가 변화할 것임을 확신한다고 말함으로써 환자의 행동변화에 가속을 붙이고 자신감을 증가시킬 수 있다. 다음 상담회기를 계획하는 협상을 할 수 있는 것도 이 단계이다.

### 정보교환하기

MI는 자연스러운 대화의 흐름 속에서 진행된다. 정보교환의 과정에서 몇 가지 중요한 점이 있다. 정보교환은 지도(educating)와 임상적 정보의 공유 그리고 조언제공의 형식으로 이루어진다. 환자 스스로 정보가 필요하다고 느끼거나 환자의 현재 상태를 평가한 상담자가 환자에게 더 많은 정보가 필요하다고 판단할 때 정보교환하기가 시작될 수 있다. 우선 허락을 받는 것은, 환자와 공유하기 위해 정보가 제공되는 경우에는 필수적이다. 환자의 이해를 재점검하는 것은 잘못된 이해를 바로잡고 더 많은 정보를 공유하고자 할 때 필요하다.

때로 환자는 임상적인 평가를 받은 후 결과를 더 알고자 할 수도 있다. 환자의 허락이 있다면 이러한 결과를 공유할 수 있다. 상담자는 환자가 자신이 받은 검사에 대해서나 평가결과의 정상·비정상 여부를 알고 있다고 가정해서는 안 된다. 이것은 추가적인 설명이 필요한 정보인지 결정하기 위해 환자의 이해수준을 평가할 수 있는 또 한 번의 기회가 된다. 평가결과가 환자에게 어떤 의미인지를 재평가하는 것은, 왜 환자가 현재 특정한 목표를 가지고 있는지 또는 목표를 잃었는지 탐색하는 데 도움이 될 수 있다.

환자에게 조언을 제공하는 것이 유용하다거나 정보를 공유하는 것이 필수적이라 생각하는 그때가 바로 기회의 순간이 된다. 상담자가 정보를 제공할 때에는 반드시 환자의 허락을 받아야 하며, 환자가 상담자에게 조언을 요청한 경우에는 허락이 이루어진 것으로 보면 된다. **표 1-1**에 조언의 예가 제시되어 있다(Robert, 2005).

### 자신감 진술

상담자가 환자에 대한 자신감(믿음)을 표현하는 말을 해 주면, 환자의 현재 자신감 수준을 강화하거나 아직은 충분하지 않지만 잠재되어 있는 자신감을 끌어올리는 데 도움이 될 수 있다. 상담현장에서 지속적으로 저항하거나 비협조하는 환자를 만나는 경우에는 다음과 같이 긍정적인 자신감을 피력하는 말을 해줄 필요가 있다. "당신은 당신의 현재 상태를 이해하기 위해 노력했지만, 여전히 통제력이 부족하다는 것을 느끼고 있군요. 나는 당신이 당신 능력의 일부를 발견하게 될 때 성공할 것이라 확신합니다." 다른 자신감 진술의 예는 **표 1-1**에서 찾을 수 있다(Robert, 2005).

## 요약

Miller와 Rollnick은 MI라는 효과적인 상담도구를 만들어 냈다. 이 장에서는 MI에 대한 간단한 설명이 제시되었으며, 이는 환자의 행동변화를 촉진하기 위한 디딤돌이 될 수 있다. 치료적인 의사소통은 모든 상호작용에서 중요한 것이다. 때로 환자와 상담자가 만나는 시간이 매우 짧을 수도 있다. MI의 기본원리가 복잡하기는 하지만, 우리는 이를 배우고 숙달할 수 있다. 비록 MI의 기술 및 전략이 고안된 것이 비교적 최근인 1983년이기는 하나, 그동안 많은 이론적·개념적 발전이 있었고 현재는 다양한 보건현장에서 사용할 수 있을 정도로 진보한 상황이다. MI는 환자의 참여를 중요시하며 모든 환자들이 한 인간으로서 자신의 의견이 존중받는다고 느끼도록 해 주는 의사소통의 형식이다. 이것은 환자와 상담자가 함께 추는 춤이며, 음악과 춤은 환자가 선택하도록 해야 한다. 그리고 행동변화를 향한 환자의 여정에 함께할 수 있음에 감사하자.

## 참고문헌


Britt., Hudson, S. M., & Blampied, N. M. (2004). Motivational interviewing in health settings: A review. *Patient Education and Counseling, 53*, 147-155.

Kumm, S., Hicks, V., Shupe, S., & Hagemaster, J. (2002). You can help your clients change. *Dimensions of Critical care Nursing, 21*(2). 72-77.

Lange, N., & Tigges, B. B. (2005). Influence positive change with motivational interviewing. *The Nurse Practitioner, 30*(3), 44-53.

Levensky, E. R., Forcehimes, A., O'Donohue, W. T., Beitz, K. (2007). Motivational interviewing: An evidence-based approach to counseling helps patients follow treatment recommendations. *American Journal of Nursing, 107*(10), 50-58.

Miller, W. R. (1996). Motivational interviewing: Research, practice and puzzles. *Addictive Behaviors, 21*(6), 835-842.

Miller, W. R., & Rollnick, S. (2002). *Motivational interviewing: preparing people for change.* New York: The Guilford Press.

Miller, W. R., Zweben, A., DiClemente, C. C., & Rychtarik, R. G. (1992). *Motivational Enhancement therapy manual: A clinical research guide for therapists treating individuals with alcohol abuse and dependence.* Rockville, MD: National Institute on Alcohol Abuse and Alcoholism.

Rolfe, G. (2004). Motivational interviewing: A hammer looking for a nail? *Journal of Psychiatric and Mental Health Nursing, 11*, 494-501.

Roberts, S. (2005). *Communications for health action: Motivating change (3rd ed.).* The Permanente Medical Group.

Rollnick, S., Mason, P., & Butler, C. (1999) *Health behavior change: A guide for practitioners.* Edinburgh: Churchill Livingstone.

Rollnick, S., & Miller, W. R. (1995). What is motivational interviewing? *Behavioural and Cognitive Psychotherapy, 23*, 325-334.

Rollnick, S., Miller, W. R., & Butler, C. C. (2008). *Motivational interviewing in health care: Helping patients change behavior.* New York: The Guilford Press.

Shinitzky, H. E., & Kub, J. (2001). The art of motivating behavior change: The use of motivational interviewing to promote health. *Public Health Nursing, 18*(3), 178-185.

Making the Pieces Fit:
Therapeutic Communication and the Nursing Process

# 02

간호실무와 동기강화상담의 관련성:

# 치료적 의사소통과 간호과정

## 학습목표

1 치료적 의사소통의 5가지 형태를 확인한다.

2 열린 질문을 할 수 있다.

3 반영적 진술을 할 수 있다.

4 치료적 의사소통이 동기강화상담에서 어떤 역할을 하는지 설명할 수 있다.

5 간호과정의 각 단계에 동기강화상담을 적용한 실례를 들 수 있다.

## 핵심용어

**간호과정** Nursing process

**변화대화** Change talk

**열린 질문하기, 인정하기, 반영하기, 요약하기** OARS

**치료적 관계** Therapeutic relationship

**치료적 의사소통** Therapeutic communication

## MI에서 치료적 의사소통의 역할

치료적 의사소통은 간호실무에서 언제나 핵심적인 역할을 담당한다. 치료적 의사소통은 상대를 존중하는 의사소통이며, 우리가 경청하고 있음을 보여주는 방식이다. 또한 이는 우리가 대상자를 배려하고 있다는 것을 나타내는 방법이며, 공감의 표현이기도 하다. 이처럼 치료적 의사소통이 간호의 근원임에도 불구하고 더 중요해 보이는 것에 가려져 그 중요성이 간과되기도 한다. 환자의 순응(compliance)이 간호사가 제공하는 정보와 관련 있다는 전제하에 시도한 연구에 따르면, 간호사와 환자가 함께 치료목표에 대해 협상하고 동의한 경우에 치료결과가 가장 성공적이라고 보고하였다(Rollnick, Mason & Butler, 1999). 많은 제한 속에서 장시간 환자를 돌보고 높은 기대치를 채워야 하는 간호사의 업무조건에서 항상 효과적인 의사소통이 이루어지지 못하는 것은 어쩌면 당연할지도 모른다. 특히 낮 시간의 바쁜 일정 속에서 환자들과 대화할 시간은 거의 없다. 치료적 관계는 환자가 간호사에게 개방적이고 솔직해지는 것이 편안하게 느껴지는 관계를 말하며, 이는 치료적 의사소통을 기반으로 형성된다. 치료적 관계에는 신뢰, 함께함, 자기인식, 그리고 공감이 존재한다(Welch, 2005). 그러나 임상현장에서 간호사는 환자와 짧게, 서두르며 소통하기 쉽다. 우리는 주기적으로 효과적인 의사소통 방법을 학습함으로써 의사소통 기술을 향상시킬 수 있다. 본 장에서는 치료적 의사소통의 주요 관점을 검토할 것이다.

"의사소통은 언어적이면서 비언어적이며, 이는 문화적인 가족 안에서의 삶과 개인적 삶의 경험으로 구성된 환경적인 맥락 속에서 이루어진다."(Haber, McMahon, Price-Hoskins & Sileau, 1992, p.132). 과거의 경험뿐만 아니라 현재 우리가 누구인지도 우리의 언어적·비언어적 의사소통 방식에 영향을 미친다. 언어적·비언어적 의사소통 기술은 자기인식을 필요로 하기 때문에 종종 무시되기 일쑤이다. 다시 말해서 우리는 이 의사소통 기술에 대하여 알고 있고, 또 다른 사람들이 이 의사소통 기술을 어떻게 사용하는지도 알고 있지만, 우리가 알고 있는 바를 얼마나 잘 사용하고 있는지를 항상 인식하지는 못한다. 성격이나 기질, 그리고 지금까지 이야기한 의사소통 기술은 우리의 의사소통 방식에 상당한 영향을 미치는 요소이다. 그러므로 의사소통 기술을 향상시키기 위해서는 자신이 사용하는 의사소통 기술이 무엇이고 그것을 어떻게 사용하고 있는지를 검토해야 한다. 이에 대한 자기인식을 증진시키기 위해 역할극을 하거나 개방적이고 솔직한 비평을 해 줄 수 있는 사람을 찾아 대화해 보는 것도 필요하다. 다음 약어는 의사소통 기술을 기억하는 데 도움이 될 것이다(Miller & Rollnick, 2002).

**표 2-1** OARS의 활용 예

| 열린 질문 | 인정하기 | 반영하기 | 요약하기 |
|---|---|---|---|
| 예전에 이와 비슷한 상황에 처했을 때 어떻게 하셨는지 제게 이야기해 주시겠어요? | 여기까지 오기 위해 많은 노력을 하셨군요. | 사실 목표에 도달하기 위해 변화하는 것이 두려우시군요. | 지금까지의 대화를 통해서…하고 싶다고 하셨고(목표), 그리고 …까지 이것을 해낼 것이라고 하셨습니다(기한). |
| 목표를 이루기 위해 어떤 계획을 세우셨는지요? | 그동안 목표에 도달하기 위해 노력을 기울이신 점은 칭찬받아 마땅합니다. | 한편으로는 현재의 삶에 만족하시지만, 다른 한편으로는 어떤 변화가 필요하다는 것을 알고 계시군요. | 오늘 나누었던 이야기를 요약해 볼게요. |
| 이번에 달성할 수 있는 목표가 무엇이라고 생각하시는지요? | 이러한 변화를 이루어내기 위해 많은 노력을 하신 것이 분명하군요. | 예전에 …했을 때 성공적이지 못했기 때문에, 지금은 실패할지도 모른다는 생각에 다시 시도해 보는 것을 두려워하고 계시군요. | 방금 말씀하셨던 것을 요약해 보면…. |
| 어떻게 해서 목표를 성취할 것이라고 믿게 되셨는지요? | 이제까지 많은 어려움을 만나셨지만 포기하지 않으셨고, 이제 그에 대한 보상을 받게 되셨군요. | 변화하는 것은 결코 쉽지 않지요. 이제 목표를 달성하기 위해서는 꽤 많은 노력이 필요하다는 것을 깨닫게 되셨군요. | 우리는 오늘 많은 이야기를 했고, 이제 이야기했던 것을 요약해 보려고 합니다. |

O Open-ended questions(열린 질문하기)

A Affirmation(인정하기)

R Reflection(반영하기)

S Summary(요약하기)

**표 2-1**은 OARS를 활용한 몇 가지 예이다. 여기에서는 이 예와 간호사와 환자 사이의 효과적인 의사소통 증진을 위한 몇 가지 비언어적 의사소통 기술을 살펴볼 것이다.

## 언어적 의사소통

언어적 의사소통은 우리가 말하는 단어 이상의 그 무엇이다. 단어의 선택도 중요하지만, 다른 관련 있는 요소도 고려해야 한다. 목소리의 음조(tone)는 대화가 어떤 방향으로 갈 것인지에 영향을 미친다. "오늘 환자분께서 어떻게 지냈는지 듣고 싶어요."라는 말을 예로 들어 보자. 이것은 분명히 환자의 기분이 어떠한지에 대한 관심을 가지고 대화를 시도하는 말이다. 이 말을 하는 목소리를 상상해 보자. 조용하고 부드러운 목소리는 다정하고 환영받는 느낌을 갖도록 할 것이다. 만약 무겁고 단조로운 목소리라면 이는 실제로 간호사가 무관심하다는 것을 나타내기 때문에 환자의 마음을 끌지 못할 것이다. 실제로 바쁜 업무 중에는 자신의 목소리가 어떠한지 인식하지 못한다. 그러나 음색은 전체 대화의 분위기를 결정하고, 이야기하려는 주제에 대한 화자의 태도와 전제를 드러내 준다(Rollnick, Miller & Butler, 2008).

우리가 하는 질문에 대해서도 생각해 볼 필요가 있다. 질문을 제한함으로서 경청할 수 있는 여지를 확보해야 한다. 또한 환자와의 대화 방향을 간호사가 독단적으로 끌어가지 않도록 한다(Rollnick et al., 2008). "예", "아니오"의 답을 요구하는 닫힌 질문을 하게 되면 대화는 일방적 의사소통으로 이어지기 쉽다. 이러한 질문을 하는 간호사는 대화를 지배적으로 이끌어가게 되며, 결국 치료적 의사소통의 목표를 이룰 수 없다. 열린 질문은 대상자가 대답을 신중하게 생각하도록 하고, 간호사와 환자가 서로 주고받는 의사소통을 할 수 있도록 이끌어 준다. 만약 우리가 대상자에게 통증이 있는지를 물어보면 "예", "아니오"로 답할 가능성이 크고, 그 대답으로는 대상자의 통증 정도나 수준을 파악할 수 없다. "통증이 어떤지 이야기해 주시겠어요?"라고 묻는 것이 더 좋은 방법이다. 그러면 환자는 통증에 대해 자세히 설명할 수 있으며 대화는 다음과 같이 이어질 것이다.

:: **환자** "지난 밤엔 전혀 통증이 없었어요. 하지만 오늘 아침의 통증은 참을 수 없을 정도였어요."

:: **간호사** "통증이 어땠는지 자세히 말해 줄 수 있나요?"

:: **환자** "날카로운 통증이 등에서 다리를 따라 발가락 쪽으로 뻗어 갔어요."

환자가 더 많은 정보를 스스로 이야기하도록 격려하는 방식으로 질문을 하게 되면, 환자는 관련 있다고 생각하는 정보를 더 많이 이야기할 것이다. 기계적으로 간호사는 묻고 환자는 "예", "아니오"로 대답할 필요가 없는 것이다. 또한 "면담자에게 정보를 제공하게 만드는 질문보다는 환자가 자기 자신의 문제를 명료화하도록 돕는 질문을 고안해야 한다."(Bolton, 1979, p.45).

환자 중심의 대화를 지속하고자 할 때 명료화(명확한 설명을 요구하는 질문)가 필요할 수도 있다. 이는 간호사로 하여금 환자가 말한 것을 더 잘 이해하도록 도와줄 뿐만 아니라, 환자로 하여금 간호사가 그의 말을 잘 경청하고 있고 그들이 말한 것에 관심이 있음을 확인하도록 도와준다(Stone, Patton & Heen, 1999). 명료화의 한 가지 방법은 반영적 진술을 사용하는 것이다. 환자는 단기간에 많은 정보를 나누려고 할 수도 있다. 이런 환자가 제공할 정보를 잘 가려내어 대화의 핵심에 도달하는 것이 중요한데, 환자가 제공한 정보를 반영하는 기술을 사용할 수 있다. 아래의 대화를 살펴보자.

:: **간호사** "스트레스 관리에 대해 이야기하려고 오늘 여기에 오셨다고요."

:: **환자** "네, 그래요. 저는 그동안 심한 불안을 이겨내려고 애써 왔어요. 저는 어떤 일에 집중하는 것이 너무 힘들어요. 내 삶에서 일어나는 모든 일에 짓눌려서 그 어떤 것도 해낼 수 없을 지경이에요. 오늘 아침에도 일어나 보니 해내야 할 일이 너무 많았어요. 그런데도 무엇을 해야 할지, 어디서부터 시작할지 결정조차 할 수 없어서 한 시간 동안 멍하니 앉아만 있었어요."

:: **간호사** "정리하기 힘든 일이 너무 많이 벌어지니까, 그것 때문에 불안해지시는 거군요."

:: **환자** "네, 맞아요. 바로 그겁니다. 그래서 난 해야 할 일 목록을 만들고 계획을 세웠지만 아무 것도 효과가 없어요."

이 대화에서 간호사는 환자가 말한 바를 명료화했고, 환자 스스로 자신의 문제에 초점을 맞추도록 도와주었다. 초점을 명확히 잡고 문제의 근본을 찾는 것이 바로 간호사가 가지고 있어야 하는 기술이다. 이 기술의 열쇠는 문제를 규정하는 데 우리 자신의 신념을 개입시키지 않고 환자가 무엇을 문제로 규정하는가를 경청하는 것이다. 환자가 자신에게 문제가 많다고 생각할 때는 한 번에 한 가지 문제에 초점을 맞추게끔 도와주는 것이 도움이 될 것이다. 위의 대화에서 환자는 자신의 불안과 중압감을 알게 되었으므로 문제를 쉽게 규명할 수 있었다. 다음의 대화는 문제를 규명하고 가려내는 것이 좀 더 어려운 유형이다.

:: **간호사** "안녕하세요. 수면을 취하는 데 어려움이 있어서 여기 오셨다고 들었는데, 거기에 대해 좀 더 이야기해 주실 수 있나요?"

:: **환자** "글쎄요, 전 지난 3주 동안 잠을 잘 자지 못했어요."

:: **간호사** "스스로 생각하시기에, 무슨 일 때문인 것 같으세요?

:: **환자** "잘 모르겠어요. 전 잠을 자려고 노력하는데 그냥 몇 시간 동안 누워만 있게 되고요. 낮에 해야 되는 일에 대한 생각이 끊이질 않아요. 결국 한두 시간 정도 잠을 자는데, 내가 책임져야 하는 일이 전부 마음 속에서 빙빙 도는 채로 잠에서 깨어나게 됩니다."

:: **간호사** "그렇군요. 도대체가 생각이 멈추질 않아서 숙면을 취하지 못하면서 힘들게 지내시는군요."

:: **환자** "네, 맞아요."

:: **간호사** "지금 할 일이 너무 많은데, 감당할 수 있게 일을 나누기가 어렵군요."

:: **환자** "맞아요. 전 이제 막 새로운 일을 시작했어요. 책임져야 할 가족이 있고, 항상 위기 상황을 처리해야 해서 제가 쉴 수 있는 시간이 전혀 없습니다. 전 도저히 느긋하게 쉴 수가 없어요."

:: **간호사** "이제 제가 환자분께서 하신 말씀을 명료화해 보겠습니다. 감당하기 힘든 책무가 너무 많으셔서, 우선순위를 정하거나 균형을 잡기가 어렵습니다. 요즘 그것 때문에 잠자는 게 어려우시고요."

:: **환자** "네, 바로 그거에요."

이 대화에서 간호사는 환자가 말한 것을 명확하게 짚어 주었을 뿐만 아니라, 환자가 당면한 문제에 초점을 맞추도록 도와주었다. 때로 환자에게는 명확하지 않은 문제가 간호사에게는 단지 경청하는 것만으로 쉽게 확인되기도 한다. 그러나 중요한 것은 환자에게 무엇이 문제인지를 말해 주는 것이 아니라, 그들이 스스로 문제를 확인하도록 도와주는 것이다. 환자 중심으로 문제를 해결하기 위해서는, 문제에 대한 환자 자신의 해석을 바탕으로 하여 환자 스스로 자신의 할 일을 정하도록 도와야 한다. 환자는 자신이 문제로 규정한 과제를 가지고 당신에게 올 수도 있지만 문제에 대한 명료화나 심도 깊은 탐색 없이 당신을 찾아올지도 모른다. 이런 경우에 그 문제가 간호사에게 잘 전달되지 못한다면 진짜 문제가 무엇인지 정확하게 파악하지 못할 수 있다(Rollnick et al., 2008).

문제가 없어도 대화가 필요한 경우가 있다. 환자가 긍정적인 행동을 했을 때 강화나 인정이 필요할 수도 있다. 정적 강화(positive reinforcement)는 환자가 긍정적인 방향으로 나아가는 데 가속도를 붙이는 역할을 한다. 반면에 우리가 어떤 상황에서든 더 발전할 수 있음에도 불구하고 환자들은 현재 상태에 머무르는 것이 더 행복하다고 느낄 수 있다는 것 또한 받아들여야 한다. 그들은 자신에게 맞는 해결책을 찾았기 때문에 더 이상 변화에 관심이 없을 수도 있다. 어떤 상황에서든 칭찬과 긍정적인 말을 해 주는 것은 자기효능감을 키우고 동기를 강화시키는 데 있어 필수적이다. "자기효능감은 행동에서의 특정한 변화를 이루어낼 수 있는 자신의 능력에 대한 믿음이다." (Rollnick et al., 1999, p.92). 우리가 체중을 줄이려고 매우 열심히 노력하고 있다고 상상해 보라. 그런데 누군가가 우리에게 더 많이 노력해야 한다고 말하거나 체중을 줄이기 어려울 것이라고 말한다면, 그것은 우리의 자기지각에 이롭지 못하며, 목표를 달성하기 위해 쏟았던 모든 노력에 부정적인 불빛을 비추는 일이 된다. 촛불을 끄는 것보다

가는 길을 밝혀주는 것이 훨씬 중요하지 않겠는가.

간호사로서 우리는 환자가 배울 준비가 되어 있을 때, 즉 "가르칠 수 있는 순간"을 항상 찾아야 한다. 그리고 간호사는 그 순간을 포착하여 환자의 건강과 안녕감을 향상시키기 위한 정보를 제공한다(Bastable, 2006). 만일 환자가 정보를 원한다면 그것을 제공하는 것은 바람직하다. 우리가 그렇게 자주 환자에게 정보를 제공하는 이유는 환자가 좀 더 건강한 생활양식을 채택하기 위해서 정보가 필요하다고 믿기 때문이다. 그러나 환자 스스로가 구하지 않은 정보라면, 그 정보는 잘 사용되지 않으며 심지어 저항을 불러일으키게 된다(Rollnick et al., 2008). 환자가 요청하지 않은 정보를 제공할 때에는 반드시 사전에 허락을 구해야 한다. 고혈압과 고지혈증, 제2형 당뇨가 있으며 비만인 환자에게 심장발작이 있었다고 가정해 보자. 이 환자에게는 제공할 정보가 너무나 많다. 다음은 간호사가 이 환자와 할 수 있는 대화이다.

:: **간호사** "안녕하십니까? 저는 퇴원계획 세우시는 것을 도와드리기 위해 왔습니다. 퇴원하기 전에 걱정되는 점이 있으신가요?"

:: **환자** "사실 전 지금 당장 퇴원하고 싶어요. 남편 건강이 좋지 않아서 돌봐 줘야 하거든요."

:: **간호사** "남편에 대한 걱정 때문에 자신의 건강을 돌보기가 매우 어려운 상태이군요."

:: **환자** "네, 정말 그래요. 제 자신을 걱정할 시간이 없어요. 최대한 빨리 집에 가야 해요."

:: **간호사** "남편 돌보는 일에 관해서 잠깐만 이야기해 보기로 해요. 그리고 환자분과 남편 모두를 도울 수 있는 몇 가지 방법을 함께 마련해 봅시다"

:: **환자** "음… 전 남편의 세 끼 식사를 준비해야 하고, 상태가 좀 더 안 좋을 경우에는 먹여 주어야 해요. 그럴 때는 혼자서 먹을 수도 없고 먹으려고 하지도 않거든요. 그리고 남편 약을 챙겨 주고 샤워도 시켜 주어야 해요. 정말 운이 좋은 날에는 남편을 집 밖으로 데리고 나와서 잠깐 신선한 공기를 마실 수도 있지만요. 의사 선생님은 제가 남편을 위한 일만 하고 있다고 하셨어요. 그리고 또 다시 심장발작이 생기지 않도록 제 자신을 챙겨야 한다고 했고요. 하지만 전 남편과 제 자신을 동시에 돌볼 수가 없어요."

:: **간호사** "지금 환자분과 비슷한 상황을 해결해 나간 다른 사람의 이야기를 들려 드려도 될까요?"

:: **환자** "물론이지요. 제안하실 게 있다면 정말 듣고 싶어요."

이처럼 허락을 구하는 것은 환자가 정보를 원하는지 아닌지를 결정할 수 있는 기회를 제공한다. 간호사는 환자 중심의 대화를 유지하면서, 공손한 태도로 허락을 구하고 환자가 선택할 수 있는 기회를 제공했다. 만일 간호사가 들어가서 곧바로 "당신에게 필요한 것은 이것입니다."라고 말했다면, 남편을 걱정하고 있는 환자는 대화를 중단했을지도 모른다.

적절한 때에 예의를 갖추어서 표현한다면 치료적 의사소통에 유머를 사용할 수 있다. 사람들은 초조하거나 걱정거리가 있을 때 종종 유머를 사용한다는 것을 잊지 말라. 유머는 불안이 감소하도록 도와주기도 하지만 진짜 느낌을 회피하는 데 사용되기도 한다. 유머를 사용하는 것이 환자의 평소 기질인지 아니면 방어기전인지를 시간을 가지고 파악해 보라. 이것이 대화의 성공과 실패를 결정하는 요인이 될 수 있다.

때때로 환자가 간호사에게 조언을 요청하기도 하는데, 이때 조언은 제한적으로 해야 한다. 우리의 지각은 우리 자신의 고유한 신념체계에 기인하기 때문에 환자의 신념에는 잘 맞지 않을 수도 있다. 간호사가 개인적인 견해를 나타낼 경우 대화가 비판단적으로 진행되기 어렵다는 것을 명심하자. "우리는 종종 그들을 '고쳐 줌'으로써 갖는 특별한 느낌을 얻으려고 한다"(Stone et al., 1999, p.106). 환자의 감정을 인정하는 것과 우리의 감정을 환자에게 주입하는 것은 다르다. 주관적 감정 표현하기, 판단하기, 충고하기, 해결방안 제시하기 등은 효과적 경청을 방해하며, 궁극적으로 치료적 의사소통을 방해하는 것이다(Roberts, 2005). 간호사는 자신의 주관적 관점이나 견해를 환자에게 강요하지 않으면서 환자를 위한 자원이 되어야 한다.

## 비언어적 의사소통

언어적 의사소통은 우리의 머릿속에서 구성하여 표현하고 응답을 듣는 것임에 비하여 비언어적 의사소통은 그다지 명확하지 않다. 그렇기 때문에 비언어적 단서를 '읽는 것'은 어려울 수 있다. 연구에 의하면 들은 것의 75%는 완전히 이해되지 않거나, 잊혀지거나, 무시된다고 한다. 이것은 일반적으로 사람들이 음성언어에 온전히 주의집중하는 능력이 부족함을 명백히 보여 주는 것이다(Bolton, 1979). 언어적 의사소통이 중요한 것과 마찬가지로 비언어적 의사소통도 대화 진행 과정에 직접적인 영향을 준다. 비언어적 의사소통은 음성으로 표현된 언어를 이해하는 데 도움을 줄 때도 있고, 그 자체로서 메시지를 전달하기도 한다(Haber et al., 1992). 비언어적 의사소통의 가장 중요한 형태는 경청이다. 경청은 대상자가 이야기하는 것을 듣는 과정일 뿐만 아니라, 대상자의 비언어적인 신호를 알아차릴 수 있도록 깨어 있는 것이기도 하다. 상대가 말하지 않는 것을 자세히 관찰해 보면 그가 말하는 것과는 전혀 다른 의미를 나타낼 때도 있다. 귀로만 경청하는 것이 아니라 당신의 두 귀와 두 눈을 통해 적극적으로 경청하는 것이 중요하다.

적극적 경청은 얼굴표정과 신체언어를 모두 인식하는 것이다. 자신의 얼굴표정과 신체언어에 대하여 스스로 자각하는 것은 치료적 상호작용을 촉진하도록 돕는다. 이를 위해서 대화하는 동안에 스스로의 모습을 거울에 비추어 보거나 비디오테이프로 녹화할 수도 있고, 우리의 상담기술이 향상되도록 진솔한 비평을 해 줄 수 있는 사람과 역할극을 할 수도 있다. 적극적 경청 방법으로는 고개를 끄덕여 주기, 적절한 얼굴표정으로 반응해 주기, 친절한 눈맞춤 등을 많이 사용한다. 몸의 자세 또한 간호사가 비판단적이며 경청하고 있다는 것을 대상자에게 보여 주는 핵심적인 요소가 된다. 팔짱을 끼거나 손과 발을 끊임없이 산만하게 움직인다면 대상자에 대한 집중과 관심이 부족하다는 것으로 해석될 수 있다. 이를 개선할 수 있는 열쇠는 자기지각이다.

침묵은 사용하기 까다로운 비언어적 의사소통 도구이다. 때때로 우리는 이야기를 해서 침묵을 깨뜨려야 한다고 생각하는데, 실제로는 침묵하는 동안 무슨 일이 일어나는가가 더 중요하다. 다른 사람의 이야기를 들을 때 대화를 이어 가는 것보다는 침묵을 유지하는 것이 어렵다. 우리는 종종 대화 중간의 침묵이 불편하다고 느끼기 때문에, 이야기를 해야 하지 않나 생각한다. 또한 시간이 소중하므로 침묵은 시간 낭비라고 생각하는데, 중요한 것은 침묵을 긍정적인 도구로 보아야 한다는 것이다. 침묵은 대상자가 자신의 생각이나 염려, 다음에 말할 내용에 대해 생각할 시간을 준다. 만약 우리가 그 상황에서 많은 이야기를 한다면, 대상자가 생각할 수 있는 기회를 빼앗게 되는 것이다. 침묵을 유지해 준다면, 대상자는 우리가 다음 이야기를 인내심을 가지고 기다리고 있다는 것을 알게 된다. 침묵이 불편하게 느껴질수록 이러한 기술을 연습하는 것이 더 중요하다. 왜냐하면 말하는 사람은 침묵을 통해 더 많은 정보를 이야기하기로 결정하기 때문이다. 침묵은 당신이 더 귀 기울여 경청하고 싶어함을 환자에게 보여 주는 것이다(Bolton, 1979).

다른 사람과 치료적으로 의사소통하기 위해서는, 우리 자신이 언어적·비언어적으로 어떻게 의사소통하는가를 자각하는 것이 매우 중요하다. 이 두 가지 의사소통은 언제나, 반드시 일치되어야 한다. 언어적·비언어적 단서가 호응할 때 서로를 확인해 주는 역할을 한다. 그러나 두 가지 단서가 서로 모순될 경우에는 혼란이 야기된다(Haber et al., 1992)(**그림 2-1**). 언어적·비언어적 단서가 서로 의미를 승인해 주면 대화가 지속되고, 서로 모순되면 대화가 중단된다. 언어적·비언어적 단서의 일치가 한 번 어긋나면, 치료적 관계에 필수적인 신뢰와 존중을 다시 회복하기 어렵다.

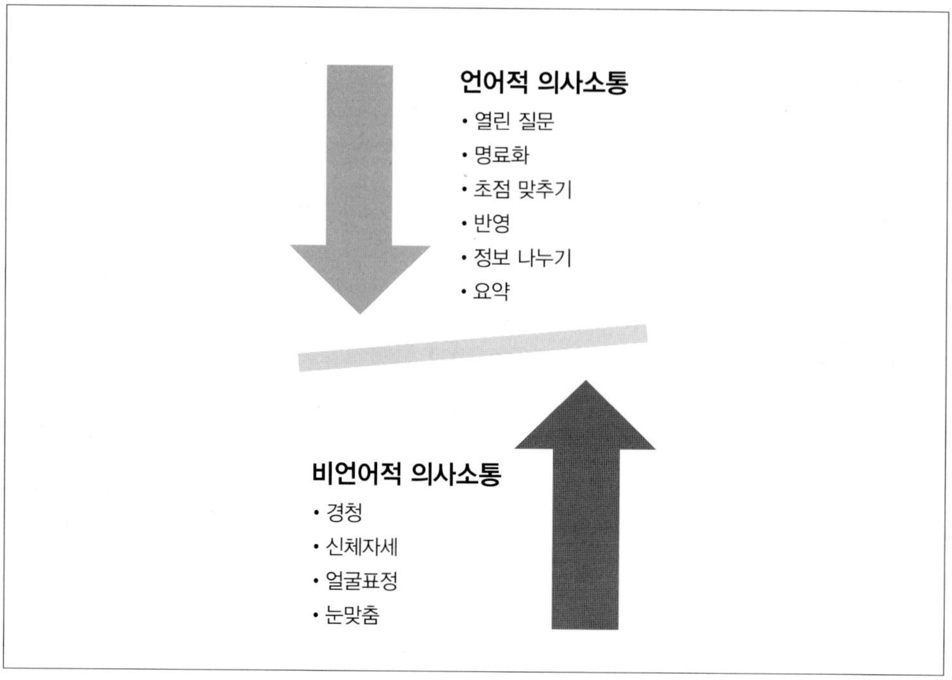


**그림 2-1 치료적 의사소통**

## 간호실무와 MI의 접목

동기강화상담(Motivational Interviewing, MI)은 간호전문직 실무와 완벽하게 들어맞는다. 코치이자, 치료자, 간호제공자, 그리고 교육자로서 간호사는 대상자의 행동변화를 촉진시킬 수 있는 치료적이고 유용한 도구가 필요한데, MI는 바로 그러한 도구이다. 간호과정의 각 단계를 살펴보면 MI가 얼마나 잘 맞는 도구인지 알 수 있다. 간호의 많은 영역에서 이미 MI의 효과가 입증되었으며 그 밖의 여러 다른 간호영역에도 MI를 적용하면 매우 효과적일 것이다.

### MI와 간호과정

간호과정은 간호실무를 이끄는 나침반과 같은 역할을 한다. MI가 간호영역에 적합한지를 확인하기 위해서는 간호과정의 각 단계를 살펴보아야 한다(**그림 2-2**). "간호과정은 간호를 수행하기 위한 사려 깊고 신중한 문제해결 접근법이다"(Ellis, Nowelis & Bentz, 1992, p.9).

## 사정

간호과정의 첫 번째 단계는 사정하고 조사하는 것이다. MI에서의 사정은 대상자를 만나는 바로 그때부터 시작하여 끝날 때까지 계속된다. 간호사는 물리적으로는 물론 정신적으로도 항상 환자가 있는 곳에 함께해야 한다. "건강증진의 맥락에서 개별 대상자에 대한 사정은 신체사정을 넘어서 대상자의 건강 매개변수, 건강신념, 건강행동에 대한 포괄적인 평가까지도 포함한다."(Pender, Murdaugh & Parsons, 2002, p.119). 우리는 환자를 사정하기 위해서 우리의 모든 감각을 이용한다. 임상적으로는 비대칭적인 부위가 없는지 살펴보고, 청진을 하며, 덩어리나 종양이 없는지 촉진하고, 복부를 타진한다. 의사소통에 있어서는 환자의 건강에 관심을 가지고 환자를 보고, 듣고, 환자의 입장이 되어 느낀다. 환자와 간호사가 진정으로 함께하는 시간에 간호사는 치어리더가 되고 환자는 선수가 되어 공을 가지고 경기를 뛰게 되는 것이다. 환자가 행동변화를 원하거나 보다 건강한 생활습관을 가지려고 한다면, 간호사는 변화에 대한 준비 정도를 사정해야 한다.

사정은 상당 부분 대화를 통해 이루어진다. 간호사는 다음과 같은 질문을 해야 한다.

- 환자에게 지금 필요한 것은 무엇인가?
  (이것은 환자 자신이 현재 필요하다고 믿는 것을 말한다.)
- 환자가 대화에 참여하고 있는가?
- 환자의 언어적·비언어적 단서가 간호사에게 의미하는 바는 무엇인가?
- 현재의 문제가 궁극적인 목표를 이루기 위한 디딤돌이 될 수 있는가?
- 환자가 목표를 달성하는 데 있어 방해가 되는 것은 무엇인가?
- 환자는 변화할 준비가 되었는가? 그렇지 않다면 변화를 위한 준비도는 어느 수준인가?
- 환자는 목표를 달성하기 위해 무엇을 변화시키고 싶어 하는가?
- 환자는 변화하기 위해 얼만큼 동기화되었는가/전념하고 있는가?
- 환자가 지금 간호사에게 요구하는 것은 무엇인가?
  (이는 재확인, 교육, 자원, 상담 등이 될 수 있다)
- 간호사는 언어적·비언어적 단서를 이용하여 치료적 의사소통을 촉진하고 있는가?
- 간호사는 대화 중에 개인적 관점을 배제하고, 비판단적인 태도를 유지하고 있는가?

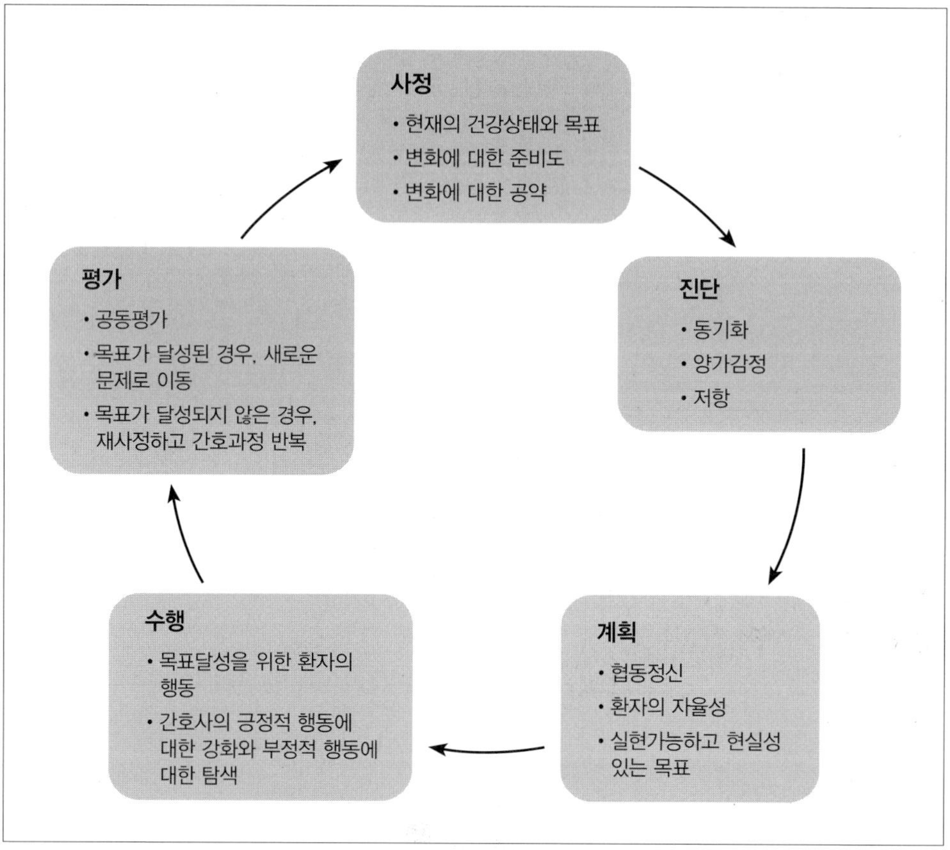


**그림 2-2 간호과정과 MI**

간호사정은 간호사가 질문, 반영, 경청을 통해 대상자의 정보를 알아내는 것이다. 간호사는 환자의 관심사가 무엇인지, 문제의 원인이 무엇인지, 문제 해결에 도움이 되는 것이 무엇인지, 어떻게 문제를 해결할 수 있는지 파악해야 한다. 만일 환자가 자신의 건강관리에 대한 책임을 회피하려고 한다면, 간호사는 MI를 이용하여 환자가 참여하도록 격려한다. MI 모형에 의하면 치료적 의사소통을 증진시키기 위해서 간호사가 하는 질문은 제한되어야 한다. 다음의 사례는 MI를 사용한 간호사정과 그렇지 않은 간호사정을 보여 준다.

### 사례 1

:: **간호사** "안녕하세요. 오늘 금연에 관해 이야기하려고 오신 것으로 알고 있습니다."

:: **환자** "네. 주치의가 담배를 끊어야 한다고 해요. 그래야 하는 것은 알지만 정말 어려워요."

:: **간호사** "아, 주치의 말대로 금연은 정말 중요해요."

:: **환자** "전 정말 담배를 끊을 수 없을 것 같아요."

:: **간호사** "몇 가지 정보를 드리겠습니다. 그리고 금연하기 위해 하셔야 될 일에 대해 함께 이야기해 봅시다."

**사례 ❷**

:: **간호사** "안녕하세요. 오늘 금연에 관해 이야기하려고 오신 것으로 알고 있습니다."

:: **환자** "네. 주치의가 담배를 끊어야 한다고 해요. 그래야 하는 것은 알지만 정말 어려워요."

:: **간호사** "무엇이 그렇게 금연을 어렵게 만든다고 생각하시지요?"

:: **환자** "나는 40년 동안 담배를 피웠어요. 그렇게 오랫동안 해 왔던 것을 포기하는 것은 어렵지요."

:: **간호사** (침묵)

:: **환자** "사실은 저도 예전에 그만 피우려고 시도했었지만 항상 제자리로 돌아왔어요. 스트레스 받을 일이 생기면 그걸 푸는 방법은 담배 하나밖에 없다고 생각해요. 그래서 담배를 피우게 되죠."

:: **간호사** "한편으로 당신은 담배를 끊고 싶지만, 다른 한편으로는 오랫동안 담배를 피웠고, 예전에 금연을 시도했을 때 실패했기 때문에 담배 끊는 것이 아주 어렵다고 느끼는군요."

:: **환자** "바로 그거예요. 항상 스트레스를 받으니까요."

:: **간호사** "담배를 피우는 것이 스트레스에 대처하는 유일한 방법이라고 하셨는데, 혹시 다른 방법을 사용했던 적이 있는지 알고 싶네요."

:: **환자** "아, 네. 있어요. 스트레스를 받았을 때 산책을 하곤 했어요. 그리고 집에 도착하자마자 담배를 피웠어요."

:: **간호사** "산책하는 것이 도움이 되긴 했지만, 스트레스를 완전히 해소해 주지는 못했군요."

:: **환자** "네. 어쩌면 담배를 피우고 싶을 때 산책하려고 해 볼 수 있을 것 같네요. 하지만 집에 도착해서 담배를 피우고 싶으면 어떻게 해야 하는지 정말 모르겠어요."

:: **간호사** "산책하고 집에 돌아오셨을 때 관심을 돌릴 일을 찾으려고 노력하고 계시네요. 원하신다면 다른 분들이 담배를 피우고 싶을 때 어떻게 관심을 전환하는지 알려 드릴 수 있어요."

첫 번째 사례의 대화는 간단하고, 단지 문제를 명확히 하기만 하는 사정을 하고 있다. 두 번째 사례에서 간호사는 반영하기, 침묵, 환자가 말한 것을 요약하기 등을 통해 환자를 사정하고 있다. 간호사는 환자가 무엇 때문에 왔으며, 원하는 목표가 무엇인지, 그 목표에 도달하는 것을 방해하는 장애물은 무엇인지를 확인해야 한다. 또한 환자가 목표달성에 필요한 정보에 관심이 있는지도 물어봐야 한다.

### 진단

진단은 문제를 규명하는 것이다. 임상적으로는 진단하는 것은, 예를 들어 '체중 증가'나 '기동성 저하'와 같이 비교적 간단하다. 하지만 MI에서의 진단은 다소 어렵다. 대화의 초반에는 한 가지 문제가 부각되지만, 대화가 지속되면서 그에 우선하는 완전히 다른 문제를 확인하기도 한다. 진단의 핵심은 환자가 언어적·비언어적으로 말하고자 하는 바에 주의를 기울이는 것이다. 예를 들어 환자는 체중감량 방법에 대한 정보를 구하더라도, 간호사는 주의 깊은 관찰과 사정을 통하여 체중감량보다 우선적으로 다루어야 하는 발의 궤양병변을 발견할 수도 있다. 이때 유념할 것은 간호사가 대화의 의제를 정하지 않아야 한다는 것이다. 간호사가 환자와 함께하면서 환자로 하여금 만남을 이끌어가게 한다면, 결국 간호사의 질문에 대한 대답이 환자로부터 나오게 될 것이다.

MI는 행동변화로 가는 문을 여는 열쇠와 같다. 간호사는 사정을 통하여 변화동기, 양가감정, 변화에 대한 저항을 진단할 수 있다. 변화동기를 파악하는 것은 양가감정이나 저항의 해결보다 수월한 상황이다. 만약 누군가가 행동변화를 위해 동기화되어 있다면, 남아 있는 간호과정의 단계를 보다 빠르게 밟아 나갈 수 있기 때문이다. 그들은 이미 행동변화를 향해 나아갈 방법을 생각하고 있을 수도 있다. 때로 환자는 변화하는 것에 대해, 혹은 단지 변화의 필요성을 알게 되는 것만으로도 양가감정을 갖는다. 대부분의 사람들은 변화에 확신을 갖지 못하기 때문에 양가감정을 해결하는데 중점을 두어야 한다는 것이 MI의 배경이 되는 신념이다(Miller & Rollnick, 2003). 이런 경우에 간호사는 양가감정을 일으키는 근원을 탐색해야 한다. 환자로 하여금 현재 행동의 긍정적인 면과 부정적인 면, 그리고 그 행동의 변화가능성을 탐색할 수 있도록 격려하는 것이 좋다. 환자에게 기대하는 가장 이상적인 결과는 변화동기에 더 가까워지는 것이며, 이는 궁극적으로 변화에 대한 공약이다. 많은 환자들이 변화에 저항한다. 변화는 미래의 불확실성을 의미하기 때문에 어렵고 두려울 수 있다. 저항은 단순히 정보가 부족해서 나타날 수도 있고, 개인의 부정적인 과거경험처럼 복합적인 요인에 있다. 모든 사람은 저항, 양가감정, 동기화의 연속선상 중 어딘가에 위치하고 있다.

동기는 우리로 하여금 선택을 하고 행동을 하도록 추진시키는 힘이다. 동기화의 이유는 셀 수 없이 많지만, 이 이유가 환자가 가야 할 방향과 변화를 성공적으로 이끄는 방법에 대한 통찰력을 제공해 준다. 동기는 내적 동기와 외적 동기로 나눌 수 있다. 우리의 내적 동기는 건강을 증진시키려는 바람, 더 많은 지식을 얻고자 하는 바람, 질병의 합병증을 예방하고자 하는 바람 등 매우 다양하다. 외적 동기요인은 소중한 사람이 고통스러워 하는 것을 보는 일 또는 그러한 경험을 피하고자 하는 바람, 사랑하는 사람의 '당신은 변해야 한다'는 바람 등이 해당될 수 있다. "동기는 변화되기 어려운 개인적 기질이 아니라 상담자의 의사소통 기술에 영향을 받는 변화가능한 상태이다"(Botelho, 2004, p.103).

양가감정은 어떤 대상에 대한 상반된 느낌을 말한다(Miller & Rollnick, 2002). 예를 들면, 환자가 자신이 약을 복용해야 한다는 것을 알고 있으면서도 동시에 부작용에 대해 걱정하는 것이다. '그러나'라는 단어는 환자에게 양가감정이 있다는 것을 말해 주는 단서이다. 양가감정이 들 때의 문제는 그곳에 '갇히게' 되어 어느 방향으로도 움직일 수 없게 된다는 점이다. 이때 간호사의 역할은 이 단계에서 빠져 나와 변화대화를 할 수 있도록 돕는 것이다. 변화대화는 환자가 행동변화를 향해 나아갈 것을 고려하고 있음을 언어로 표현하는 것이다(Rollnick et al., 2008). 다음은 환자가 양가감정을 나타낼 때 변화대화를 이끌어 내기 위해 간호사가 사용할 수 있는 방법이다(Roberts, 2005; Miller & Rollnick, 2002).

- 변화하지 않았을 때의 장점과 단점을 탐색한다.
- 변화했을 때의 장단점을 탐색한다.
- 환자 자신의 감정을 탐색할 시간을 준다.
- 양가감정은 해결하기 어려울 수 있으므로 인내심을 갖는다.

저항은 행동변화를 다룰 때 흔히 나타나는 현상이다. 저항은 사람에 따라 나타나는 정도와 시기가 다양하다(Schenk & Hartley, 2002). 간호사가 환자의 저항을 알아채지 못하면 문제에 직면하게 되는데, 이때 다음과 같은 악순환이 시작된다. 환자는 다시 저항하고, 간호사는 이에 대항해 더욱 강하게 직면하게 되며, 이는 환자 또한 더욱 강하게 저항하게 만든다. 공감과 이해, 그리고 비판단적인 태도를 유지하는 것이 저항을 다루는 최상의 방법이다. 저항을 알아챘다면, 왜 환자가 저항을 하는지 이해하기 위한 탐색을 해야 할 것이다. 저항에 대한 이해가 이루어지면 저항이 감소되고 변화의 가능성이 높아지게 된다(Botelho, 2004). 이 책의 4장에서 저항을 다루는 방법에 대해 살펴볼 것이다.

## 계획

간호사들은 진단한 문제를 해결하기 위해 간호사와 환자가 취해야 하는 단계를 혼자 결정하는 데 익숙하다. MI에서는 계획단계에 환자가 참여한다. 때로 환자가 간호사의 도움 없이 혼자서 대부분의 계획을 세우기도 한다. 우리 간호사들이 그동안 계획과정에서 갖고 있었던 통제력을 내려놓는 일은 쉽지 않은 일이다. 그러나 누군가가 당신에게 문제를 해결하기 위해서 무엇을 해야 할지를 일방적으로 지시한다고 생각해보라. 또한 이 해결책은 당신의 생활양식이나 신념에도 맞지 않는 비현실적인 것이다. 아마도 아무런 변화도 일어나지 않을 것이다. 왜냐하면 어떤 것을 시도하여 실패를 겪는 것보다 아무 것도 시도하지 않는 것이 훨씬 쉽기 때문이다. 이제 우리가 변화계획을 돕는 능력을 가지고 있는지 생각해 보자.

계획단계에서는 대상자와 함께 계획을 세우는 것이 매우 중요하다. 계획은 환자가 세운 목표를 성취할 수 있는 방법을 제시한 것이어야 하며, 간호사의 목표를 받아 적은 것이어서는 안 된다. 또한 목표는 환자의 지식, 능력, 동기에 기초해서 볼 때 성취 가능하고 현실적이어야 한다. 환자가 간호사와 한 팀이 되어 계획을 세우는데, 이 계획은 환자가 목표를 달성해 나가기 위해 행동하는 토대가 된다(Pender et al., 2002). 다음은 계획단계에 있는 환자를 위해 간호사가 MI를 이용한 대화의 예이다.

:: **간호사** "이야기하신 것을 요약해 보면, 체중이 12kg 정도 줄어들 때까지 매달 2~3Kg이 빠지도록 운동량을 늘리고 싶다는 것이군요."

:: **환자** "네. 그걸 위해서 운동 프로그램을 시작하고 싶지만, 어디서부터 시작해야 할지 잘 모르겠어요."

:: **간호사** "새롭게 시작하는 것은 언제나 쉽지 않지요."

:: **환자** "네, 그렇다고 생각해요. 더 많이 걸어야 할 것 같아요. 그런데 근력운동이 정말 좋을 거라는 이야기를 들었어요."

:: **간호사** "운동계획에 대한 생각을 들어 보고 싶은데요."

:: **환자** "저는 일주일에 적어도 4번 이상, 한번에 30분 정도 걷는 운동을 하면 어떨까 생각했어요. 아니면 일주일에 2~3일 정도는 걷는 운동을 하고, 만약 체육관에 갈 수 있다면, 나머지 2~3일은 근력 운동을 하면 어떨까도 생각했어요."

:: **간호사** "규칙적으로 체육관에 가서 운동하는 것은 어려운 일이지요."

:: **환자** "글쎄요, 그렇기도 하지요. 전에는 규칙적으로 운동을 했었지만, 더 이상 그렇게 하지 않아요. 다시 규칙적으로 운동을 해야겠어요. 그래요, 그게 제가 할 일이에요. 저는 일주일에 5~6번 걷기와 근력운동을 통해서 체중조절을 할 거에요."

MI 기술을 활용함으로써 간호사는 환자에게서 자신의 과체중 문제를 해결해 나갈 방법에 대한 세부적인 목표를 이끌어낼 수 있었다.

### 수행

수행단계는 환자가 세운 목표를 달성하기 위해서 필요한 행동을 실천에 옮기는 시기이다. 원래 간호과정에서 수행단계는 간호사가 정한 치료목적(치료의 목적은 환자의 요구를 충족시키기 위한 것이다)을 시행하는 시기이다(Ellis et al., 1992). MI에서는 수행단계에 행동을 취하는 사람이 간호사가 아닌 환자이다. 환자가 목표를 위한 행동을 시작했을 때 간호사의 역할은 적극적인 노력을 강화하고, 부정적인 요소를 탐색하는 것이다. 목표를 달성하기 위해 요구되는 행동은 주로 환자가 수행해야 하는 것이다. 수행단계는 환자가 행동변화를 시작하는 지점이 된다. 이 단계에서 간호사는 환자의 목표달성을 돕는 교육을 수행할 수도 있다. 만약 환자의 결심이 흔들린다면, 간호사는 결심이 강화되도록 노력하여 지속적으로 행동을 실천하도록 돕는다. 환자는 과도기를 거칠 것이며, 간호사는 사정과 재사정을 지속적으로 하게 될 것이므로, 아마도 하나의 문제를 다루는 데 있어서 간호과정을 반복적으로 적용하게 될 것이다.

간호사의 역할은 환자가 얼마만큼 진척을 보이느냐에 달려 있다. 수행단계에 있는 환자와 간호사의 만남에서는 환자가 세웠던 초기목표에 문제가 있음이 드러날 수도 있나. 앞서 세시한 환자와 간호사의 대화를 보면 환자는 1주에 5~6회 운동하는 것으로 목표를 설정했다. 하지만 다음에 이어지는 대화에서는 자신의 목표를 실천하는 것을 힘들어함을 알 수 있다.

:: **간호사** "오늘은 규칙적인 운동계획이 어떻게 진행되고 있는지 함께 이야기해 볼까요?"

:: **환자** "저는 노력하고 있어요. 일주일에 최소 2번은 걸어요. 보통 3일 이상 걷기 운동을 하고 있어요. 그러나 체육관을 이용할 형편이 안 되어서 근력운동은 못하고 있어요."

:: **간호사** "걷는 운동도 아주 좋습니다. 근력운동을 할 수 있는 장소를 찾는 게 어려우시다니 안타깝네요."

:: **환자** "제가 지역에 있는 체육관을 알아봤는데, 모두 등록비가 비쌌어요. 전 그렇게 쓸 돈이 별로 없거든요."

:: **간호사** "원하시면 제가 좀 적은 비용으로 체육관에 등록하거나, 더 저렴한 곳을 찾는 방법을 알려드려도 될까요?"

:: **환자** "그래 주신다면 정말 감사하지요."

이 대화에서 간호사는 환자의 적극적인 노력을 칭찬하였고, 운동을 할 수 없었던 부가적인 이유를 알아냈을 뿐만 아니라, 어려움을 해결하기 위한 정보를 제공하는 것에 대한 허락도 얻을 수 있었다. 즉 간호사는 수행단계를 방해하는 문제가 무엇인지를 사정하였고, 환자가 목표달성을 위한 노력을 지속할 수 있도록 도와줄 수 있었다.

### 평가

평가는 목표가 달성되었는지, 원래의 문제를 해결하기 위해 새로운 목표설정이 필요한지, 아니면 우선적으로 해결할 다른 문제가 있는지 등을 재사정하고 확인하는 과정이다. 간호사와 환자는 함께 목표가 성취되었는지 여부를 확인한다(Pender et al., 2002). 이 단계에서는 어떤 과정이 효과적이었고, 어떤 것이 비효과적이었는지를 평가해야 한다.

평가단계가 중요한 이유는 간호사와 환자 간 의사소통의 방향이 정해지기 때문이다. 이 단계는 원래의 문제를 종결하고 다른 문제를 사정하기 시작하는 지점이 될 수 있다. 만약 원래의 문제가 해결되지 않았다면, 그 문제에 대한 재사정과 진단, 새로운 행동계획의 수립에 초점을 두게 될 것이다. 다음에 이어지는 대화에서 몇 가지 예를 볼 수 있다.

:: **간호사** "자, 이제 체중감량이라는 목표를 위해 노력하신 지 3개월이 지났군요. 그동안 어떤 일이 일어났는지 들려 주실 수 있나요?"

:: **환자** "처음에 정한대로 한 달에 2.5kg 정도 체중을 줄였어요."

:: **간호사** "축하합니다. 목표를 달성하기 위해 정말 많은 노력을 하셨고, 지금 그 노력의 대가가 결실을 맺고 있군요."

:: **환자** "감사합니다. 정말 쉽지 않았어요. 제가 해낸 것이 정말 기쁘고, 앞으로 그렇게 유지해 나가려고 합니다. 그리고 식이요법을 함께할 수 있다면 더 잘 해낼 수 있지 않을까 생각해요."

:: **간호사** "식이요법은 많은 사람들이 어려워하는 과제입니다. 식이조절을 하는 데 있어서 가장 어려운 것이 무엇인지 얘기해 주실 수 있나요?"

:: **환자** "단 것을 먹지 않는 것이 가장 어려워요."

위의 대화에서 환자는 체중감량 목표를 달성했지만, 근본적인 비만문제를 해결하기 위해 '식이요법'이라는 또 다른 목표를 설정하기를 원하고 있다. 또 다른 대화를 살펴보자.

:: **간호사** "자, 이제 체중감량이라는 목표를 위해 노력하신 지 3개월이 지났군요. 그동안 어떤 일이 일어났는지 들려 주실 수 있나요?

:: **환자** "그다지 좋지 않았어요. 첫 번째 달에는 4kg 정도 몸무게가 줄었는데 나머지 두 달 동안에는 1kg 정도밖에 줄어들지 않았어요."

:: **간호사** "몸무게가 줄어들었다니 축하합니다. 체중감량은 정말 어려운 일이잖아요."

:: **환자** "그건 정말 그래요. 그렇지만 이해할 수 없어요. 저는 매일 규칙적인 운동을 했기 때문에 지속적으로 체중이 감소했어야 해요. 문제가 된 것이라고는 하나밖에 없었는데, 아내가 늦게까지 일하게 된 다음부터 제가 외식을 많이 한 거에요."

:: **간호사** "부인께서 주로 식사준비를 해 주시는군요."

:: **환자** "네. 전 요리를 할 줄은 알지만 밖에서 외식하는 것이 편해서요. 저도 좀 더 건강한 식사를 해야 한다는 건 알아요."

:: **간호사** (침묵)

:: **환자** "저는 좀 더 건강한 식사를 할 수 있는 방법에 대해 늘 생각해 왔어요. 항상 저녁이 문제가 되더군요. 직장에서 돌아오면 배가 고프고 기운도 없고 요리를 할 의욕도 없어요."

:: **간호사** "여러 가지 가능성을 고려하고 계시군요. 앞으로는 어떻게 하실 건가요?"

:: **환자** "음, 제 생각에는 장을 보러 가야 할 것 같아요. 금방 조리해서 먹을 수 있는 것으로 사 오려고요. 아내도 건강한 음식을 먹을 수 있도록 말이죠."

위의 대화는 앞서 제시되었던 대화와 도입부분이 유사하지만, 각각 다른 형태로 전개되었다. 첫 번째 대화에서는 환자가 운동을 통한 체중감량이라는 본래 목표를 달성하였고, 목표를 성취하기 위한 방법에 대한 계획과 과정을 변경하였다. 반면 두 번째 대화에서는 본래의 목표를 달성하지 못하였다. 그는 체중감량이라는 현재의 목표를 계속 유지하되 장애물을 확인하고 자신의 일상에 건강한 식이요법을 결합한 새로운 목표를 세운다. 가능성이 있는 다른 시나리오로는 환자가 목표를 최종적으로 달성한 뒤, 완전히 새로운 문제를 제시하여 전 간호과정을 새롭게 다시 적용하게 되는 경우가 있다.

## 요약

MI는 치료적 의사소통과 간호과정의 적용을 포함하여 간호실무의 기초에 잘 부합된다. 우리 간호사의 일상적인 업무 속에 행동변화의 기술을 적용시킨다면 간호실무 영역은 더욱 확대될 수 있을 것이다. 또한 적절한 의사소통을 통해서 환자와 간호사가 '환자의 안녕'이라는 공동의 목표를 향해 함께 나아갈 수 있는 라포를 형성할 수 있다.

## 참고문헌


Bastable, S. (2006). *Essentials of patient education*. sudbury, MA: Jones and Bartlett.

Bolton, R. (1979). *People skills: How to assert yourself, listen to others, and resolve conflicts*. New York: Simon & Schuster.

Botelho, R. (2004). *Motivational practice: Promoting healthy habits and self care of chronic diseases*. Rochester, NY: MHH Publications.

Ellis, J. R., Nowlis, E. & Bentz, P. (1992). *Modules for basic nursing skills* (vol. 1, 5th ed.). Philadelphia: J. B. Lippincott.

Haber, J., McMahon, A. L., Price-Hoskins, P. & Sileau, B. F. (1992). *Comprehensive psychiatric* nursing (4th ed.). St. Louis, MO: Mosby Year Book.

Miller, W. & Rollnick, S. (2002). M*otivational interviewing: Preparing people for change* (2nd ed.). New York: The Guilford Press.

Miller, W. & Rollnick, S. (2003). The philosophy behind motivational interviewing. Retrieved September 25, 2008, from http://motivationalinterview.org/clinical/whatismi.html)

Pender, N., Murdaugh, C. L. & Parsons, M. (2002). H*ealth promotion in nursing practice* (4th ed.). Upper Saddle River, New Jersey: Prentice Hall.

Roberts, S. (2005). *Communication for health action: Motivating change* (3rd ed.). The Permanente Medical Group.

Rollrick, S., Mason, P., & Butler, C. (1999). *Health Behavior change: A Guide for practitioners*. Edinburgh: Churchill Livingstone.

Rollnick, S., Miller, W. R. & Butler, C. C. (2008). *Motivational interviewing in health care: Helping patients change behavior*. New York: The Guilford Press.

Schenk, S. & Hartley, K. (2002). Nurse coach: Healthcare resource for this millennium. *Nursing Forum, 37*(3), 14-20.

Stone, D., Patton, B. & Heen, S. (1999). *Difficult conversations: How to discuss what matters most*. New York: Penguin.

Welch, M. (2005). Pivotal moments in the therapeutic relationship. *International Journal of Mental Health Nursing, 14,* 161-165.

Motivational Interviewing as Evidence-Based Practice

03

# 근거기반실무로서의 동기강화상담

## 학습목표

1 근거기반실무에 있어 연구의 중요성에 대해 논의한다.
2 동기강화상담이 Healthy People 2010이 제시한 목표에 도달하는 데 어떻게 도움이 되는지 설명할 수 있다.
3 동기강화상담 기술부호화도구(MISC)와 동기강화상담 치료효과 평가도구(MITI)를 구분할 수 있다.
4 동기강화상담이 효과적으로 적용되었는지 평가하는 데 사용하는 일반적인 지침을 3가지 이상 열거할 수 있다.
5 3개의 기념비적인 연구를 비교 · 대조할 수 있다.
6 동기강화상담의 효과가 연구를 통해 증명된 분야를 3개 이상 나열할 수 있다.

## 핵심용어

**가정기반 만성간호모형** Home–based chronic care model
**단기 동기강화중재** Brief motivational interventions
**동기강화상담 기술부호화도구** Motivational interviewing skill code, MISC
**동기강화상담 치료효과 평가도구** Motivational interviewing treatment integrity, MITI
**동기증진치료** Motivational enhancement therapy, MET
**만성간호모형** Chronic care model
**복약이득모형** Medication interest model
**응용 동기강화상담** Adaptations of motivational interviewing, AMI
Healthy People 2010
project CARES
project COMBINE
project MATCH

## 연구의 중요성

전문직 업무가 확고한 근거를 갖추기 위해서는 과학적 연구수행이 필요하다. 간호실무도 마찬가지이다. 연구를 통해 효과가 입증된 간호를 제공함으로써 우리가 하고 있는 간호실무의 당위성이 지지된다. 또한 연구를 통해 비효과적인 간호방법을 변화시키는 데 필요한 정보를 얻기도 한다. 이처럼 간호전문직의 미래는 연구를 통해 발전되어 갈 것이다.

Healthy People 2010[1]은 국민의 전반적인 건강을 향상시키려는 국가 차원의 노력으로, 국민건강 증진을 위한 필수적인 영역을 중점적으로 개선할 목적으로 발의되었다. 2010년까지 이러한 목표를 달성하고 나면, 다시 Healthy People 2020을 통해 오는 2020년까지 성취할 목표를 설정하고 추진할 것이다. 목표에 도달하기 위하여 설정한 핵심 건강지표는 신체활동, 정신건강, 상해나 폭력, 질적인 환경, 면역 그리고 건강관리 접근성 등이다. 이 지표는 "건강행동을 유발할 수 있는지, 개선 여부를 측정할 수 있는지, 공중보건 이슈로서 중요성이 있는지 고려하여 선정"한 것이다(healthypeople.gov/LHI/lhiwhat.htm). MI는 우리가 추진하는 목표인 건강증진에 성공적으로 도달하는 데 기여할 수 있을 것이다. 이 핵심 건강지표는 행동변화와 상당히 상관성이 높기 때문이다.

Healthy People 2010은 통계적 자료에 기초하여 간호실무를 수행하도록 유도하고 있다. 그러나, 우리가 설정한 목표에 도달하기 위해서는 간호실무 방법 또한 과학적인 연구에 기초해야 한다. 동기강화상담(Motivational Interviewing, MI)이 다양한 영역에서 효과적임을 지지하는 많은 연구가 보고되었다. 여기서는 CINAHL과 Medline 데이터베이스를 이용하여 간호실무에 MI를 사용한 연구를 검색하였다. 검색해 본 바로는 간호실무에 MI를 적용한 연구가 몇 편 있기는 하였으나, 대부분은 정신건강 전문분야나 일반적인 건강 전문분야에서 적용한 것이었다. 현재 간호사들이 다양한 영역에서 행동변화의 방법으로 MI를 적용하고 있기에 우리는 MI가 효과적인 간호실무도구라고 주장할 수도 있다. 그러나 다양한 간호영역에서 MI를 적용한 연구를 좀 더 많이 시행하여 그 결과를 토대로 이 혁신적인 방법의 효용성을 주장할 필요가 있다.

---

1) 미국의 국가보건계획인 「Healthy People」은 국민의 건강수준을 향상시키고, 건강형평성을 달성하는 것을 목표로 하는 국가의제(national agenda)이다. 10년 내에 달성해야 할 일련의 구체적이고 측정가능한 목표와 목표치로 이루어져 있으며, 목표는 중점과제(topic areas)별로 구성되어 있다. 1980년 「Healthy People 1990」 발표 이후 매 10년마다 향후 10년간 달성하여야 할 국가보건의 목적과 목표를 담은 「Healthy People」이 수립되었으며 가장 최근 발표된 「Healthy People 2020」에 이르기까지 비전, 총괄목표, 세부목표와 중점과제는 계속 수정되어 왔다.

## MI의 적용에 대한 평가방법

이 장에서는 MI를 적용한 개별 연구와 여러 연구를 메타분석한 연구를 살펴보고자 한다. 무작위 통제연구와 비무작위 통제연구를 모두 포함하여 고찰하였다. 많은 연구에서 MI 기법을 변형하거나 MI 원리를 이용하여 단기중재를 시행한 이른바 응용 동기강화상담(AMIs)을 적용하였음을 볼 수 있었다. 연구에 MI 기술이 얼마나 충실하게 적용되었는지 그 정확성을 측정하기 위한 두 가지 주요 도구가 있는데, 동기강화상담 기술부호화도구(MISC) 버전 2.1과 동기강화상담 치료효과 평가도구(MITI) 버전 3.0이 그것이다. "MISC는 MI의 작동기전을 이해하기 위한 정보수집, 상담자와 환자의 상호작용 점수화뿐만 아니라 둘 모두의 행동관찰자료 수집에도 사용할 수 있다."(Berger, DeFrancesco & Elliot, 2005, p.14). 이 도구는 상담내용을 2회에 걸쳐 청취한 다음 상담자와 환자 사이의 상호작용을 평가하는 다양한 분류코드를 이용해 2가지로 코딩하도록 되어 있다. 평가할 각 영역은 7점의 리커트(Likert) 척도로 등급화되어 있다. 전반적 상담자 점수(global counselor rating)는 실무자와 대상자 사이의 전반적인 상호작용에 기초를 두고 평가한다. 전반적 환자점수(global client rating)는 환자가 자기탐색의 최고점에 있는 상호작용 비율에 기초를 두고 평가한다(Miller, Moyers, Ernst & Amrhein, 2008) **(그림 3-1)**. 이에 비해 "MITI는 상담자의 행동만을 평가하며 MI 상호작용의 충실도를 측정한다"(Breger et al., 2005, p.14). 이 코딩 시스템은 MISC에 비해서 평가영역이 적기 때문에 사용하기가 훨씬 간단하다**(그림 3-2)**.

이 일반적인 지침을 따르면 MI의 효과를 쉽게 평가할 수 있다. 그러나 이는 과학적인 연구에서 요구하는 것만큼 철저하지 못하다. 연구가 아닌 일반실무에서 MI 기술을 평가할 때 사용할 수 있는 일반적인 지침은 다음과 같다(Miller & Rollnick, 2002).

- 환자보다 적게 말한다.
- 환자에게 하나의 질문을 할 때마다 2~3개의 반영을 해야 한다.
- 열린 질문과 닫힌 질문의 비율이 2:1이 되도록 한다.
- 단순한 재진술은 전체 반영의 절반 이하가 되도록 하고, 복합반영이 절반 이상이 되도록 한다.

위에서 살펴본 도구를 MI의 평가에 사용할 수 있으나 실제로 고찰한 모든 연구에서 이 도구를 사용하였다는 언급은 없었다. MITI는 아직도 개발 중인 상태이지만, 현재에도 연구에 사용될 수 있다. 이러한 평가척도와 부호화도구는 향후 진행될 MI 연구의 타당도를 높여줄 것이다.

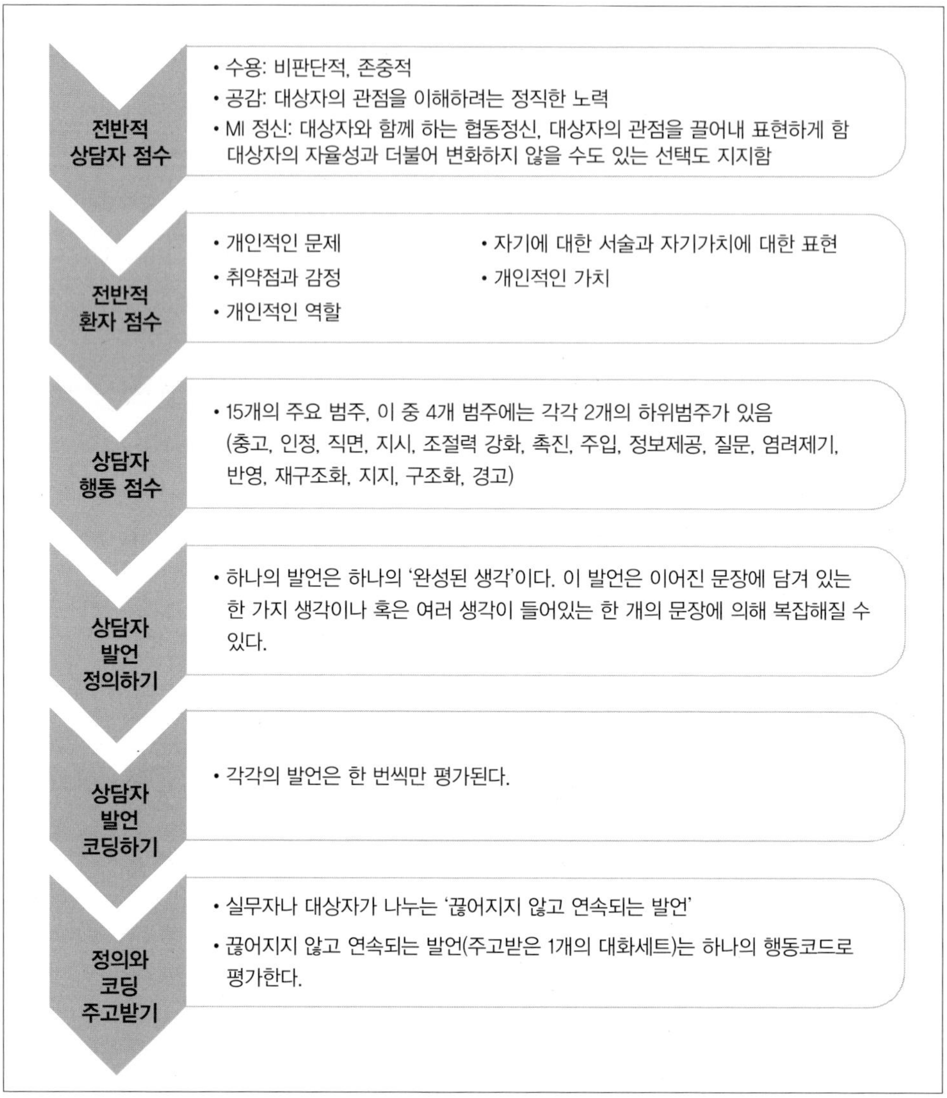
전반적 상담자 점수
• 수용: 비판단적, 존중적
• 공감: 대상자의 관점을 이해하려는 정직한 노력
• MI 정신: 대상자와 함께 하는 협동정신, 대상자의 관점을 끌어내 표현하게 함
대상자의 자율성과 더불어 변화하지 않을 수도 있는 선택도 지지함
전반적 환자 점수
• 개인적인 문제
• 취약점과 감정
• 개인적인 역할
• 자기에 대한 서술과 자기가치에 대한 표현
• 개인적인 가치
상담자 행동 점수
• 15개의 주요 범주, 이 중 4개 범주에는 각각 2개의 하위범주가 있음
(충고, 인정, 직면, 지시, 조절력 강화, 촉진, 주입, 정보제공, 질문, 염려제기,
반영, 재구조화, 지지, 구조화, 경고)
상담자 발언 정의하기
• 하나의 발언은 하나의 '완성된 생각'이다. 이 발언은 이어진 문장에 담겨 있는
한 가지 생각이나 혹은 여러 생각이 들어있는 한 개의 문장에 의해 복잡해질 수
있다.
상담자 발언 코딩하기
• 각각의 발언은 한 번씩만 평가된다.
정의와 코딩 주고받기
• 실무자나 대상자가 나누는 '끊어지지 않고 연속되는 발언'
• 끊어지지 않고 연속되는 발언(주고받은 1개의 대화세트)는 하나의 행동코드로
평가한다.

**그림 3-1** MISC 2.1

출처: Miller, W. et al. (2008).

## 선행연구 고찰

MI의 효과를 지지하는 연구를 고찰한 논문이 몇 편 있다. 아주 많은 연구가 시행되었지만, 몇 편의 연구가 MI 발달에 특히 중요한 기여를 하였다. 그 획기적인 연구에는 Project MATCH, Project COMBINE, Project CARES가 포함된다. 더불어 여기에서는 MI가 간호실무를 향상시킨다는 것을 입증하는 과학적인 증거가 중요하다는 점을 강조하기 위해서 개별적인 연구 몇 편을 추가적으로 고찰하였다.

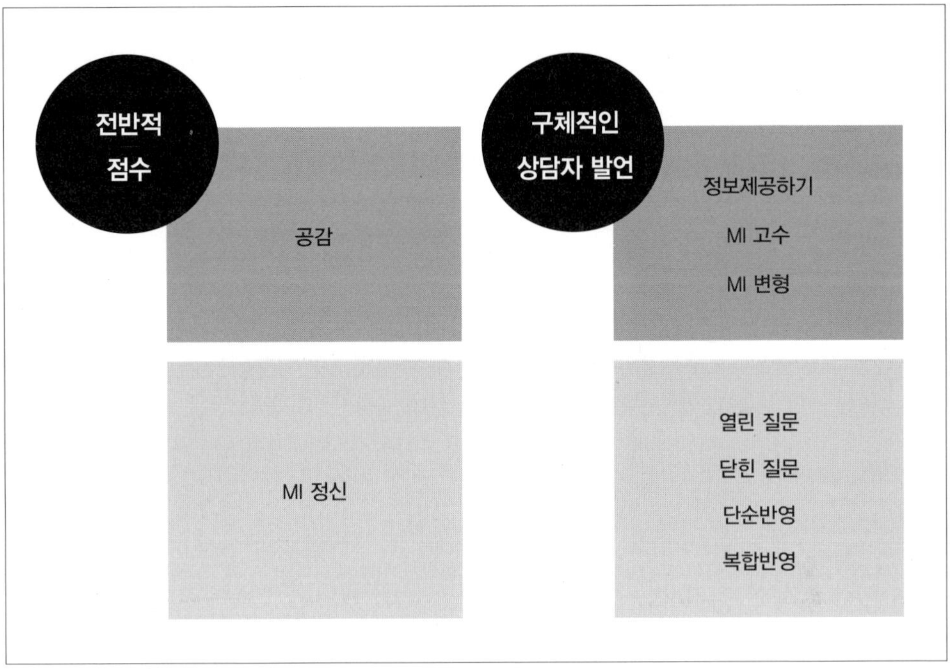


**그림 3-2** MITI 3.0

출처: Berger et al. (2005).

## MI 연구에 대한 메타분석

여기에서 우리는 MI의 효과에 대한 연구를 메타분석한 다섯 편의 논문을 고찰할 것이다. 이 다섯 편의 논문은 2001년과 2005년 사이에 출간되었으며 모두 합하면 총 200여개 이상의 연구를 정리한 것이다. 대부분의 연구는 응용 MI를 사용했는데, 아마도 이것이 유용했기 때문이었을 것이다. 왜냐하면 실무에서 단기중재 이상을 할 수 있을 만큼 충분한 시간이 없으므로 일상업무에 적용하기에 그것이 더 현실적이기 때문이다.

첫 번째 연구는 72편의 무작위 통제연구로 시행한 메타분석이다(Rubak, Sandbaek, Lauritzen & Christensen, 2005). 이 메타분석에는 Stephen Rollnick과 William Miller가 정의한 그대로의 MI를 적용하였다고 분명하게 명시한 연구만을 포함시켰다. 이 연구에서 대부분의 상담은 일대일이었으며 최소 한 시간 정도 진행되었다. 만남의 평균 횟수는 1회, 2회 또는 5회 이상이었다. 주로 심리학자들이 상담자였지만, 교육적 배경은 MI의 효과에 영향을 미치지 않는다고 보고하고 있다. 또한 행동변화를 위해 간호사가 MI를 사용하는 것이 덜 효과적일 것이라는 결과가 제시된 경우는 없었다. 대부분의 연구가 알코올남용에 관한 것이었지만, 그 외의 다른 영역, 즉 당뇨병, 체중감량,

신체적 운동, 천식에 관한 것도 있었다. MI는 신체적인 문제이든 정신적인 문제이든 관계없이 그 효과를 보여 주었다. MI기술을 다양한 영역에 적용할 수 있다는 연구결과는 이것을 실무의 모든 분야에 사용할 수 있으며 그 가능성이 무한하다는 것을 입증하는 것이다(Rubak et al., 2005).

두 번째 연구는 30개 무작위통제 임상연구를 고찰한 것이다(Burke, Arkowitz & Menchola, 2003). 첫 번째 연구와의 차이점은, 이 고찰에서는 AMI의 효과를 평가하였다는 점이다. 고찰한 연구들은 각 상담회기의 시간과 추후관리 기간의 길이에서 의미있는 차이가 있었다. AMI의 상담시간은 평균 99분, 추후관리는 처치 후 평균 18주였다. 전반적으로 약물과 알코올 문제, 식이, 운동의 모든 영역에서 AMI는 효과적이었다. 그러나 금연과 HIV 위험 행동영역에 대한 AMI는 그 효과가 입증되지 못했다. 이는 아마도 고찰한 연구가 적었기 때문인 것으로 보인다. AMI를 효과적으로 다룬 몇 개의 연구가 더 있다. 흥미로운 보고가 있었는데, AMI가 알코올남용과 같은 목표증상을 개선시킬 뿐만 아니라 대상자 삶의 다른 영역에까지도 긍정적인 영향을 미친다는 것이다(Burke et al., 2003).

또 다른 메타분석으로 29개 연구를 고찰한 논문이 있다(Dunn, Deroo & Rivara, 2001). 대상 연구는 MI와 응용 동기강화상담(AMI)를 적용한 무작위 실험연구들인데, 어떤 형태의 치료방법을 적용하였는지 명확하게 제시하지 않은 연구도 있었다. 이 연구들은 물질남용, 흡연, HIV 위험행동, 식이/운동 등에 중점을 두었다. 연구결과에 따르면 물질남용 영역에서의 MI는 효과적이었으며, 이는 상담자가 누구인가에 관계없는 것으로 나타났다. 이 결과는 간호실무에서의 MI의 적용을 지지하는 것이다(Dunn et al., 2001).

이 논문에 대해 Stephen Rollnick과 William Miller와 같은 전문가의 제안이 있었다. Rollnick(2001)은 MI의 원칙을 고수한 방법보다 AMI가 더 자주 사용되고 있음을 알고 있으나, 이러한 연구가 MI나 AMI를 구체적으로 어떻게 적용하였는지를 명확하게 제시하지 않았으며, 적용한 방법이 정확한 결과를 도출할 수 있을 만큼 MI에 충실했는지 의문이 든다고 하였다. 그는 또한 상담자 훈련과 상담 제공자의 관점에서도 언급하였다. 상담자에게는 MI에 관한 적절한 훈련뿐만 아니라, 상담자 자신의 행동변화를 위해서 상담이 필요할 수도 있다고 하였다. 건강관리 전문가로서 우리는 환자에게 가족과 같은 역할을 하기 때문에, 환자와 함께 한다는 우리의 접근법은 한결같아야 한다. 다시 말해 환자 중심 접근법은 MI에서 가장 우선되어야 한다(Rollnick, 2001).

Miller(2001)는 이 고찰연구에서 사용한 MITI나 MISC와 같은 도구는 고찰대상의 연구들이 수행되었을 당시 완전한 형태가 아니었고 현재까지도 개발 중인 상태임을 언급하였다. 그는 더 많은 연구가 고찰에 포함되었어야 했으며, 모니터링 시스템

(monitoring system) 결여를 이유로 다른 연구들을 고찰에서 제외하지 말았어야 한다고 하였다. 왜냐하면 MI의 어떠한 기전이 효과를 나타내는지 알려져 있지 않고, 모니터할 필요가 있는 것이 무엇인지 아직 명확하지 않기 때문이다. 그는 상담 스타일을 평가하는 것이 어렵다는 것은 인정하였으나, 직접적인 모니터링이 기본적인 표준이 되어야 한다고 하였다. Dunn과 동료들(2001)에 의하면, MI는 다른 치료방법과 함께 사용하였을 때 효과적이었으며, Miller(2001)는 MI의 시너지 효과에 대해 주목하였다. MI는 간호실무에서 이미 사용하고 있는 많은 기술에 추가하여 사용할 수 있기 때문에 더 도움이 될 것이다(Millcr, 2001).

Hettema, Steel, Miller(2005)는 주로 알코올과 약물남용에 초점을 둔 72개의 연구를 고찰하였다. 그 외는 흡연, HIV 위험행동, 치료준수, 정수, 식이/운동, 도박, 섭식장애, 대인관계 등에 대한 연구이다. 이 고찰연구에서는 MI를 치료를 하지 않는 경우를 비롯하여 특별치료, 전형적 치료, 부가적 치료의 효과와 비교하였다. 이 고찰에 포함된 연구들에서 적용한 MI의 특성은 다음과 같으며, 열거한 특성 가운데 평균 3.6개를 포함하였다.

- 협동성
- 환자 중심
- 비판단적 태도
- 신뢰형성
- 저항 줄이기
- 준비도 향상시키기
- 자기효능감 향상시키기
- 반영적 경청
- 불일치감 만들기
- 변화대화 유발하기
- 양가감정 탐색하기
- 공감 표현하기

평균 치료기간은 2회기였으며, 상담자는 평균 10시간의 훈련을 받았다. 이 연구들 중 몇 개에는 간호사가 상담자로 포함되어 있었다. 연구 결과 MI의 효과가 초기에 나타났고, 다른 치료를 병행하지 않으면 시간이 지나면서 감소하였다. 결론적으로 MI는 치료준수율뿐만 아니라 치료유지율과 상담자에게 지각된 동기도 향상시킨다. 1년의 상담과정을 거치면서 MI 치료효과는 감소하였으나, 다른 형태의 치료와 결합하여 사용하는 경우 반드시 감소하지는 않았다. 몇 가지 요인에 관해서는 다양한 변수가 작용했는데, MI의 효과는 상담자의 직업과는 관련이 없으며, 치료과정 변수에 더 많은 영향을 받는 것으로 나타났다. 다시 말하자면 간호사도 다른 상담자들과 마찬가지로 MI의 원칙을 적용하면 분명 효과가 있을 것임을 확인하였다(Hettema et al., 2005).

Miller와 Rollnick(2002)는 자신들의 저서 16장에 MI를 적용한 연구에 대한 고찰을 수록하였다. 그들은 그때까지 축적된 많은 연구결과를 양적·질적 관점 모두에서 검토하였다. 양적 관점에서 보면 음주/알코올남용의 영역에서 AMI를 사용하는 것이 효과적이었으나, 다른 영역에서의 효과는 입증되지 않았다. 그들은 26개의 무작위 통제 임상연구를 검토하였다. 이들 연구에서 모든 중재는 일대일로 직접적인 만남을 통해 이루어졌다. 흥미롭게도 향후 상해의 위험을 감소시키기 위해 실시한 한 외상센터의 연구를 통해 AMI가 1회기 제공되었을 때에도 효과적이라는 것을 발견하게 되었다. 이 연구에서 적용한 중재는 정식 MI라기보다는 AMI에 더 가까운 형태였다(Miller & Rollnick, 2002).

1~4회기의 AMI는 알코올과 약물남용 영역에서 효과가 있었으며, 시간이 지나도 AMI의 효과가 유지됨을 확인하였다. Miller와 Rollnick은 이 고찰을 통해서 AMI는 치료를 하지 않는 것보다 훨씬 좋으며 적어도 다른 치료만큼 효과가 있다고 결론지었다. 그들은 AMI의 효과가 알코올과 약물의존 영역에 한정되지 않고, 당뇨병이나 섭식장애, 고혈압과 같은 다른 영역에도 확대될 수 있음을 알게 되었다. 결론적으로 AMI가 전혀 치료를 받지 않는 것보다 낫고, 다른 형태의 치료와 동일한 효과가 있음을 발견한 것이다. 실제로 AMI는 다른 치료와 더불어 병행할 때 시너지 효과를 나타낸다(Miller & Rollnick, 2002).

이 고찰은 건강관리 실무자들에게 MI의 가치를 입증하는 명백한 계기가 되었다. 간호사는 동기강화와 힘 북돋우기(empowering)를 통해서 환자의 삶을 변화시키도록 도와주는 중요한 역할을 한다는 것을 인식할 필요가 있다. 이러한 변화는 간호사와 환자의 만남 속에서 MI를 적용함으로써 효과적으로 이루어 낼 수 있다.

## 기념비적인 연구

MI와 AMI는 많은 영역에서 효과적인 치료형태로서 자리를 견고히 굳히고 있다. MI가 구체적으로 어떻게 운영되고 특정 실무영역에 영향을 미치는지 추가적으로 확인할 수 있게 해준 몇 가지 기념비적인 연구가 있다.

Project MATCH는 여러 지역에서 시행한 무작위 통제연구로 세 가지 다른 형태의 알코올중독 치료를 비교하였다. 이 세 가지 치료형태 중 한 가지가 동기강화 증진치료(MET)로, 이는 AMI의 일종이다. 1,726명의 환자가 12주 동안 치료에 참여하였고, 3개월 간격으로 1년 동안 추후관리하였다(http://www.nuaaa.nih.gov/News Event/NewsReleases/match.htm). 중요한 점은 피드백 접근법을 사용했다는 것으로, 상담자는 MI 기술을 사용하여 환자들에게 피드백을 제공하였다. 연구결과 MET는 알코올중독 치료의 표준이 되는 12단계 치료 및 인지행동치료(CBI)와 마찬가지로 알코올중독 치료에 효과가 있었다(Miller & Rollnick, 2002).

Project COMBINE 또한 알코올의존자를 위한 치료법에 대한 연구이다. 1,383명의 환자가 이 연구에 무작위 할당되었다(http://www.cscc.unc.edu/combine/whowas.htm). 이 연구에서는 약물치료만 제공한 집단, 행동치료만 단독으로 시행한 집단, 약물치료와 행동치료를 결합한 집단을 비교하였다(여기에서 적용한 행동치료에는 인지행동치료도 포함된다). 날트렉손(naltrexone) 투약치료는 단독이나 MI 기술과 결합한 치료 모두 효과가 있는 것으로 밝혀졌고, 행동치료는 날트렉손 치료와 마찬가지로 단독으로도 효과적이라는 것이 밝혀졌다. MI에 대한 선행연구에서는 다른 치료와 병행하였을 때 시너지 효과가 있다고 보고되었으나, 이 연구에서는 그렇지 않았다. 약물단독치료, 행동단독치료, 병행치료는 모두 동일하게 효과적인 것으로 보고되었다(Anton et al., 2006; Miller & Rollnick, 2002).

Project CARES는 금연에 대한 연구이다. 가정간호사가 환자의 날숨 호흡을 측정하고 일산화탄소 농도를 알려 주는 피드백을 제공하는데, 이때 일부 가정간호사를 무작위 할당하여 이들에게는 피드백과 함께 MET를 제공하도록 하였다. 이 연구에는 98명의 간호사와 273명의 환자가 참여하였다. 환자들에는 MET나 건강관리정책연구소의 금연지침에 따른 표준간호를 제공하였고, 추후관리는 치료 후 12개월에 실시하였다. 금연시도 횟수와 하루에 피우는 담배 개수를 측정한 결과 MET가 더 효과적인 것으로 밝혀졌다. 이 연구를 통해 MI를 지역사회에 적용할 때 긍정적인 효과가 있음을 확인할 수 있었다. 이는 간호공동체의 큰 진보이며, 나아가 서비스를 제공하는 방법을 바꿀 수 있는 우리의 능력에 있어 큰 진보이다(Borelli, B. et al., 2005).

위의 세 가지 기념비적인 연구는 MI에 대한 매우 중요한 정보와 그것이 간호실무에 어떻게 도움이 될 수 있는지 알려준다. 그중 두 가지 연구는 MET의 장점을 입증하였고 중재 제공 시 피드백의 효과에 대해서도 입증하였다. 우리는 만성질환 및 건강증진 분야에서 MI의 효과에 대한 근거를 찾을 수 있다. 만일 우리가 지역사회의 대중에게 접근하여 그들이 행동변화를 위해 동기강화하도록 돕는다면 국가건강정책(Healthy People)에서 제시한 목표를 달성할 수 있을 것이다.

## 연구를 통해서 확인한 내용에 대한 논의

다양한 연구를 통해 간호실무에서 MI의 가능성을 볼 수 있다. MI에 비용절감 효과가 있는지를 검토하기 위한 연구도 수행되었는데 이는 요즘과 같은 경제 중심의 시대에 매우 중요한 것이다. 연구를 통해서 환자와 그들의 삶에 대해 MI가 갖는 효과를 확인하는 것도 중요하지만, 서비스 제공자의 기술과 관점에 관한 정보를 확인하는 것도 매우 중요하다. 서비스 제공환경에 따라 치료가 얼마나 효과적일 수 있는지가 달라진다. 환자는 상담실에서 서비스를 받을 수도 있고, 가정간호를 통해 서비스를 받을 수도 있으며, 전화나 컴퓨터를 통해서 서비스를 받을 수도 있다. 간호사는 언제나 전체로서의 인간, 즉 환자의 신체적·사회적·정서적인 측면 모두에 관심을 두어야 한다. MI는 간호사로 하여금 이러한 관심을 계속 유지할 수 있게 하는 하나의 도구이다.

### 비용효과적인 측면

MI의 경제적인 측면을 직접적으로 다룬 연구가 있는데, 이는 약물치료 준수와 합병증 관리비용에 관한 것이다. 지속적인 약물치료가 필요한 만성질환이 많이 있는데, Wiegand와 Wertheimer(2008)는 이 중 제2형 당뇨병의 복약에 대한 연구를 수행하였다. 제2형 당뇨병 관리비용으로 연간 투약비용과 16년 이상의 행동요법 비용을 합산하였다. 그리고 합병증 관리비용은 합병증이 생기는 환자비율과 합병증이 하나 있을 때와 둘 이상의 합병증이 있을 때의 관리비용을 이용해 계산하였다. 연구결과 약물치료 지침을 준수하면 환자 당 2만 3,000달러 정도의 잠재비용을 절감할 수 있음을 확인하였다. 이 금액은 다른 건강관리를 위해서 사용될 수 있을 만큼의 상당한 액수이다(Wiegand & Wertheimer, 2008).

환자들이 왜 약을 복용하지 않는지 그 이유를 이해하는 것이 중요하다. 전통적인 방법대로라면 아마도 환자에게 약이 왜 필요한지를 설명하는 약물교육을 할 것이다. 그러나 MI 접근을 사용한다면, 간호사는 먼저 환자가 무엇 때문에 약을 규칙적으로 복용하지 못하는지 질문하게 될 것이다. 즉각적인 저항을 불러일으키지 않도록 초기 질문으로는 비판단적인 질문을 사용하여야 한다. 다음은 약물치료에 대하여 환자와 대화할 때 간호사가 할 수 있는 말의 예이다.

- "현재 복용하시는 약물이 무엇인지 알려 주세요."
- "꾸준히 약을 복용하실 수가 없었군요. 규칙적으로 약을 드시는 것이 어려운 이유가 있나 보군요."
- "때때로 어떤 일이 도움이 될 것을 알아도 그걸 그대로 실천하는 것이 정말 어려울 때가 있지요."
- "규칙적으로 약 먹는 것을 잊지 않고 기억하는 데 도움이 될 것이라고 생각하는 것이 있으시면 듣고 싶네요."
- "약에 대한 부작용으로 힘들어 하신다고 들었습니다. 약을 잘 복용해서 증상을 완화시키고 싶으셨지만, 약물부작용으로 생긴 다른 불편한 증상이 원래 있던 증상을 대치했을 뿐이라고 느끼고 계시군요."
- "현재 잘 지내고 있기 때문에 이 약을 복용할 필요가 없다고 생각하시는군요."

- "매일 약을 복용하는 것은 비용이 많이 들 수 있지요. 비용문제가 약을 복용하시는데 방해가 되는 건 아닌지 궁금합니다."

때로는 우리의 선입견 때문에 MI를 통해서 환자에게 권한을 부여할 수 있는 기회를 놓칠 때도 있다. 예를 들면 처방대로 약을 복용하지 않는 환자를 '불이행'하는, 즉 치료에 잘 따르지 않는 환자라고 생각해 왔다. 그러나 이 용어는 건강전문가가 제시한 치료방침을 따를 수 없는 타당한 이유가 있는 사람까지도 부정적으로 보는 의미가 함축되어 있는 용어이다. 그러므로 환자와의 만남으로 돌아가서 이 사람이 누구인지, 어떤 문제로 왔는지, 어떤 것을 해결하기를 원하는지를 탐색할 기회를 가져야 한다.

### 복약이득모형

복약이득모형은 MI를 활용하여 환자 스스로가 약을 잘 복용하지 않는 이유를 탐색할 수 있도록 돕는다. 이 모델은 다음 세 가지를 기본전제로 한다.

1. 환자는 무엇인가 잘못되었다고 믿는다.
2. 환자는 잘못된 점을 개선하기 위해 동기화되어 있다.
3. 환자는 투약의 단점보다 장점이 더 많다고 믿는다.

만일 환자가 자신은 아프지 않다거나 문제가 없다고 생각한다면 그 문제를 치료하고자 하는 동기가 형성될 수 없을 것이다. 어떤 환자들은 문제가 있는 것을 알지만, 치료받을 때의 이득을 알지 못할지도 모른다. 또한 다른 형태의 치료를 바랄 수도 있으며, 치료계획에 따르기 전에 좀 더 많은 정보를 알고자 할 수도 있다. 치료하기로 결정하는 것이 현명한 선택임을 간호사가 믿는다 할지라도, 환자는 그 치료를 선택하고 유지함으로써 얻는 이득에 대하여 알아야 할 필요가 있는 것이다. 환자의 대변자로서 우리는 간호사 자신의 신념이 아니라 환자의 이익이나 권리를 옹호해야 한다는 것을 잊지 말아야 할 것이다.

제2형 당뇨병 환자의 건강관리 측면에서 보면 MI를 적용하는 것은 확실히 비용절감 효과가 있다. 치료약물 준수는 건강관리의 전 영역에서 중요한 이슈이다. 제2형 당뇨병 관리에서 보고된 좋은 결과가 다른 만성질병 관리 및 치료에도 적용될 수 있을 것으로 보인다. 이를 입증하기 위해서는 좀 더 많은 연구가 시행될 필요가 있다.

### 상담자의 기술과 관점

MI를 간호실무에 적용하려면 이에 대한 훈련과 연습 그리고 피드백이 필요하다. 상담자의 기술수준이 MI의 효과에 미치는 영향을 평가하기 위해 무작위 통제연구가 시행되었다. 다섯 명의 상담자가 AMI의 일종인 단기 동기강화중재를 수행하였다. 유사한 훈련을 받은 이들 상담자들이 95건의 상담을 수행하는 동안 상담회기를 녹음하고 MISC를 이용하여 코딩하였다. 연구 결과, 전반적으로 상담기술 수준이 높을수록 중재는 더욱 효과적이었으며, 상담기술 수준이 낮더라도 환자의 변화능력이 높은 수준일 경우에는 효과가 높게 나타났다(Gaume, Gmel, Faouzi & Daeppen, 2009).

알코올의존 및 남용 환자들에게 15분간 1회 MI를 수행한 실험연구가 있었다. 세부적인 기준을 가지고 1회 상담을 수행하였으며 12개월 후 추후관리를 제공하였다. 이 연구에서 모든 상담자는 석사학위가 있으며 1년간 임상경험을 쌓은 심리학자였고, 한 명만이 '경력 있는' 간호사였다. 상담자들이 모두 유사한 교육을 받았다는 것 이외의 간호사의 배경을 설명하는 세부사항은 더 이상 없었다. 연구결과에서는 상담자의 기술수준은 매우 다양하였다고 보고하고 있으나 간호사의 기술수준이 특별히 언급되지는 않았다. 이 연구결과에서도 상담사의 기술수준이 높으면 상담결과가 더 좋다는 사실이 지지되었다(Gaume et al., 2009).

모든 연구가 MI의 효과를 확증해 주고 있다. 그러나 이것이 실무에서 환자에게 적용되지 않는다면, 결국에는 또 다른 쓸모없는 하나의 도구가 되어 버릴 것이다. Rash(2008a)는 상담자들이 MI 실무에 대해 실제로 어떻게 생각하는지를 탐색하는 연구를 시행하였다. 그는 고위험군 대학생들의 음주기회를 감소시키는 목적으로 수행한 연구에 참여한 의사, 가정전문간호사, 의사조력자(PA) 중 각각 한 명을 인터뷰하였다. 이들은 모두 이전에 MI에 관련한 경험이 없었으며 이 연구를 위해 동일한 훈련을 받았다. 인터뷰 결과, 이들에게 대상자에 대한 접근방법을 바꾸는 것은 도전적인 과제였다. 또한 이 새로운 방법은 그들이 이전에 사용했던 인터뷰 기술과 유사한 점이 있었다. 일반적으로 치료적 의사소통과 비교하였을 때, MI는 의사소통하기 위해 구체적인 단계를 밟아 간다는 특징이 있었다. Rash는 최종적으로 상담자들이 다음과 같은 사항에 동의하는 것을 확인하였다.

- MI는 지시적인 접근법보다 성공적이다.
- MI는 상호작용하는 데 있어서 상담자와 환자 모두에게 더 '만족스러운' 방법이다.
- MI는 대학 내 건강환경을 조성하는 데 있어서 좋은 도구가 될 가능성을 지니고 있다.

Rash는 또한 MI의 원칙만을 고수하면 시간적 제약이 따르므로, 상담자들이 AMI를 더 선호한다고 보고하였다.

건강관리 상담자는 실무에 MI를 적용할 수 있는 환경을 만드는 데 중요한 역할을 한다. MI 기술이 향상되면 MI 기술의 효과도 높아진다. MI 기술이 좋으면 환자의 행동변화를 촉진할 뿐만 아니라 건강한 생활양식을 만들어 나가는 데 필요한 힘을 길러 주기 때문이다. 15장에서 MI 기술을 배우는 방법에 대해 논의할 것이다. 또한 이 방법을 적절하고 효과적으로 이용하기 위하여 어떻게 기술을 향상시킬 수 있는지에 대해서도 논의할 것이다. 상담자들이 실무에서 MI를 더 많이 적용할수록 더 많은 연구를 수행할 수 있다. 이러한 연구를 통해 이미 실무자들이 확인한 바를 입증할 뿐만 아니라 환자의 상호작용 및 행동변화에 성공적이고 효율적인 또 다른 방법의 근거를 마련할 수 있을 것이다(Rash, 2008a).

### 상담실에서의 MI

상담실에서 1차적 간호나 전문적 간호를 제공할 때, 환자의 문제 또는 환자의 변화준비 단계를 조사하거나 환자가 변화를 결정할 수 있는 방법을 탐색해 보는 데에 언제나 충분한 시간을 할애할 수 있는 것은 아니다. 연구결과에 따르면 AMI를 적용하면 이러한 '시간제약'이라는 문제점을 해결할 수 있다. 15분간의 짧은 상호작용도 차이를 만들어 낼 수 있다. AMI는 우리가 환자교육을 시행할 때 같이 사용할 수도 있다. 즉 대상자와 만날 때마다 적은 양의 교육(정보)을 제공하는 것이다. 그러면 매번의 만남은 대상자가 행동변화를 향해 나아가는, 그리고 행동변화를 위한 힘을 키우게 되는 디딤돌이 되는 것이다. 이처럼 적절한 방법을 적용하면 얼마나 많은 것을 성취할 수 있는지 참으로 경이롭다.

Simmons, Baker, Schaefer, Miller, Anders(2009)는 환자와 상담자의 협력적인 관계를 용이하게 형성하고 지지해 주는 방법인 단기중재가 필요함을 언급하였다. 첫 번째 단계는 환자가 상담자의 도움을 받아 자신의 건강목표를 세우는 것이다. 앞서 제시한 연구에서 언급했듯이, 환자가 자신의 문제에 대해 지각하지 못하고 있다면 이 단계는 도전적인 과제가 될 수 있다. 일단 건강목표를 결정하고 나면 환자와 상담자는 함께 이를 달성하기 위한 계획을 세운다. Simmons 등(2009)의 연구에서는 이 계획단계에서 얼마나 많은 시간을 소비하는지를 조사하였는데 최소 1분에서 최대 20분이 소요되었으며 평균 6.9분이 걸렸다. 추후관리에서는 이 환자에게 건강목표를 향한 진전이 있는지를 평가하였고, 만약 문제가 있다면 재평가하여 다시 목표를 설정하였다(Simmons et al., 2009). 시간은 언제나 중요한 요인이다. 우리의 MI 기술이 더욱 향상된다면 짧은 시간에도 효과적인 상호작용을 할 수 있게 될 것이다.

상담실에서의 시간은 제한되어 있다. 환자가 실무자와 만나는 시간은 검사시간을 포함하여 보통 15분, 혹은 그보다 적을 것이다. 하지만 질병의 위험을 감소시키고, 현재 건강상태를 향상시키며, 질병이 장기적으로 가져올 합병증을 예방하기 위하여 우리가 변화시킬 수 있는 영역은 많다. 제한된 시간 동안 환자와 만나는 우리가 이러한 변화가능성에 대해 모든 환자들에게 빠짐없이 언급하는 것은 매우 부담이 되는 일이다. 특히 비만예방과 제2형 당뇨병 관리는 간호사를 포함한 다른 건강관련 전문가들에게 최우선적인 문제이다. 이에 관해 시행된 연구 두 가지를 살펴보기로 하자.

첫 번째 연구는 전문간호사가 제공한 생활양식 개선 프로그램에 대한 평가이다(Whittemore et al., 2009). 이 프로그램은 6개월로 계획하였지만 실제 소요된 기간은 평균 9.3개월이었다. 이 생활양식 개선 프로그램에서 행동요법을 제공할 전문간호사에게는 강도 높은 훈련을 시행하였다. 이 프로그램은 6회기의 대면상담과 5회기의 전화상담으로 구성한 6개월 프로그램으로서 대면상담 소요시간은 20분이었다. 감소한 체중과 제2형 당뇨 위험요인 감소율로 프로그램 효과를 평가한 결과, '보통 수준의' 효과가 있는 것으로 나타났다(Whittemore et al., 2009).

두 번째 연구는 아동비만을 예방하기 위해서 소아과 의사와 영양사가 MI를 적용한 비무작위 임상실험이다. 이 연구는 부모의 체질량지수가 30 이상이거나 아동의 체질량지수가 85~95%인 3~7세의 아동을 대상으로 하였다(Whittemore et al.; 2009). 한 집단은 1회의 MI를 받았으며, 다른 집단은 2회의 MI를 받았다. 6개월 후 각각의 집단에서 BMI가 눈에 띄게 감소하였지만, 더 우수한 결과를 보인 집단은 없었다. 주목할 만한 결과는 94%의 부모가 가족의 식습관 변화를 고려하는 데 MI가 도움이 되었다고 보고한 것이다. 이 연구자들은 상담실에서 시행한 MI가 소아비만 예방에 긍정적인 영향을 줄 수 있다고 결론지었다(Whittemore et al., 2009).

상담실에서 실시하는 MI의 유용성을 입증하려면 더 많은 연구가 필요하다. 그러나 위 연구들을 통해서 MI가 건강관리에 긍정적인 작용을 할 수 있는 가능성을 분명히 알 수 있다.

### 가정간호

앞서 언급한 Project CARES는 가정건강관리 상황에서 이루어진 MI 사례이다. 많은 가정전문 간호사들이 알고 있듯이, 가정에 있는 환자를 위한 대부분의 관리는 만성적인 건강문제를 중심으로 이루어진다. MI는 만성질환자들의 행동변화를 촉진시키는 유용한 도구이다. Suter와 연구진(2008)은 환자가 스스로를 돌보는 자가관리의 중요성과 환자를 보다 적극적으로 지지해 주는 간호사의 역할을 강조하였다. 간호사가 수행하는 질병관리는 환자 스스로 건강을 선택하고, 자가관리를 개선하며, 장기적으로 올 수 있는 합병증을 예방할 수 있도록 환자의 힘을 키우는 과정이라고 볼 수 있다(Suter et al., 2008).

건강서비스 제공자들은 종종 급성문제에만 초점을 맞추고 만성적인 건강문제는 적절하게 다루지 않는다. 가정전문 간호사는 1차 건강관리 제공자와 함께 일하면서 환자의 다양한 요구에 직면하게 된다, Suter 등(2008)은 만성질환 간호에서 사용하는 두 가지의 모형을 조사하였다. 만성간호모형은 우리가 만성질환을 가진 환자를 어떻게 간호해야 하는지를 잘 안내해 준다. 앞서 언급한 바와 같이, 가정은 만성적인 건강관리의 요구를 보다 효과적으로 다룰 수 있는 환경이다. 두 번째 모형은 가정기반 만성간호모형(home-based chronic care model)이다. 이 모형의 특징은 세부적인 정보를 제공하지 않는다는 점이다. 가정환경을 잘 유지하는 것은 질병관리에 도움이 되는 것은 물론 비용효과적이기도 하다. 가정이라는 환경에서 제공할 수 있는 간호는 신뢰감을 형성할 수 있는 편안한 분위기, 환자의 능력과 자원에 대한 보다 높은 이해, 그리고 환자가 적절하게 자가관리할 수 있는 능력을 방해하는 장애물에 대한 통찰을 포함한다(Suter et al., 2008).

요즘과 같이 경제상황이 불안정한 시대에 비용효과적인 간호를 제공하는 것은 중요하다. 가정간호 제공자로서 우리의 역할은 보다 나은 만성질환 간호를 위해 좀 더 진화해야 한다. MI는 이러한 진화의 시대에 간호실무를 향상시켜 나가는 데 도움이 되는 많은 도구 중 하나이다.

### 전화상담중재

환자와 간호사 간의 면대면 상담이 많은 장점을 가지고 있음에도 불구하고, 전화를 통한 상담사례가 증가하고 있다. 전화상담을 통한 질병관리 프로그램은 건강보험회사, 사업주, 건강증진사업체에 의해 실시되고 있다. 당뇨병 관리 프로그램과 금연 프로그램에 MI를 적용한 논문이 각각 한 편씩 있다.

Dale, Caramlau, Sturt, Friede, Walker(2009)가 수행한 연구는 MI 적용에 대한 새로운 시각을 제시하였다. 이는 전화상담이 자기효능감 향상과 실제 자기효능감 정도 및 임상적 결과에 효과가 있는지를 확인하기 위한 실험연구로, 231명의 환자를 대상으로 하였다. 동료 지지자(peer support)와 당뇨전문 간호사가 환자에게 전화상담 중재를 제공하였으며, 6개월 이상 환자와 상호작용을 유지하였다. 연구결과, 환자는 이 프로그램을 매우 잘 수용하였으며, 동료 지지자가 제공한 중재보다 당뇨 전문간호사가 제공한 지지중재를 더 가치 있게 평가하였다. 효과변수 측정치에서는 의미 있는 변화가 없었다. 연구자들은 잘 조절되지 않는 제2형 당뇨병 환자들에게 전화로 MI를 적용할 수 있지만, 모든 환자에게 효과적이지는 않다고 보고하였다(Dale et al., 2009). 모든 이에게 다 효과적이지 않다는 말은 사실 모든 치료방법에 해당되는 말이다. 어떤 방법이 환자에게 가장 도움이 되는지 확인하는 일도 간호사의 역할 중의 하나이다. MI는 많은 환자들에게 큰 도움을 주지만, 모든 환자에게 다 도움이 되는 것은 아니다.

Patten과 동료들(2008)은 다른 사람의 금연을 돕는 지지자 역할을 자원한 사람들에게 적용한 전화기반중재의 효과를 확인하는 연구를 시행하였다. 이 연구는 건강행동변화를 위한 사회인지모형에 기반을 두었으며, MI를 적용했다는 구체적인 언급은 없었다. 이 연구의 목적은 지지자 역할을 원하는 사람들에게 제공한 전화상담중재가 그들 자신의 행동변화를 위한 동기를 향상시키는지, 그리고 자기효능감을 증가시키는지 확인하는 것이었다. 이 전화상담중재에서는 긍정적인 강화를 중요한 요소로 활용하였다. 전화상담은 총 6회기였으며 인쇄물 자료를 추가로 제공하였다. 10명의 지원자와 메이요클리닉(Mayo clinic) 금연센터 직원 4명이 이 연구의 대상자였는데, 이들은 모두 동일한 시간의 훈련을 받았다. 이 연구결과는 무작위임상연구에 사용할 치료 프로토콜(protocol)을 수정하기 위해서 필요한 정보로 활용되었다.

전화상담중재는 실무환경에서 활용도가 더 높아지고 있다. 이 방법은 집 밖으로 나오기 어려운 장애인이나 고령자에게 적용할 수 있다. 많은 수의 사람에게 적용하기 쉽기도 하지만, 모든 대상자에게 최상의 치료형태는 아닐 것이다. MI의 기술은 면대면 상담에서뿐만 아니라 전화상에서도 효과적일 수 있다. 상담자와 직접 얼굴을 마주하지 않을 때 더 편안함을 느끼는 대상자에게는 더 큰 도움이 될 수 있다. MI 전화상담 중재를 실무에 적용하기 위해서는 이와 관련된 더 많은 연구가 요구된다.

### 웹기반 중재

기술의 진보에도 불구하고, 우리가 간호사이자 건강관리제공자로서 어떻게 컴퓨터를 이용하여 MI를 적용할 수 있을지에 대해서 상상하기가 어렵다. Finfgeld–Connett와 Madsen(2008)는 미주리(Missouri) 주에서 여성을 위한 알코올치료 형태를 연구하였는데, 연구에 참여할 대상자를 각각 표준치료 집단과 웹기반 치료 집단에 무작위로 할당하였다. 그들은 MI를 포함한 다양한 이론과 모델에 기초하여 치료계획을 개발하였다. 웹기반 치료그룹에는 게시판 기능과 채팅기능에 더하여 정보활용이 가능하도록 하였다. 표준치료집단은 인쇄물로 정보를 받도록 하였고, 문의사항이 있으면 연구자와 접촉이 가능하도록 하였으나 다른 참여자와는 상호작용을 할 수 없도록 하였다. 연구결과 이 웹기반 중재는 전통적인 치료방법과 동일한 효과가 있었다. 이 치료형태는 비용효율적인 방법으로 다수의 사람들에게 적용할 수 있는 가능성이 있다(Finfgeld-Connett & Madsen, 2008).

Rash(2008b)는 역할연기를 활용하여 단기중재를 연습할 수 있는 온라인 대화방을 개설하여 학생들을 참여시키는 연구를 시행하였다. 학생들은 MI 기술을 시도하는 것을 좋아하였다. 또한 학생들은 MI 기술에 통달하거나 능숙해지기 위해서는 연습이 필요하다고 보고하였다. 학생들은 MI가 지닌 다양한 장점을 알게 되었는데, 여기에는 행동변화를 이끌어 내고 환자의 저항을 감소시킬 수 있는 가능성이 포함되었다. 온라인 채팅은 인쇄물이 단독으로 제공되었을 때보다 우수한 효과가 있었다. MI를 사용하여 온라인에서 상호작용할 수 있는 간호사의 능력은, 환자가 자기효능감과 행동변화를 동기화하도록 도울 수 있는 또 다른 영역을 제공한다(Rash, 2008b).

## 요약

많은 연구를 통해 MI는 근거기반의 실무로 자리매김하였다. 이 장에서 고찰한 연구들은 행동변화를 증진시키는 MI의 효과를 입증하는 연구의 일부분에 지나지 않는다. 다른 모든 치료방법과 마찬가지로, MI 역시 계속되는 연구를 통해 실무에서 유용한 기술을 지속적으로 발달시키고 그 효과를 강화시킬 수 있다. MI가 건강관리 영역에서 얼마나 효과적으로 적용될 수 있는지를 간략하게 고찰한 몇 개의 메타분석이 발표되었다. MI에 관한 기념비적인 연구는 다른 연구를 이와 비교하거나 후속으로 수행할 연구를 결정할 때 기초가 된다. MITI나 MISC와 같은 평정도구는 상담자가 MI 기술과 능숙함을 갖추도록 강화시키는 연구를 수행하는 데 사용할 수 있다.

MI가 또한 다양한 세팅에서 활용할 수 있는 비용효과적인 도구라는 점에 대해 살펴보았다. MI를 적용해 본 학생과 상담자들은 환자와 친해지고, 환자의 행동변화와 자기효능감이 증진되는 데 있어 MI의 효과를 높이 평가하였다. 불확실한 미래를 향해 나아가는 이 시점에, 건강증진과 자가관리에 중점을 두어야 할 필요성은 점점 확대될 것이다. 우리는 간호의 목표를 달성하기 위한 여러 도구 가운데 하나인 MI로 준비함으로써 도전에 대비하고 자신감을 가지고 미래로 나아갈 수 있을 것이다.

## 참고문헌


Anton, R., O'Malley, S., Ciraulo, D., Cisler, R., Couper, D., Donovan, D., Gastfriend, D., Hosking, J., Johnson, B., Longabaugh, R., Mason, B., Mattson, M., Miller, W., Pettinati, H., Randall, C., Swift, R., Weiss, R., Williams, L., Zweban, A. (2006). Combined pharmacotherapise and behavioral interventions for alcohol dependence: The COMBINE study: A randomized controlled trial. *Journal of the American Medical Association, 295*(17), 2003-2017.

Borelli, B,, Novak, S., Hecht, J., Emmons, K., Papandonatos, G. & Abrams, D. (2005). Home health nurses as a new channel for smoking cessation treament: Outcomes from Project CARES (Community-Nurse Assisted Research and Education on Smoking). *Preventive Medicine, 41*, 815-821.

Breger, R., DeFransesco, C. & Elliot, D. (2005). Training coders to use the motivational interviewing treatment integrity coding system. *MINUET, 12*(2), 14-16.

Burke, B., Arkowitz, H. & Menchola, M. (2003). The efficacy of motivational interviewing: A meta-analysis of controlled clinical trials. *Journals of Consulitng and Clinical Psychology, 71*(5), 843-861.

Dale, J., Caramlau, I., Sturt, J. Friede, T. & Walker, R. (2009). Telephone peer-delivered intervention for diabetes motivation and support: The telecare exploratory RCT. *Patient Education and Counseling, 75*, 91-98.

Dunn, C., Deroo, L., & Rivara, F. P. (2001). The use of brief interventions adapted from motivational interviewing across behavioral domains: Asystematic review. *Addiction, 96*(12), 1725-1742.

Finfgeld-Connett, D. & Madsen, R. (2008). Web-based treatment of alcohol problems among rural women results of a randomized pilot investigation. *Journal of Psychosocial Nursing and Mental Health Services, 46*(9), 46-53.

Gaume, J., Gmel, G., Faouzi, M. & Deappen, J. (2009). Counselor skill influences outcomes of brief motivational interventions. *Journal of Substance Abuse Treatment, 37*(2), 151-159.

Hettema, J., Steel, J. & Miller, W. (2005). A meta-analysis of research on motivational interviewing treatment effectiveness (MARMITE). *Annual Review of Clinical Psychology, 1*, 91-111.

Miller, W. (2001). When is is motivational interviewing? *Addiction, 96*, 1770-1772.

Miller, W., Moyers, T., Ernst, D. & Amrhein, P. (2008). *Manual for the motivational interviewing skill code (MISC)* (version 2.1). Center on Alcoholism, substance Abuse, and Addictions: The University of New Mexico. Retreived January 8, 2008, from http://casaa.unm.edu/download/misc/pdf.

Miller, W. & Rollnick, S. (2002). *Motivational interviewing: Preparing people for change* (2nd ed.). New York: The Guilford Press.

Moyers, T., Martin, T., Manuel, J., Miller, W. & Ernst, D. (2007). *Revised global scales: Motivational interviewing treatment integrity 3.0 (MITI 3.0)*. Center on Alcoholism, Substance Abuse, and Addictins: The University of New Mexico. Retrieved January 8, 2008, from http://casaa.unm.edu/download/MITI3.pdf

Patten, C., Petersen, L., Brockman, T., Gerber, T., Offord, K., Ebbert, J., Hughes, C., Decker, P., Beddow, C., Pyan, K., Quigg, S. & Boness, J. (2008). Development of a telephone-based intervention for support persons to help smokers quit. *Psychology, Health & Medicine, 13*(1), 17-28.

Rash, E. (2008a). Clinician's perspectives on motivational interviewing-based brief interventions in college health. *Journal of American College Health, 57*(3), 379-380.

Rash, E. (2008b). Simulating health promotion in an online environment. *Journal of Nursing Education, 47*(11), 515-517.

Rollnick, S. (2001). Enthusiasm, quick fixes and premature controlled trials. *Addiction, 96*, 1769-1770.

Rubak, S., Sandbaek, A., Lauritzen, T. & Christensen, B. (2005). Motivational interviewing: A systemic review and meta-analysis. *British Journal of Genaeral Practice, 55*(513), 305-312.

Schwartz, R., Hamre, R., Dietz, W., Wasserman, R., Slora, E., Myers, E., Sullivan, S., Rockett, H., Thoma, K., Dumitru, G., Resnicow, K. (2007). Office-based motivational interviewing to prevent childhood obesity: A feasibility study. *Archives of Pediatric & Adolescent Medicine. 161*, 495-501.

Simmons, L., Baker, N., Schaefer, J., Miller, D. & Anders, S. (2009). Activation of patients for successful self-management. *Journal of Ambulatory Care Manegement, 32*(1), 16-23.

Suter, P., Hennessey, B. Harrison, G., Fagan, M., Norman, B. & Suter, W. (2008). Home-based chronic care: An expanded integrative model for home health professionals. *Home Healthcare Nurse, 26*(4), 222-228.

Whittemore, R., Melkus, G., Wagner, J., Dziura, J., Northrup, V. & Grey, M. (2009). Translating the diabetes prevention program to promary care: A pilot study. *Nursing Research, 58*(1), 2-12.

Wiegand, P. & Wertheimer, A. (2008). An economic evaluation of anticipated costs and savings of a behavior change intervention to enhance medication adherence. *Pharmacy Practice, 6*(2), 68-73.

Challenges in Motivational Interviewing

# 04

# 동기강화상담의 과제

## 학습목표

1 동기강화상담 과정에서 나타날 수 있는 함정을 3가지 이상 확인한다.

2 동기강화상담의 함정을 피하는 방법을 논의한다.

3 성공적인 동기강화상담을 위해 넘어서야 할 장벽을 3가지 이상 열거할 수 있다.

4 장벽을 만났을 때 헤쳐 나갈 수 있는 방법을 3가지 이상 서술할 수 있다.

5 중요성 척도의 적절한 사용법을 설명할 수 있다.

6 의사소통 기술의 예를 제시할 수 있다.

## 핵심용어

**결심공약척도** Commitment ruler
**교정반사** The righting reflex
**단순반영** Simple reflection
**변화대화** Change talk
**비난하기 함정** Blaming trap
**양면반영** Doubled-sided reflection
**열린 질문하기, 인정하기, 반영하기, 요약하기** OARS
**재구성** Reframing
**저항과 함께 구르기** Rolling with resistance
**전문가 함정** Expert trap
**조급하게 초점 맞추기 함정** Premature focus trap
**직면-부인 패턴 함정** Confrontation/denial trap
**진단명 붙이기 함정** Labeling trap
**초점이동** Shifting the focus
**확대반영** Amplified reflection

# MI의 함정

모든 과정이 그렇듯 동기강화상담(Motivational Interviewing, MI) 과정에서도 사람들이 쉽게 빠지고 헤어 나오지 못하는 함정이 있다. 동기화되어 있지 않은 환자와 상담하는 동안 발생할 수 있는 6가지 함정이 있는데, 여기서 우리는 이러한 함정에 대해 검토해 보고 이러한 함정들을 피하거나 빠져나오는 방법에 대해 논의해 볼 것이다(**그림 4-1**).

## 질문-대답 패턴 함정

질문은 원하는 답을 얻기 위해 필요한 것이다. 행동변화를 촉진하고자 할 때, 환자에 대한 정보를 알고 있으면 앞으로 나아갈 상호작용의 방향을 결정하는 데 도움이 된다. 간호사들은 흔히 환자들을 평가하기 위한 질문을 할 때 조급하게 서두르는 경향이 있다. 우리가 알고 싶어하는 특정한 정보가 따로 있는 것이다. MI에서는 환자가 그 답을 가장 잘 알고 있고, 그것을 말할 것인지 아닌지에 대해서도 환자가 결정해야 한다고 본다.

MI에는 환자는 이야기를 하고, 우리는 적절한 피드백을 제공하며 변화열망을 유발하는 데 도움이 될 만한 전략을 사용한다는 전제가 있다. 질문은 다양한 형식으로

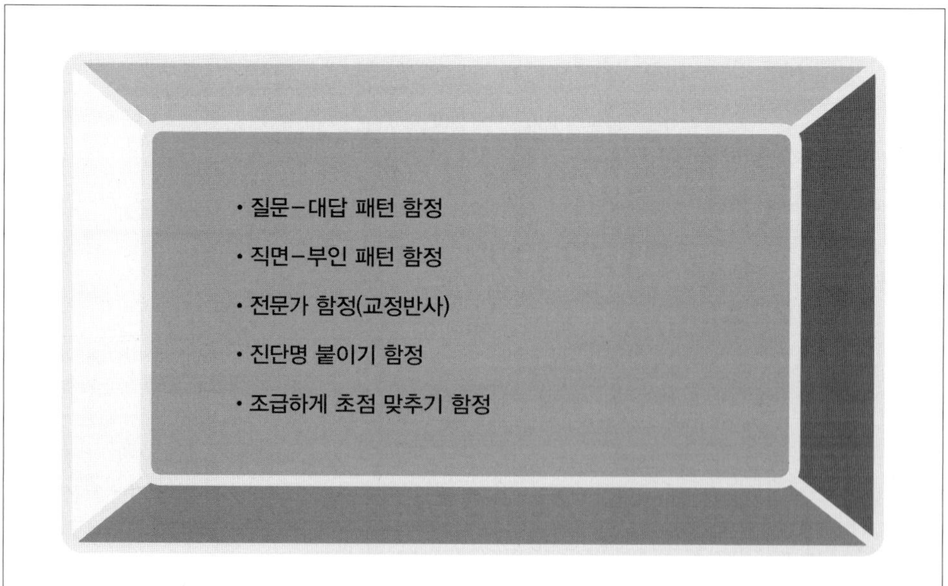


**그림 4-1** MI의 함정

이루어진다. 닫힌 질문에 대한 전형적인 응답은 '예/아니오'이다. 반면 열린 질문을 받은 환자는 자신의 응답을 확장해 나가고 정보를 추가하도록 격려받는다(Wagner, C. & Conners, W., 2003a). 이 두 가지 형식의 질문에 대한 예는 다음과 같다.

- **닫힌 질문:**
  - 처방받은 약물을 복용하고 있습니까?
  - 평상시 운동을 해 왔습니까?
  - 우리가 이야기하는 것에 대해 이해하고 있습니까?
  - 금연 워크숍에 참여할 생각이 있습니까?
- **열린 질문:**
  - 오늘은 제가 어떤 도움을 드릴 수 있을까요?
  - 식단을 계획할 때, 어떤 과정을 거치십니까?
  - 당신은 다음 단계를 어떻게 결정할 생각이십니까?
  - 혈당수치가 올라갈 때, 기분이 어떠신가요?
  - 당신에게 목표를 달성한다는 것은 어떤 의미가 있습니까?

한 가지 우려는 상담자가 질문을 하는 역할을 맡고 환자가 의무적으로 질문에 답변을 하는 상황이 생길 수 있다는 것이다. 그 결과로 환자가 수동적인 자세를 취하는 것은 MI의 가치에 반하는 일이다. 이런 방식의 의사소통은 문제탐색을 방해한다. 궁극적인 목적은 환자가 자기탐색과 발견의 과정을 말로 표현하도록 하는 것이다. 적절한 의사소통 기술을 통해, 환자들은 현 상황과 목표하는 바 그리고 그것을 달성하는 방법에 대한 평가를 편안하고 개방적인 자세로 할 수 있는 것이다. 대화의 분위기를 정할 때 환자가 변화를 위한 여정에 우리가 동참하는 것을 허락해 주었다는 사실을 기억하는 것이 중요하다. 환자들이 질문을 받은 후 다시 질문을 받으면, 그들은 두 질문에 모두 답해야 할 것 같은 의무감을 느낄 것이다. 이렇게 상담자와 상호작용하고 있다는 느낌을 받지 못하게 되면, 환자들은 문제를 자기 스스로 탐색하기를 꺼릴 것이다(Wagner, C. & Conners, W., 2003b; Levensky, Forcehimes, O'Donohue & Beitz, 2007).

이 함정을 피하는 한 가지 방법은 열린 질문을 더 많이 사용하는 것이다(Wagner, C. & Conners, W., 2003a). 이는 환자가 특별한 도전에 대처하고 있는 한 인간으로서 더 큰 통찰력을 얻을 수 있도록 도와줄 수 있다. 그러나 반복적인 열린 질문은 환자와 상담자 간 상호작용을 방해할 가능성도 있다. 그러므로 "반영을 하기 전, 필요하다면 두 개까지만 연속질문을 하고 세 개의 연속된 질문을 하지 말 것"을 제안한다(Levensky et al., 2007, p.57). 반영은 상담자가 환자의 말을 경청하고 가치 있게 생각하고 있음을 나타내는 것으로, 효과적인 상호작용을 촉진한다.

## 직면-부인 패턴 함정

직면-부인 패턴 함정은 상담자가 환자를 변화시키기 위해 사례를 제시하거나 환자의 현재 생활방식을 바꾸어야 하는 이유를 말할 때 발생한다. 환자는 이에 대응하여 변화가 불필요하다던가 현 상태를 유지하는 것이 오히려 이득일 수도 있다는 주장을 하게 된다. 이로써 변화라는 주제를 두고 상담자와 환자 간 논쟁이 시작되며, 환자는 현재 상태를 유지하고자 하는 태도를 더욱 굳건히 하게 된다(Wagner, C. & Conners, W., 2003b; Levensky et al., 2007). 좌절감이 환자와 상담자 모두에게 생겨나고, 치료적인 만남의 기회는 급격히 감소한다. 상담자는 무엇을 해야 하고 또 하지 말아야 할 것인지에 대해 선입견을 가지거나 미리 결정해 놓지 않도록 해야 한다. 사실 전문가는 상담자가 아니라 환자이다. 직면-부인 패턴은 상담자가 전문가이며 우위하는 태도로 행동한 것에서 비롯된다. 또한 이 함정은 환자와 상담자가 서로를 반대하는 '편 나누기' 함정으로도 알려져 있다(Miller & Rollnick, 2002).

물론 상담자는 건강관리를 위해 환자가 해야 할 행동과 하지 말아야 할 행동이 무엇인지, 또는 생활방식을 어떻게 변화시키는 것이 더 유익한지에 대해서 알고 말할 수 있는 능력이 있을 것이다. 문제는 상담자가 한 가지 영역-환자-에 대해서는 경험이 부족하다는 점이다. 우리가 환자의 삶을 대신 살 수는 없는 것이고, 환자들이 살아가는 삶을 경험해 볼 수도 없다. 그 조언을 실행하기가 비현실적일 때, 환자들이 우리의 조언을 쉽게 받아들이거나 자신의 삶에 통합하기를 기대해서는 안 된다. 환자들은 자신이 할 수 있고 없는 것이 무엇인지에 관해서는 가장 전문가이다. 때로 환자들은 해야 할 행동이 무엇인지는 알고 있으면서도 양가감정에 빠질 수 있다. 이럴 때 환자는 변화를 위해 필요한 행동이 무엇인지에 대해서는 들을 필요가 없지만, 자신의 양가감정을 탐색하는 데 있어서는 도움이 필요하다. 이러한 경우에 상담자는 MI를 통해 환자가 양가감정을 느끼고 있는 상태에서 변화의 상태로 이행해 가는 것을 돕는 중요한 역할을 한다.

이것은 가장 피해가기 어려운 함정 중 하나이다. 우리는 사람들을 돕기를 원하고, 그들의 건강을 증진시킬 수 있는 방법을 배워서 알고 있다고 믿는다. 기억해야 할 것은 요청하지 않은 조언이 때로는 환영받지 못한다는 사실이다. 시기적절한 직면은 환자가 행동을 취할 준비가 되어 있는 바로 그때 이루어진다(Zerler, 2005). 만약 사람들이 문제를 인식하지 못하거나 주어지는 대안이 그들의 현재 삶 또는 희망하는 삶에서 실현가능성이 없다면, 삶의 방식 변화를 위한 조언은 수용되기 어렵다. 우리는 환자에 맞서는 것이 아니라 환자의 입장을 이해하고 함께해야 하는 전문가들임을 잊지 말아야 할 것이다. MI 기술은 상담자가 이 함정을 피하는 데 도움이 될 수 있다.

## 전문가 함정

전문가 함정은 상담자가 환자들의 필요와 욕구 또는 양가감정에 관한 정보 없이 환자들에게 조언을 제공하는 것이다(Levensky et al., 2007). 이는 상담자가 환자와 정보를 공유하거나 조언을 할 수 없다고 말하는 것이 아니다. MI에서 상담자는 정보공유에 대해 환자에게 허락을 받아야 한다. 상담과정 동안 환자가 전문가로부터 실질적이고 필요한 정보를 얻을 수 있다는 점에는 동의한다. 그러나 불행하게도 환자가 정보를 받아들일 만한 준비가 되어 있지 않다면 좋은 조언과 제안도 따르지 않을 수 있으며, 저항 또는 양가감정이 나타날 수 있다. 정보를 공유하기에 최적의 시기는 환자가 동기화되어 있거나 변화를 위해 나아갈 준비가 되어 있는 때이다.

이 함정의 문제 중 하나는 상담자가 전문가 혹은 지식을 지닌 사람으로 간주되므로 환자가 정보를 수동적인 자세로 받아들이게 될 수 있다는 점이다(Wagner, C. & Conners, W., 2003b). 이것은 환자의 목표를 상담자와 환자가 함께 탐색하고 발견해 나가는 데 방해가 된다. 우리는 환자가 자신의 개인적 이야기, 목표 그리고 장애물을 탐구하도록 도와줌으로써 이 상황을 개선할 수 있다. 일단 환자가 변화를 위한 열망을 가지고 있다면, 상담자는 환자의 변화과정에 도움이 되는 것에 대해서도 함께 이야기해 보자고 요청할 수 있다. 허락을 요청한다는 것은 상담자가 환자를 존중하고 그의 영역을 인정해 주고 있음을 보여 주는 것이다. 만약 그들이 거절하는 경우라면, 상담자는 그냥 넘어가면 된다. 환자가 허락할 경우, 상담자는 환자가 자신감을 고취시키도록 도와주고 환자는 자기 내면 가장 깊은 곳에 존재하고 있는 생각과 감정을 상담자와 함께 편안한 마음으로 탐색해 나갈 수 있다. 사실 이러한 존중하는 관계야말로 MI의 모든 것이다.

이 함정의 또 다른 이름은 '교정반사'다(Miller & Rollnick, 2002). 다른 이들을 돕는 직업을 가지고 있는 우리는 그들의 삶을 개선하고 올바르게 만들기 위해 노력한다. 보살피는 것이 우리의 자연스런 본성인 것이다. 잘못이나 문제를 바로잡지 않고 참는 것은 큰 어려움일 수 있다.

우리는 환자가 정답 혹은 해결책을 찾는 최선의 방법을 가장 잘 알고 있을지도 모른다는 점을 인정해야 한다. 우리는 환자가 그들의 길에서 벗어나 있을 때, 바로 그 지점에서 그를 바른 길로 안내하는 도움을 주어야 한다. 또는 자신을 탐색하고 발견해 나가고 있는 환자 곁에 그냥 서 있는 것도 좋은 일이라는 것을 받아들여야 한다.

## 진단명 붙이기 함정

사람들은 자신들이 누구인가를 설명하는 진단명을 너무 빈번하게 받는다. 많은 환자들은 진단(예, 알코올중독)을 받을 때 저항을 한다. MI에서는 진단명을 덜 중요시하는 경향이 있는데, 진단명은 종종 사람들이 피하기를 원하는 낙인을 찍을 수 있기 때문이다(Wagner & Conners, 2003b). 행동변화를 향해 나아가는 사람들을 돕기 위해 특별한 진단을 내릴 필요는 없다. 사실 누군가에게 진단명을 붙임으로써 상담자는 저항과 변화과정의 방해를 일으킬 수 있다. 진단명을 적용할 수 있는 상황이 었지만, 우리는 환자가 자신의 문제나 진단에 대해 어떤 감정을 갖는지에 대해서는 결코 알 수 없다. 상담회기에는 진단명을 붙이는 것의 위험성에 대해 항상 주의해야 한다.

## 조급하게 초점 맞추기 함정

조급하게 초점 맞추기 함정은 환자가 논의하고 싶어하는 것이 무엇인지 듣지 않고 상담자가 먼저 특정 주제에 초점을 맞출 때 발생한다. 상담자가 환자를 대신해서 초점을 결정하는 것이다(Levensky et al., 2007). 이런 경우에는 환자와 상담자가 함께하는 것이 아니라 서로 반대편에 서게 된다. MI는 이 함정을 피하는 방법으로 열린 질문과 반영을 사용하기를 권한다. 이 방법은 상호작용의 전 과정을 통해 상담자가 자기탐색과 자기결정을 할 수 있게 도와주기 때문이다.

조급하게 초점 맞추기는 대화의 초기단계에도 발생할 수 있다. 상담자는 대화의 초점이 한 영역에만 집중되어야 한다고 생각할 수 있다. 이 함정은 환자가 특정한 문제 영역에 대해 이야기할 때, 즉 대화의 후반부에 발생할 수도 있다. 환자가 준비되어 있지 않은데도 상담자가 변화 실행하기에 초점을 두기 시작하면, 상담자는 이 함정에 빠지게 된다. 나중에 변화대화를 나타내는 몇 가지 용어 또는 문장, 변화준비도에 대해 논의할 것이다(이 장의 '변화대화' 절을 보라).

## 비난하기 함정

누구나 삶에서 겪는 불행에 대해 어떤 대상이나 사람을 비난하고자 하는 욕구가 있다. 환자는 자신의 상황 또는 진단에 대해 누군가를 비난하려는 경향을 나타내 보일 수 있다(Wagner & Conners, 2003b). 이에 대한 반응으로 상담자는 환자가 처한 상황이 환자 본인의 책임이라는 점을 암시하기도 하는데 이는 저항을 불러일으키고, 상담이 원활하게 이루어지지 못하게 된다. MI는 책임을 추궁하지 않는다는 방침을 채택하고 있다(Miller & Rollnick, 2002). 상담의 초점은 환자가 어떻게 문제에 대응하는지 그리고 상황을 개선하기 위해 할 수 있는 것이 무엇인지에 맞추어져야 한다.

비록 환자에게 책임이 있음을 은근히 지적하지 않는다고 하더라도 비난하기와 관련된 대화를 지속하게 되면 치료적이지 않은 상담이 초래될 수 있다. 이것은 피해야 할 막다른 길이다. 이 함정을 해결하는 최선의 방법은 환자들이 주어진 상황에 대해 어떻게 느끼고 대처하는지, 혹은 이를 어떻게 바꿀 수 있는지에 대해 생각하고 있는 바를 이야기하도록 하는 것이다. 환자가 자신의 필요에 대해 상담자가 진심으로 걱정하고 관심을 보인다고 믿을 때 상담은 긍정적으로 진행될 수 있다(Rollnick, Mason & Butler, 1999).

## 함정을 피하는 방법

몇몇 함정은 보기보다 피해 가기 쉬운 것 같기도 하다. 그러기 위해서 상담자는 강한 자기인식 능력을 가지고 있어야 한다. 대화하는 동안 우리는 쉽게 이러한 함정에 빠질 수 있다. 침묵을 MI의 한 방법으로 사용하기는 쉽지 않다. 침묵의 시간은 대화의 방향이 어떻게 흘러왔는지 그리고 그 과정에 우리가 어떻게 기여했는지 반추해 볼 수 있는 좋은 기회이다(Rollnick, Miller & Butler, 2008). 이것은 상담의 초점을 강요했거나, 너무 많은 질문을 했거나, 대화를 통제해 가는 전문가 역할을 드러낸 상황이 있었는지 되돌아보는 시간이 될 수 있다. 또한 침묵은 환자도 자신의 모습을 반영해 보고 다음 단계로 나아가게 도와준다. 이는 환자들이 초점을 맞추는 데 도움이 된다. 환자가 자신이 나아가고자 하는 방향을 상담자와 공유할 수 있게 되면 상담자는 초점을 다시 맞추고 상담을 이어나갈 수 있다. 대화 사이 침묵의 공간을 채우기 원하는 인간의 본성 때문에, 어떤 이들에게는 이러한 과정이 강한 자기통제를 요구하기도 한다.

환자의 행동을 인식할 수 있는 능력 또한 함정을 피하는 데 도움이 된다. 환자가 방어적인 태도를 취할 때, 이것은 상담자가 환자 자신이 피하기를 원했던 것을 말하거나 전달했다는 단서가 된다. 어쩌면 환자는 자신이 약을 복용하지 않는 이유에 대해서 이야기하고 싶어하지 않을 수 있다. 이럴 때 상담자가 약에 관해 질문을 하면 환자는 방어적인 태도를 보일 수 있다. 환자가 주제를 피하는 경우도 있는 것이다. 상담의 주제는 상담자가 결정하는 것이 아니라 환자와 상담자가 함께 결정해야 한다. 환자의 진술, 얼굴표정, 어조, 신체언어에 세심한 주의를 기울이는 것은 언제 재평가가 필요한지를 확인하는 데 도움이 된다.

## 효과적인 MI를 어렵게 하는 장벽

효과적인 MI를 막는 6가지 장벽이 있다. 저항은 환자가 자신과 상담자 사이에 벽을 쌓을 때 발생한다. 저항하고 있는 동안에 환자는 더 이상 나아가기를 원하지 않는다. 또 다른 장벽은 양가감정이다. 그런데 환자의 양가감정은 충분히 예측가능하며, MI의 근거가 된다. 환자가 저항을 보이는 상태에서 그가 지닌 양가감정의 핵심을 파악하기는 어려운 일이다. 변화대화가 무엇인지 확인하는 것 또한 어려운 일이 될 수 있다. 환자가 행동변화로 나아갈 준비가 되어 있는 바로 그 순간을 정확히 찾아내기란 쉽지 않다. 상담자의 양가감정과 개인적 가치관도 장벽이 될 수 있다. 환자가 전심전력하지 않는 것도 극복하기 어려운 또 다른 장벽이다. 상담자가 더 이상 효과적인 치료적 의사소통 기술을 사용할 수 없을 때, MI는 성공하기 어려워지고 행동변화 역시 일어나지 않을 것이다.

### 저항

사람들이 저항을 하는 이유는 많은데 두려움, 분노, 혼돈, 이해 또는 자기효능감의 부족이 그것이다. 저항의 이유가 무엇이든 간에, 상담자는 환자가 나타내는 저항의 신호를 잘 알아보고 적절히 대처해야 할 필요가 있다(Miller & Rollnick, 2002). 저항의 신호에는 다음과 같은 것이 있다.

- 대화에 참여하지 않음
- 회피
- 논쟁
- 끼어듦
- 부인
- 주제를 자주 바꿈
- 중요하지 않은 문제에 초점을 둠

일단 저항이 있음을 알게 되면, 상담자는 대화의 방향을 변화시켜야 한다. 상담자는 '저항과 함께 구르기'를 배워야만 한다. 사실 올바른 방법으로 접근한다면 저항은 긍정적인 방향으로 흘러갈 힘이 될 수 있다. 환자가 자신의 저항을 탐색해 볼 수 있도록 허용하라. 상담자는 이를 대화의 전환점으로 사용할 수 있다. 예를 들어 거식증 상태에 있는 환자가 이 질병의 해로움을 인식하지 못하는 경우, 상담자는 이를 이용해 병에 대한 정보를 제공해 줄 수도 있다. 저항과 함께 구르기 위해 상담자는 일단 환자의 현재 상태를 받아들여야 한다. 환자로 하여금 이것이 왜 자신에게 해롭지 않은지 생각해 보게 하거나 혹은 어떤 점에서 이득인지 탐색해 보도록 상담자가 돕는다면, 환자는 상담자가 자신에게 공감을 표현하고 있다고 느낄 수 있다. 이런 과정은 MI의 가장 중요한 기초이다. "환자가 자기 문제에 대한 해결책의 주요한 원천이 되어야 하며, 상담자는 새로운 관점을 강요하는 것이 아니라 그러한 관점으로 환자를 초청하는 것이어야 한다"(Levensky et al., 2007, p. 53).

## 양가감정

양가감정은 두 가지 모순되는 관점이 존재하는 것을 의미한다. 이것은 환자의 현재 상태와 되고 싶은 상태 사이에서의 갈등이다. 환자는 변화와 현상 유지의 긍정적·부정적인 측면을 모두 본다. 비록 그들이 특정 행동의 유익한 면이나 해로운 면을 충분히 알게 되더라도, 방향을 한쪽으로 결정하고 나아가는 것은 쉬운 일이 아니다. Miller와 Rollnick(2002)에 따르면, 양가삼성은 마치 갈등상황에서 각 측면의 이득과 손실을 양팔저울에 올려놓고 측정하는 상태와 같다. 어떤 이들은 자신의 양가감정을 인식하기도 하지만, 모두가 그런 것은 아니다. 이러한 환자를 만날 경우 상담자의 역할은 더 어려워진다.

상담자의 역할은 환자로부터 자신의 양가감정을 명확하게 진술한 정보를 끌어내는 것이다(Rollnick et al., 2008). 상담자는 MI 기술을 사용해 환자가 갈등하고 교착상태에 빠져 있는 이유에 관해 열린 대화를 나눌 수 있다. 적절한 상담기술의 사용을 통해 환자 내면의 갈등에 대한 논의를 활발히 진행할 수 있다.

섭식장애로 인해 너무 많아진 자신의 운동량을 평가하고 있는 환자를 생각해보라. 그녀는 운동이 건강에 도움이 되고 운동할 때 기분이 좋아지기 때문에 운동을 포기하고 싶어하지 않는다. 동시에 계속 운동만 하는 것이 가족과의 관계를 방해한다는 것 또한 인지하고 있다. 그녀는 양가감정 상태에 있다. 만약 상담자가 그녀가 운동이 야기하는 손실에 초점을 맞추도록 한다면, 이것은 조급하게 초점 맞추기 함정으로 적절치 않다. 환자는 적절한 열린 질문과 반영적 경청을 통해 변화 상태로 이동할 수 있을 것이다. 우리의 목적은 환자가 저항과 양가감정의 단계에서 변화의 단계로 나아가는 여정을 돕는 것이다.

상담자인 우리 또한 양가감정을 가질 수 있다. 이때는 개인적인 갈등을 제쳐 두고 치료적인 분위기를 만들어 가야 하는 때이다. 우리의 양가감정이 명백하게 드러나는 경우 이것이 환자와 우리 사이에 장벽을 만들 수 있다. 객관적인 관점을 유지하고 비판단적인 상호작용을 하는 것은 양가감정 상태에서 변화를 위한 결심공약의 상태로 진전해가는 데 있어 중요하다.

## 변화대화

변화대화를 인식하는 능력은 필수적인 것이다. 환자가 항상 변화할 준비가 되어 있는 것은 아니므로 변화의 기회를 놓치지 않는 것이 중요하다. Rollnick 등(1999)은 6가지 변화대화 유형을 제시하였는데, 열망(desire), 능력(ability), 변화의 이유(reason), 필요(need), 결심공약(commitment) 그리고 단계적으로 실행하기(taking steps)가 그것이다. 약자 DARN은 처음 4가지 유형을 나타내며, 이후 결심공약이 추가되어 DARN-C가 되었다. '실행하기(taking steps)'가 추가되었음에도 불구하고 이 약자는 여전히 사용되고 있다(Rollnick et al., 1999).

### 변화열망

이러한 변화대화는 변화에 대한 열망을 반영한다. 이것은 환자가 현재 상태를 더 이상 편안해하지 않을 때 나타난다. 환자들은 미묘하게 개선을 원한다는 신호를 보낼 수 있다. "제 혈압이 낮아졌으면 좋겠어요"라는 진술은 환자가 혈압상태를 개선하는 방법에 대해 상담자와 대화를 나누고 싶어한다는 사실을 나타낸다. 이는 혈압을 낮추는 변화를 위해 환자가 무엇을 해야 할지를 질문해 볼 수 있는 완벽한 기회가 될 수 있다. 만약 환자가 자신이 무엇을 해야 하는지 확신하지 못한다면, 상담자는 환자의 목표를 달성하는 과정에 도움이 될 수 있는 정보에 대해 함께 이야기 나누는 것에 대해 허락해 달라는 요청을 할 수 있다. 변화의 열망을 나타낼 때 환자들이 흔히 하는 말은 다음과 같다(Rollnick et al., 2008).

- 나는 ~을 원합니다.
- 나는 ~을 하고 싶습니다.
- 나는 ~을 바랍니다.

### 변화능력

능력은 환자가 무언가를 성취할 수 있다고 느끼는 것이다. "저는 ~할 수 있습니다", "저는 ~할 수 있다고 생각합니다", "저는 ~할 수 있을 것입니다"라는 형태의 진술문이 대화 속에서 나타난다면, 환자는 변화능력에 관한 변화대화를 하고 있는 것이다(Rollinick et al., 2008). 다음 예제를 보라.

:: **환자** "제 건강상태를 전반적으로 개선하기 위해 할 수 있는 것이 무엇인지 생각해 보았습니다."

:: **간호사** "건강상태 개선을 위해 무엇을 할 수 있는지 생각하셨군요."

:: **환자** "네, 제가 어떤 걸 먹는지 살펴보는 것부터 시작할 수 있을 것 같아요. 저는 간식을 많이 먹고 외식도 좋아합니다. 이제부터는 한 달에 한 번만 외식을 할 생각입니다."

이 환자는 결심공약을 할 준비가 되어 있다. 상담자의 역할은 환자가 결심공약을 할 수 있도록 차분하게 안내하는 것이다. 안내하는 방법은 이 책 전체에 걸쳐 제시되어 있다.

### 변화이유

이유는 "변화를 위한 특별한 논거"이다(Rollnick et al., 2008). 이러한 경우에 단서를 제공해 줄 만한 특정한 단어 혹은 문장은 존재하지 않는다. 이 변화대화가 시작되었는지를 알아보려면 적극적 경청이 필수적이다. 환자는 왜 변화가 좋은지에 대해 당신에게 이야기할 것이다. 다음의 대화에서 이러한 상황이 어떻게 나타나는지 볼 수 있다.

1. **간호사:** "요약하면, 우리는 간 이식의 가능성에 대해 이야기했는데요, 그것이 환자분과 가족들에게 어떤 의미를 갖는지, 그리고 그에 대한 환자분의 감정이 환자분에게 어떤 영향을 미쳤는지에 대해서죠."

   **환자:** "맞습니다. 제가 술을 완전히 끊으면 더 이상 간이 손상되는 것을 막을 수 있고, 누군가에게 간을 이식받을 수도 있을 겁니다."
   (이 예에서 환자는 음주를 중단하는 이유를 말하고 있다)

2. **환자:** "저는 보다 편안한 삶을 바라고 있어요. 지난 20년 동안 여러 파트너들과 성관계를 가졌지만, 더 이상 이러한 위험을 감수하고 싶지 않습니다. 더 이상 이용당하고 있다고 느끼고 싶지 않아요."

   **간호사:** "당신은 그보다 더 나은 대우를 받을 가치가 있어요."

   **환자:** "저도 그렇게 생각합니다. 제 삶에는 진정한 변화가 필요하고, 저는 준비가 되어 있습니다."
   (이 환자는 자신의 가치를 증진시키고 위험한 생활방식을 바꾸기를 원한다)

3. **간호사:** "이전에 환자분은 해야 할 일이 무엇인지 알고 있다고 말하셨습니다. 지금은 희망하는 상태에 도달하기 위해서는 몇 가지 해결해야 할 문제가 있고 이

런 문제에 직면할 수 있을지 확신할 수 없다고 인정하고 계시네요."

**환자:** "맞습니다. 저는 실패를 두려워하고 변화도 두려워합니다. 그렇지만 제가 노력하지 않는다면 목표에 도달할 수 없다는 것을 알고 있습니다. 적어도 신체적으로라도 더 건강해졌다고 느끼고 싶고, 이것이 지금 제가 알고 있는 유일한 방법입니다."

(목표달성의 어려움을 인정하면서도, 여전히 변화이유를 명확하게 말하고 있다.)

변화는 결코 쉽지 않지만, 변화가 꼭 필요할 때는, 그러한 변화가 왜 일어나야 하는지에 대한 이유도 항상 존재한다.

### 변화필요성

변화대화는 환자가 변화해야 한다고 생각할 때 나타나는 것이다. 이때 변화를 위한 열망이 항상 존재하는 것은 아니지만, 다른 선택이 없고 변화가 반드시 필요하다고 느끼는 것일 수도 있다. 이러한 변화대화라고 인정할 수 있는 유형으로는, "~이 필요합니다", "~해야 합니다", "~해야만 합니다", "반드시 ~해야 합니다"가 있다(Rollnick et al., 2008). 다음의 예가 필요를 나타내는 진술문이다.

- "저는 휴식이 필요해요. 편안히 쉬면서 무언가에 몰두할 수 있는 자유 시간을 갖고 싶습니다. 나를 위해 시간을 쓸 수 있는 방법이 있을 거예요."
- "저는 정말 전문의와 약속을 잡아야 합니다."
- "저는 과거 때문에 더 이상 스트레스 받고 싶지 않구요, 미래를 위해 새로운 삶을 시작하고 싶습니다."
- "가족들과 얘기해서 지금 제가 어떤 상황인지 이해할 수 있게 해야 합니다."
- "저는 정말로 제 기분을 한결 나아지게 하는 그 약을 매일 복용하기 위해 반드시 노력할 것입니다."
- "저는 삶을 바로잡아야만 합니다. 많은 시간을 술에 취해 몽롱한 상태로 보냈습니다."

환자가 무엇인가 필요하다고 생각하는 바로 그 순간 명확히 드러나는 이러한 진술문은 개입이 필요함을 나타내는 것이다.

### 결심공약

결심공약도 변화대화의 한 유형이다. 이는 변화의 장단점에 대해 논의하는 수준을 넘어선 환자에게서 나타난다. 환자가 이미 변화를 위한 준비를 하고 온 경우 실행단계로의 이행이 부드럽고 간단하게 이루어지기도 한다. 결심공약은 다양한 형태로 표현할 수 있다. 명백한 표현으로는 "저는~할 것입니다"가 있고, 명백하지 않은 표현으로는 "저는 ~하기로 약속합니다", "저는 ~할 준비를 할 것입니다", "저는 ~할 의도가 있습니다", "~을 고려해 보겠습니다", "저는 ~하기를 희망합니다" 혹은 "저는 ~하기 위해 노력할 것입니다"가 있다(Rollnick et al., 2008).

모든 환자에게서 강한 결심공약이 나타나는 것은 아니다. 최저 수준의 결심공약을 보이는 환자를 격려해서 낮은 수준에서 높은 수준으로 올라서는 것을 돕는 것이 중요하다. 변화를 향해 가는 누군가를 돕는 기회의 창문은 항상 열려 있어야 한다.

### 변화 실행하기

상담의 첫 회기에서 이미 당신은 환자로부터 목표 달성을 위해 어떤 행동을 취했다는 말을 들을 수 있다. Rollnick 등(2008)은 이후의 회기에서 이러한 유형의 변화대화를 더 많이 들을 것이라고 말한 바 있다. 비록 환자가 이미 변화의 가운데에 있다고 하더라도, 이러한 진술은 중요하다. 상담자는 환자가 스스로 성취한 부분에 대해 칭찬할 수 있는 기회를 얻은 것이다. 변화 실행하기가 쉽지 않다는 것을 인정할 때, 상담자는 환자가 이제껏 했던 노력을 재강화하고 환자가 계속해서 변화하도록 격려할 수 있다. 다음의 문장은 환자가 어떠한 행동을 실행했음을 나타내고 있다.

- "저는 ~을(를) 노력하였습니다."
- "저는 ~을(를) 시도하였습니다."
- "저는 ~을(를) 위해 노력하였습니다."
- "저는 ~을(를) 해 왔습니다."
- "저는 ~을(를) 수행하였습니다."

환자는 다른 많은 방법으로 변화의 과정을 표현할 수 있다. 변화에는 장애물이 있기 마련이기 때문에, 상담자는 환자가 변화를 유지할 수 있도록 또는 더 큰 목표에 도달하기 위해 나아갈 수 있도록 도와야 한다. 이 과정은 변화주기의 한 부분이다. 상담자는 곧 일어날 또는 이미 일어난 변화를 나타내는 이러한 변화진술문에 대해 알고 주의를 기울여야 한다.

## 개인적 가치

상담자의 개인적 가치와 환자의 개인적 가치가 충돌할 수 있다. 이는 상담자가 비판단적인 태도를 유지하려고 노력하는 데 장벽이 될 수 있다. Miller(2004)는 몰가치적

(value-free) 치료라는 것은 없다고 보았다. 환자와 상호작용할 때, 우리는 어떤 방향으로 나아가야 할지, 어떤 시기에 어떤 말을 해야 할지 결정해야 하는데, 이 모든 것은 개인적인 가치에 영향을 받는다는 것이다(Miller, 2004). 환자와 상담자 두 사람 모두 상담에 영향을 미칠 수 있는 개인적 특성이 있다. Botelho(2004)에 따르면, 다음과 같은 환자 및 상담자 요소가 상담결과에 영향을 준다.

- 추정(assumptions)
- 태도(attitudes)
- 가치(values)
- 역할(roles)
- 신념(beliefs)
- 문화(culture)

Miller와 Botelho는 개인적 가치를 떠나 환자와 상호작용하는 것은 불가능하다는 것을 깨달았다. 우리는 모든 상호작용을 통해, 우리 자신이 누구인지를 보여준다. 자기인식은 필수적이지만, 상담자가 강한 자기인식을 가지고 있다 하더라도 자신의 가치관이 상담과정을 방해하지 않고 오히려 도움을 줄 수 있도록 만들어 나가는 기술이 없으면 안 된다.

환자에게 상담자의 가치를 강요하는 것은 윤리적으로도 문제이다. Stephen Rollnick과 Miller(2004)는 이 문제에 대한 답을 제시하였는데, 특별히 이러한 윤리적 문제는 5가지 상황에서 확대된다고 보았다. (1) 상담자가 생각하는 '바람직한' 결과가 있다. (2) 환자와 상담자의 열망이 다르다. (3) 상담자가 특정한 결과에 투자한다. (4) 상담자의 개인적 투자가 환자의 최선의 이익과 충돌한다. (5) 상담자가 환자의 변화에 영향을 주기 위해 강압적인 힘을 행사한다(Miller, 2004, p.19).

대부분의 경우 상담자는 환자와의 대화주제에 대해서 개인적인 견해를 갖고 있을 것이다. 그러면서 흔히 우리는 정해진 시간을 초과해 환자들에게 정서적인 투자를 하고, 점점 환자들에게 무엇이 최선인지를 알고 있다고 믿기 시작한다. 그러나 우리의 확신에도 불구하고, 환자들에게 우리의 신념체계를 강요하지 않고 최대한 객관성을 유지하는 것이 중요하다. 예를 들어, 당뇨병 관리를 제대로 하지 못해 여러 건강문제를 경험하고 있는 환자가 있다고 하자. 상담자에게 이와 유사한 상황으로 인해 힘들어하는 애인이 있을 수도 있다. 상담자는 엄격한 당뇨병 조절의 중요성에 대한 자신의 신념을 미처 깨닫지 못하고 환자에게 강요할 수 있다. 그렇게 되면 이들의 상호작용은 조급하게 초점 맞추기와 전문가 함정 그리고 빈번한 환자의 저항신호로 가득 채워지고 말 가능성이 높다.

상담자의 개인적 가치 외에, 치료기관이나 프로그램이 지지하는 가치도 상담과정에 영향을 미침을 인식해야 한다. 어떤 의료진들은 서비스 과정에서 자신의 가치관을 명확히 말하지 않기 때문에, 환자들은 그들이 자신과 다른 가치체계를 가지고 있음을 알지 못할 수 있다. 예를 들어 임신한 십대들이 선택할 수 있는 많은 보호기관이 있다. 이런 경우 보호기관마다 상이한 가치체계를 바탕으로 하고 있고 십대 임산부들은 그러한 부분에 대해 충분히 정보를 받고 자신이 가게 될 곳을 결정할 수 있어야 한다. Miller(2004)에 의해 제시된 한 가지 문제점은, "프로그램의 가치가 프로그램의 이름과 관련 정보에 잘 드러나는 경우도 있고 그렇지 않을 때도 있다"는 것이다. 이러한 문제는 프로그램 시작부터 상담자와 환자가 서로 다른 기대를 하게 만드는 원인을 제공할 수도 있다.

## 결심공약의 결여

결심공약을 할 수 있는 상태에 도달하는 것은 꽤 어려운 일이다. 환자가 변화열망을 보이기 시작할 때 상담자의 역할은, 결심공약의 단계로 나아갈 수 있도록 돕는 것이다. 이를 위한 한 가지 방법은 '척도'를 사용하는 것이다. 이 척도는 0~10의 범위를 가지고 있는데, 0은 변화를 위해 결심공약할 준비가 되어 있지 않은 수준이고 10은 결심공약의 가장 높은 수준이다. 이 척도는 환자가 경험하는 통증수준을 평가하는 데 자주 사용된다. MI에서 '척도'는 매우 유용한 도구가 될 수 있다. 환자가 자신의 통증 수준에 개인적으로 반응하는 방법을 측정하기 쉽다. 그들은 통증관리법이 필요할 수도 있고 그렇지 않을 수도 있다. 결심공약척도를 사용할 때, 평가가 조금 더 복잡해질 수도 있다. 이 도구는 변화준비도나 열망, 결심공약의 수준을 평가하는 데 사용된다(Rollnick et al., 2008).

척도의 사용방법은 본질적으로 같다. 상담자는 환자에게 "0~10의 범위에서 0은 전혀 결심공약을 하지 않은 것을, 10은 확실한 결심공약 상태인 것을 나타냅니다. 현재 환자분의 결심 정도를 어떻게 평가하십니까?"라고 질문할 수 있다. 이 척도를 사용할 때 결심공약과 열망 또는 준비도를 깊이 있게 평가할 수 있는 질문이 몇 가지 있다. 0~3 수준은 결심공약의 부족 상태를, 4~6 수준은 양가감정 상태를, 그리고 7~10 수준은 결심공약을 할 준비가 되었다는 것을 의미한다(Roberts, 2005).

환자의 반응이 무엇을 의미하는지 이해하는 것이 중요하다. 척도에서 얻는 정보를 어떻게 이용할 것인지 아는 것은 필수적이다. 환자의 준비도, 열망 또는 결심공약의 정도를 평가할 때 다음 몇 가지 질문이 도움이 될 수 있다(Roberts, 2005).

- 직접적인 질문: 왜 5 수준입니까?
- 회상적 질문: 왜 2가 아니라 5 수준입니까?
- 전진적 질문: 5에서 7 또는 8로 이동하기 위해 해야 할 일은 무엇입니까?

이러한 질문에 대한 환자의 답변은, 환자가 결심공약을 구체화하도록 돕기 위해 필요한 것 또는 환자의 양가감정을 더 잘 이해하는 통찰력을 이끌어 내도록 하므로 도움이 될 수 있다.

준비되지 않은 사람을 위한 상담자의 역할은 깨달음을 얻게 하고, 변화대화를 유도하며 조언하고 격려하는 것, 그리고 앞으로의 상호작용을 위해 라포를 형성하는 것이다. 또한 환자가 양가감정을 느낄 때에는 양가감정을 탐색하도록 돕고, 변화대화를 유도하며, 불일치감을 만들고, 이후의 단계에 대한 논의를 격려한다. 마지막으로 환자가 준비가 되었을 때에는 결심공약을 강화하고, 변화대화를 유도하며, 조언과 격려를 제공한다. 그리고 나서 행동을 위한 계획을 협상한다(Roberts, 2005).

"저항과 변화대화는 직진, 주의, 감속, 정지 등을 알려 주는 교통신호와 같다" (Miller & Rollnick, 2002) **(그림 4-2)**. 상담자는 환자가 준비되지 않은 상태에서 양가감정상태로, 그다음 준비상태로 이행하는 것을 도울 수 있는 능력을 가지고 있다. 이러한 도움의 핵심은 환자의 현 상태와 이루고자 하는 목표, 그리고 그들이 원하지 않는 상황이 무엇인지 환자가 탐색할 수 있도록 돕는 것이다. 다음의 예는 결심공약척도가 상담현장에서 어떻게 사용되는지 보여준다.

:: **간호사** "오늘 천식관리 문제에 대해 이야기하기 위해 오셨다고 알고 있습니다. 특별히 이야기하고 싶은 문제가 있으신가요?

:: **환자** "아니요. 저는 몇 년 동안 천식을 앓아 왔고 이제는 천식관리하는 게 꽤 익숙하고 편안해졌습니다. 때로 증상이 심해지기도 하지만 잘 조절하려고 애쓰고 있어요.

:: **간호사** "가끔씩 증상이 악화되어서 힘드신 거군요."

:: **환자** "네, 맞아요. 저는 제가 먹어야 하는 약을 잘 복용하고 있고, 응급상황에 사용할 흡입기를 항상 가지고 다닙니다. 다만 천식 유발원인을 피하기가 어렵습니다."

:: **간호사** "천식이 악화되는 원인이 무엇인지 알고 있지만, 그걸 완전히 피하기는 어렵다고 생각하시는군요."

:: **환자** "글쎄요, 어떤 원인은 다른 원인보다 피하기가 어렵습니다. 몇 년 동안 제가 노력한 것은 흡연문제였어요. 습관이 되어서 끊기가 어려워요."

:: **간호사** "흡연이 천식을 유발하는 것을 알지만, 습관이라서 극복하기 어려우신 거네요."

:: **환자** "네, 정확합니다."

:: **간호사** "0에서 10 사이의 범위가 있다고 할 때, 0은 '전혀 아님'이고, 10은 '확실히 그러함'을 나타냅니다. 금연을 결심하기 위해 얼마나 준비가 되어 있으신가요?"

:: **환자** "저는 7 수준에 두고 싶습니다."

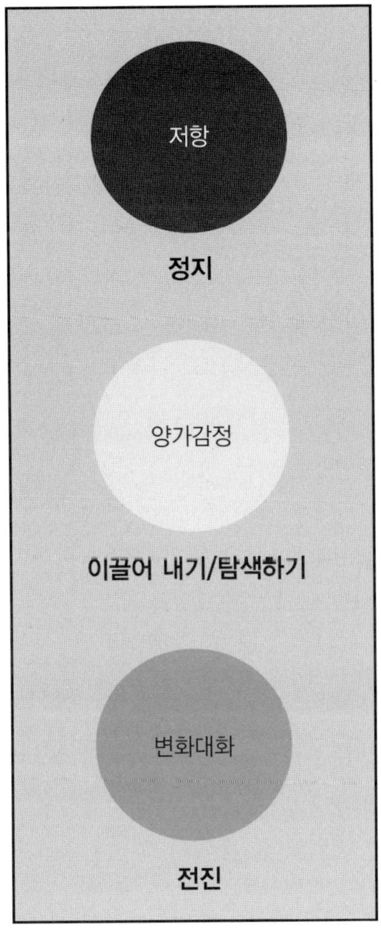


**그림 4-2** MI 신호등

:: **간호사** "왜 7 수준으로 두셨는지 궁금하네요."

:: **환자** "음, 저는 금연이 제 건강을 위해 필요하다는 것을 알고 있지만, 그건 매우 어렵고 담배를 피운다고 별로 기분이 나빠지지도 않아요. 만약에 담배 때문에 제 건강이 악화된다고 느끼게 되면, 변화하고 싶은 마음이 강렬해질 거에요."

:: **간호사** "3 수준 정도에 자신을 두지 않은 것을 보았을 때, 변하고자 하는 동기가 있는 것은 분명합니다. 8 또는 9 수준으로 가기 위해 무엇이 필요하신지 궁금하네요."

이 예에서 환자는 변화를 원하지만 그러한 마음을 따라 행동할 준비는 되어 있지 않다. 척도상에서 더 높은 수준으로 올라가기 위해 필요한 것이 무엇인지를 묻는 것은 환자의 자기탐색을 촉진할 수 있다.

## 의사소통 기술

결국 의사소통이 MI의 전부라고 할 수 있다. 적절한 의사소통 기술을 사용하면, 강력한 변화가 일어날 수 있다. 당연히 MI가 단순히 행동변화를 위해 동기화하는 것은 아니다. 때로 환자들은 변화하지 않고 현 상황에 머무르는 것에 만족한다. 이러한 경우 상담자의 역할은 환자를 지원하고, 환자의 관점을 더 잘 이해할 수 있도록 하는 정보를 환자로부터 이끌어 내는 것이다. 효과적인 의사소통에 실패했다면, 우리는 행동변화를 촉진하는 기회를 놓쳤거나, 환자의 저항에 어떤 원인을 제공했거나, 양가감정 상태에서 변화대화로 이행하는 과정을 방해한 것인지도 모른다.

MI는 행동변화 촉진에 필수적인 다양한 의사소통 전략을 포함하고 있다. 이러한 방법을 사용하는 데 실패하는 것은, 상호작용과 환자의 발전을 지원하는 데 실패하는 원인이 된다. OARS는 열린 질문하기(Open-ended questions), 인정하기(Affirmation), 반영하기(Reflection), 요약하기(Summary)의 두문자이다(Miller & Rollnick, 2002). 이러한 의사소통 전략은 상담자가 환자와 치료적인 관계를 만드는 기초가 된다.

### OARS

열린 질문에 대해서는 이미 2장에서 이야기한 바 있다. 다시 한 번 살펴보자면, 열린 질문은 예/아니오의 단답형 응답보다는 상세한 응답을 유도하는 것으로, 이는 환자가 대화의 대부분을 이끌어 가게 하는 것을 목적으로 한다. 열린 질문은 대화를 시작하는 가장 좋은 방법이고, 대화가 중단되었을 때 자연스러운 대화가 계속 진행될 수 있게 한다.

인정하기는 반영적 경청과 직접적 진술을 통해 설명할 수 있다. 간단히 말하자면, 이는 환자들과 이야기할 수 있는 시간을 가지게 된 것 또는 환자들의 이야기를 공유할 수 있다는 것에 대해 환자들에게 감사를 표하는 것이다. 환자가 문제의식을 가지고 문제를 해결하기 위해 노력하는 것이 쉬운 일이 아니라는 점을 인식하고 있다는 것을 보여줌으로써 환자의 능력을 강화할 수 있다. 인정하기에 이용할 수 있는 몇 가지 진술문의 예가 다음에 제시되어 있다.

- "해내야 할 일이 상당히 많은데도 여전히 계속해서 노력하고 계시네요."
- "목표를 달성하기 위해 많은 노력을 하고 계십니다."
- "강한 정신력을 지니고 있고, 목표를 달성하기 위해 집중하고 계시네요."
- "노력에 아무런 보상이 없었던 건 아닙니다. 어려움에 직면할지도 모를 위험에도 불구하고, 목적을 달성하기 위해 노력하고 계시네요."

사람들은 자신의 노력에 걸맞는 긍정적인 피드백을 필요로 한다. 인정하기는 환자의 강점과 변하고자 하는 동기를 명확히 하고 상담자가 환자의 가치를 인정하고 있음을 확인해 주는 것이다. 긍정적인 재강화는 환자 내면의 자신감을 일깨울 수 있는데, 이는 그들의 목표를 달성하는 데 가속을 붙이거나 변화하고자 하는 열망을 여는 열쇠가 될 수 있다.

반영진술은 치료적이지만, 대화 내에서 통합하기 어려울 때가 있다. 반영에는 3가지 유형이 있는데, 단순반영, 확대반영, 양면반영이 그것이다. 상담자의 어조가 이러한 진술의 효과를 변화시킬 수 있다. 그러나 이것이 질문의 형식이라면 반드시 환자에게 좋게 들릴 것이라고 확신할 수 없다. 반영은 이해의 감각을 일깨우지만, 만약 이것이 환자에게 질문처럼 들린다면, 의도한 대로 사용하지 못한 것이다. 또한 반영하는 동안에 감정을 과장되게 말하기보다는, 축소해서 말하는 것이 중요하다.

:: **환자** "저는 제 행동이 사랑하는 이들을 다치게 했다는 것을 알고 있어요. 그들이 더 이상 저를 신뢰하기란 어렵죠."

:: **간호사** "고독감을 느끼고 가족의 지지를 받지 못할 때, 힘이 들죠."

:: **환자** "글쎄요, 제 행동 때문에 그들이 저를 지지하지 않는다고 말하지는 않았습니다. 저는 그들이 제가 이것을 따를 수 있을지에 대해 확신하지 않는다고 느꼈어요."

단순반영은 말 그대로이다. 상담자는 환자의 말을 듣고 있다는 것을 보여 주면서, 환자가 말한 것을 다시 한 번 말한다. 확대반영은 단순반영과 비슷하지만, 환자에게 들은 말을 확대하거나 과장하는 것이다. 이 반영은 환자의 저항을 야기할 수 있지만 그들이 하는 말의 의미를 보다 명확하게 한다. 양면반영은 조금 더 복잡하다. 상담자는 저항진술과 그것과 모순을 보이는 이전 진술에 대하여 둘 다 반영을 한다. 환자가 어떤 진술을 한 후 모순된 진술을 하면, 상담자가 반영하기를 통해 다양한 생각을 가질 수 있도록 돕기도 한다.

환자의 진술을 요약하는 것은 여러 면에서 유익하다. 대화를 마무리하는 요약은 결론의 일부로 제공된다. 대화를 요약하는 동안 환자가 다음 단계로 이행하기도 한다. 요약하기는 단순히 상담자가 환자의 말을 듣고 있다는 것뿐만 아니라, 환자가 했던 말을 이해하고 있음을 나타낸다.

초점 바꾸기는 환자의 저항을 피할 수 있도록 하는 방법이다. 저항이 감지될 때, 상담자는 비교적 갈등이 적은 주제에 초점을 두기 위해 주제를 변경할 수 있다. 상담자가 저항을 유발하는 주제를 피하는 것이 사실상 환자에게 더욱 도움이 된다.

저항과 함께 구르기는 MI에서는 일반적인 기술이다. 비록 방어하거나 저항하는 것이 인간의 본성이기는 하지만, 저항과 함께 구르는 것만으로도 더 효과적인 치료가 될 수 있다. 저항하는 환자를 허용하라. 상담을 시작하는 것에 극도로 부정적인 환자도 있다. 이러한 상황이 발생할 경우, 환자의 긴장을 풀어 주고 그 상황에 덜 적대적이게 유도하면서 환자의 저항을 수용한다는 것을 말로 표현하는 것이 더 유익하다.

또 다른 기술인 재구성은 대화에 대해 다양한 관점을 가지게 하는 데 유용하게 사용할 수 있다. 상담자는 새로운 관점 또는 구조에서 환자들이 자신의 인식을 평가하도록 이끌 수 있다(Wagner & Conners, 2003a). 다시 말하면 상담자는 환자가 자신이 한 말을 다른 관점에서 이해할 수 있도록 돕는다. 재구성의 예는 다음과 같다.

:: **환자** "저는 제 일을 스스로 처리하려고 애써 왔지만, 딸은 저를 위해 자기가 모든 것을 해 주기 원해요. 이게 저를 미치게 만들지만, 제 딸이 마음 상하는 것은 원하지 않습니다."

:: **간호사** "가능하면 독립적으로 병을 관리하려고 하시지만, 따님은 당신이 그렇게 하도록 두지 않을 겁니다. 따님은 환자분을 정말 사랑하는군요. 그녀는 환자분을 너무 사랑하기에 도와주고 싶어 합니다."

:: **환자** "네, 제 딸은 저를 사랑합니다. 그렇게는 생각하지 못했네요."

또 다른 의사소통 기술은 문단 유지하기다. 상담자는 경청을 통해 환자가 생각을 이어가도록 하는 역할을 할 수 있다. 이는 상담이 앞으로 나아갈 수 있도록 하며, 환자가 주제에 대해서 생각하고 있는 바를 더 깊이 있게 탐색할 수 있도록 돕는다(Roberts, 2005).

은유를 대화 가운데 적절히 사용하기는 쉽지 않다. 하지만 잘 사용할 경우 환자로 하여금 전혀 다른 관점으로 상황을 볼 수 있도록 해 주는 효과가 있다(Robert, 2005). 다음 예제는 이 기술을 사용하는 방법을 보여 주고 있다.

:: **환자** "더 이상 저는 여기에 어울리지 않는다고 생각해요. 매우 불편합니다."

:: **간호사** "지금 당신은 있지 말아야 할 곳에 있다고 느끼시는군요."

:: **환자** "네, 정말 그런 거 같아요."

환자의 개인적인 선택을 강조하는 것이 중요할 때가 있다. MI는 환자 중심적인 상담으로, 환자의 개인적 선택, 신념 그리고 핵심가치에 초점을 맞추는 것이다. 환자가 양가감정 상태에 있을 때, 상담자는 환자의 개인적 선택이 사실이나 인물보다 더 중요하다고 확인해 줄 필요가 있다.

또 다른 의사소통 기술은 반대편에 서기다. 상담자가 이 기술을 사용할 때, 환자는 자기 사고의 오류와 더불어 상황의 긍정적인 면을 볼 수 있게 된다.

:: **환자** "제가 금연을 원하는 건지 확신하지 못하겠어요."

:: **간호사** "당신은 흡연을 즐기고 있네요."

:: **환자** "글쎄요, 제가 흡연을 즐기고 있다는 것은 확실하지 않지만, 저를 편안하게 해줘요."

:: **간호사** "흡연을 즐기지는 않지만, 동시에 편안함을 주기 때문에 금언할 준비는 되이 있지 않다는 말씀이시네요."

:: **환자** "그것은 말이 안 돼요. 저는 흡연을 즐기지 않고 건강에도 좋지 않습니다. 그리고 위험을 감수할 정도로 흡연이 제게 편안함을 준다고 말한 것도 아니예요."

**표 4-1** 의사소통 기술

**환자:** "저는 더 이상 아무 생각도 할 수 없어요. 물리치료를 열심히 받아 왔지만, 고통이 너무 심해서 견디기 힘듭니다. 저는 진통제가 주는 느낌을 좋아하지 않아요. 제게는 고통을 다룰 만한 선택권이 많지 않습니다."

**간호사:**

| | |
|---|---|
| 과장해서 말하기 vs. 축소해서 말하기 | "극도로 좌절하고 계시군요." |
| 단순반영 | "무엇을 생각해야 할지 확신하지 못하고 있네요. 물리치료를 열심히 받아 왔고 약물치료는 좋아하지 않으시네요. 기분을 나아지게 하는 데 있어 많은 선택권을 가지지 못했다고 생각하시는군요." |
| 확대반영 | "고통으로 인해 절망감을 느끼고 계시네요. 물리치료와 약물치료가 당신에게 좋은 선택이 아니라고 생각하고 좌절하고 계십니다." |
| 양면반영 | "기분이 나아지기를 원하지만, 물리치료와 약물치료를 받는 것은 선택하고 싶지 않으시군요." |
| 초점 바꾸기 | "고통으로 인해 힘든 상황이시네요. 과거의 다른 힘든 상황을 다루기 위해 당신이 했던 일이 무엇이었는지 궁금합니다." |
| 저항과 함께 구르기 | "많은 사람들이 약물치료로 기분이 변하는 것을 좋아하지 않죠." |
| 재구성 | "지금 좌절하고 계시지만, 그것은 고통을 다룰 수 있는 다른 방법을 찾는 동기가 됩니다." |
| 문단 유지하기 | "많은 선택권이 없을 수 있지만, 탐색해 볼 만한 다른 가치 있는 것도 있습니다." |
| 은유/비유 | "갈림길마다 장애물이 있는 것 같네요." |
| 개인적 선택 강조하기 | "모든 환자가 약물치료를 받아야 하는 것은 아닙니다." |
| 반대편에 서기 | "고통이 너무 심할 때는 물리치료가 도움이 안 될 겁니다." |

이렇게 다양한 의사소통 기술을 통해, 상담자는 극도로 저항하는 환자의 행동변화를 촉진할 수 있는 효과적인 무기를 갖추게 된다. **표 4-1**은 이 장에서 다룬 의사소통 기술의 예를 보여 주고 있다.

## 요약

MI는 특별한 상호작용 형태지만, 여기에도 도전은 존재한다. 상담과정의 함정과 장벽을 이해하는 것은 상담자가 이러한 도전에 직면할 준비를 하는 데 도움이 된다. 또한 이 장에서 소개한 여러 MI 의사소통 기술은 변화를 위해 나아가는 환자를 위한 효과적이고 치료적인 상담을 가능하게 한다.

## 참고문헌


Botelho, R. (2004). *Motivational practice: Promoting healthy habits and self-care of chronic diseases.* Rochester, NY: MHH Publications.

Levensky, E., Forcehimes, A., O'Donahue, W. & Beitz, K. (2007). Motivational interviewing: An evidence-based approach to counseling helps patients follow treatment recommendations. *American Journal of Nursing, 107*(10), 50-58.

Miller, B. (2004). Values and motivational interviewing: A symposium. *MINUET, 11*(3), 19-20.

Miller, W. & Rollnick, S. (2002). *Motivational interviewing: Preparing people for chage* (2nd ed.). New York: The Guildford Press.

Roberts, S. (2005). *Communication for health action: Motivating change* (3rd ed.). Permanente Medical Group.

Rollnick, S., Mason, P. & Butler, C. (1999). *Health behavior change: A Guide for practitioners.* Edinburgh: Churchill Livingstone.

Rollnick, S., Miller, W. & Butler, C. (2008). *Motivational interviewing in healthcare: Helping patients change behavior.* New York: The Guilford Press.

Wagner, C., Conners, W. (2003a). Interaction techniques. Motivational interviewing: Resources for clinicians, researchers, and trainers. Retrieved September 25, 2008, from http://motivationalinterview.org/clinical/interaction/html

Wanger, C. & Conners, W. (2003b). Some mi "traps". Motivational interviewing: Resources for clinicians, researchers, and trainers. Retrieved September 25, 2008, from http://motivationalinterview.org/clinical/traps.html.

Zerler, H. (2005). Appreciating confrontation. *MINUET, 12*(2), 18-20.

Developmental Considerations

05

# 발달적 고려

## 학습목표

1 동기강화상담 도구로 유용하게 쓰이는 Maslow의 욕구단계를 확인한다.
2 동기강화상담에서 인지발달단계에 따른 부모의 역할을 인식할 수 있다.
3 행동에 있어서 가족의 역할을 논의한다.
4 행동변화를 위해 의료 제공자로부터 어떤 양육행동단계가 가장 이득이 될 지 알아낼 수 있다.
5 조작적 조건형성을 동기강화상담에 어떻게 사용하는지 설명할 수 있다.
6 기질과 양육이 아동의 동기단계에 어떻게 영향을 주는지 설명할 수 있다.
7 각 발달단계에 상담가가 고려할 수 있는 전략을 적어도 하나 이상 확인할 수 있다.

## 핵심용어

**가족 체계 이론** Family system theory
**감각운동기** Sensorimotor stage
**개인적 우화** Personal fable
**구체적 조작** Concrete operations
**기질** Temperament
**인간욕구이론** Human needs theory
**자아실현** Self-actualization
**전조작의** Preoperational
**조작적 조건형성** Operant conditioning
**형식적 조작** Formal operations
**회상** Reminiscing

## 인간욕구이론

우리로 하여금 특정 행동을 하게 만드는 동기가 무엇인지 이해하는 것은 중요하다. Abraham Maslow는 인간의 행동이 하나의 체계로 정렬된 욕구에서 동기를 부여받는다고 설명했다(Polan & Talyor, 2003, p. 69). 이 이론은 간호학(nursing)에서 전혀 새로운 것이 아니며, 여기서는 지면에 한계가 있으므로 아주 간략하게 검토할 것이다.

욕구단계(Polan & Talyor, 2003)는 다음과 같으며, 반드시 충족되어야만 하는 첫 번째 단계부터 시작한다.

- 생리적 욕구: 음식, 물, 주거
- 안전과 보안: 신체적 안정감, 안락함
- 애정과 소속감: 대인관계
- 자신과 타인에 대한 존중: 존경, 개인적 성취
- 자아실현: 자아존중감의 가장 높은 단계, 잠재력의 실현

우리는 사람들로 하여금 자신의 잠재력 최고 단계인 자아실현 단계에 도달할 수 있도록 돕는 것을 목표로 하고 있다. 환자들은 보통 욕구단계 중 하위 1~2단계에 머물러 있다. 그들이 어디쯤에 있는지를 발견하는 것, 그들이 나아가길 원하는 단계가 어디인지, 그리고 어떻게 그 단계로 가기를 원하는지를 발견하는 데 도움을 주는 것은 매우 어렵지만 보람 있는 일이다.

많은 사람들은 Maslow 욕구단계의 가장 높은 단계에 평생 도달하지 못한다. 가장 낮은 단계인 생리적 욕구단계가 우선이며 이 단계가 충족되어야 사람에게 행동변화가 나타난다. 다시 말하면 안전의 욕구가 채워져야만 비로소 환자는 행동변화에 주력할 수 있는 것이다.

동기강화상담(Motivational Interviewing, MI) 도구가 환자에게 효과를 나타내기 시작하는 단계는 소속감의 단계다. 이 특별한 단계는 환자와 간호사가 대인관계를 갖기 시작할 수 있는 단계이며 환자의 개인적 성장을 촉진시켜 자아존중의 단계, 혹은 자아실현의 단계로 나아갈 수 있게 만든다.

욕구단계는 모든 발달단계에 적용된다. 그러나 환자는 어디까지나 자신의 발달단계에 따라서만 각각의 욕구단계에 도달할 수 있다. 예를 들면, 소속감을 가진 5세 아동이 소속감을 가진 30대 어른과 같다고 볼 수는 없는 것이다. 이 장에서는 각 발달단계에서 MI 도구가 어떻게 사용될 수 있는지에 대해 알아볼 것이다. 각 발달단계에 해당하는 MI 전략에 대한 연구는 한정되어 있어 앞으로 더 많은 연구가 필요하다.

## 인지발달

인간발달이론과 더불어 우리가 무엇을 위해 노력하는지를 이해하는 것은 중요하다. 뿐만 아니라 욕구단계를 통해서 우리가 성공적으로 행동하는 것을 가능하게 하는 인지능력에 대해 연구하는 것 역시 중요하다. 심리학자 Jean Piaget는 "세계를 이해하고 논리적으로 연결시키는 학습과 관련된" 네 가지 발달단계를 설명했다(Leifer & Hartston, 2004, p. 56). 행동변화는 한 사람이 어떤 행동에 따르는 결과를 이해하는 인지능력이 있을 경우에만 일어날 수 있다. 초기단계, 즉 아동이 인지적 수준에서 이해하는 것이 불가능할 때에 부모는 행동변화에 중요한 역할을 한다. 아동이 성장하여 보다 높은 인지수준을 갖추면, 행동변화 과정에 좀 더 많은 참여를 하게 된다. 발달과정마다 고려하는 사항이 변할 수도 있지만 비만과 같은 몇 가지 문제는 어린 시절에 나타나 성인이 되어서도 지속된다는 사실을 인식하는 것이 중요하다(Murtagh, Dixey & Rudolf, 2006).

감각운동기(sensorimotor stage)는 신생아부터 2세까지이며, 이 시기에는 부모가 행동변화에 가장 중요한 참여자이다. 아동은 감각과 '자동반사' 능력을 통해 환경과의 상호작용을 학습한다(Polan & Taylor, 2003). 상담자는 아동이 처음부터 건강한 행동을 형성할 수 있도록 부모의 행동변화에 집중해야 한다.

전조작기(preoperatioanl stage)는 2세에서 6세까지로 아동은 언이능력이 발달하고, 자기중심적이며, 다른 관점을 받아들이지 않으려고 한다. 자신과 다른 관점을 받아들일 수 없기 때문에 아동은 상담에서 참여하는 부분이 적고 부모가 행동변화의 초점이 된다(Leifer & Hartston, 2004; Polan & Taylor, 2003).

구체적 조작기(concrete operational stage)는 6세에서 12세까지로 아동들이 행동변화에 성공적으로 참여할 수 있다. 그리고 아동들은 정보를 하나 이상 이해하고, 논리적으로 사고할 수 있으며, 어려운 문제를 푸는 능력이 향상된다. 아동들은 부정적인 행동과 관련된 대화에 능동적으로 참여하고, 몇 가지 실현가능한 해결책을 독자적으로 생각해낼 수 있게 된다(Leifer & Hartston, 2004; Polan & Taylor, 2003). 부모의 참여는 필수적인 것은 아니지만 여전히 유익하다.

마지막 네 번째 단계인 형식적 조작기(formal operations)는 12세부터 그 이후까지의 청소년 집단을 포함한다. 이 시기부터 아동은 추상적으로, 그리고 가설에 근거하여 사고할 수 있다. 아동들은 문제를 판단하고 해결할 수 있는 능력을 갖는다(Leifer & Hartston, 2004; Polan & Taylor, 2003). 점차 성인기로 접어드는 아동들은 행동변화를 증진시키기 위해 독립적으로 MI에 참여할 수 있다.

## 가족에서 시작된다

한 사람의 발달단계에 관한 논의는 가족의 역할을 검토하지 않고서는 진행할 수 없다. 가족은 생물학적인 관계를 맺은 사람들이거나 결혼 혹은 입양으로 결합한 사람들, 함께 거주하고 서로에 대한 책임감을 공유하는 사람들의 집단이다. "각 가족은 그 스타일과 구성에 있어 고유하지만, 보통 애착(attachment)과 헌신(commitment)이 사람들을 함께 묶어 주는 특징이다(Polan & Taylor, 2003, p, 32)." 가족체계이론은 "가족 구성원 한 사람에게 일어난 일이 가족 전체에게 영향을 준다"라는 전제에 그 근거를 두고 있다(Leifer & Hartston, 2004, p. 37). 만약 가족 중 한 명이 아프다면 어떤 방법으로든 가족 전체가 영향을 받게 된다. 예를 들어 유방암으로 투병하고 있는 젊은 엄마는 너무 지쳐서 아동들을 계속해서 돌보기 어려울 수 있다. 그러면 아동들은 일시적으로 다른 사람의 보살핌을 받게 된다. 평소의 일과는 변하고 예전과 다른 규칙에 적응해야 하며, 병든 부모가 있다는 정서적 충격을 극복해야 한다.

"개인과 환경 간의 관계는 상호적이다. 이는 한 사람의 자기개념(self-concept)은 그 사람이 살고 있는 환경의 영향을 받는다는 것을 뜻한다. 그리고 자기개념은 또한 각 개인의 발달단계에 영향을 받는다"(Polan & Taylor, 2003, p, 12). 한 사람의 신념은 자신의 가정환경에서 생겨나 그가 노출되는 모든 환경에 의해 지속적으로 형성된다. "우리의 신념은 우리의 삶을 설계하는 청사진이다"(Wright & Leahey, 1994, p. 90). 간호사는 환자와 함께 있을 때 오랜 시간 동안 형성된 신념을 검토하게 된다. 우리가 보고 듣고 경험한 모든 것들은 우리가 누구인지를, 그리고 우리가 믿는 것이 무엇인지를 결정한다. 그리고 이것은 우리 주변에 있는 모든 사람들과 공유하는 것이다. 우리는 우리의 아동들의 신념에 영향을 주고 또 그들의 아동들의 신념에도 영향을 주게 되는 것이다. 환자에게 아주 작은 행동변화를 위한 동기를 부여할 때라도 그의 배경과 기본 가치를 이해하는 것은 간호사에게 도움을 준다. "신념과 행동은 복잡하게 얽혀 있다"(Wright & Leahey, 1994, p. 91). 발달단계에 따라 필수적인 것이라 할 수는 없지만, 환자의 행동변화를 촉진시키려 할 때 가족의 참여는 보통 유익하다.

어떤 사람에게 미치는 한 사건 혹은 상호작용의 영향력 수준은 또 다른 사람에게 미치는 수준과는 상당히 다를 수 있다. 예를 들어 한 남매가 둘 다 천식에 걸렸다고 진단받았다. 한 아동에게는 이것이 엄청나게 충격적이고 받아들이기 힘든 일이어서 이를 부인하고 잘 대처하지 못한다. 그러나 다른 아동은 이 병에 대처하는 정보를 찾아보고 최대의 치료효과를 얻을 수 있도록 노력할 수 있다. 그렇기에 간호사는 환자가 어떤 상황 혹은 병에 대해 어떻게 느끼는지 알고 있다고 함부로 가정할 수 없다.

## 양육행동단계

Erik Erikson은 "부모는 아동들이 발달함에 따라 성장하고 각 단계에 일어나는 부모–아동 상호작용(parent-child interaction)에 영향을 받는다"고 믿었다(Leifer & Hartston, 2004, p. 55). 부모가 속하는 단계를 이해하는 것은 상호작용을 할 때 유용한 도구가 무엇인지를 알 수 있게 도와준다. Erikson에 따르면 양육행동에는 5단계가 있다.

1. 부모의 이미지(parental image)
2. 권위(authority)
3. 통합(integrative)
4. 독립적인 십대(independent teen)
5. 떠남(departure)

가장 첫 번째 단계에서 부모는 마음속에 자신을 부모로 그려볼 수 있다. 두 번째 단계는 아동이 점차 독립적이 되어감에 따라 부모가 자신의 육아능력에 대해 질문하는 단계다. 세 번째 단계는 부모가 독립적으로 변해가는 아동에게 동기를 부여하는 책임감을 갖는 시기다. 네 번째 단계는 10대 아동들에게 권위 있는 역할을 하면서도 지원해 주는 단계다. 다섯 번째 단계이자 마지막 단계는 부모가 아동들을 어른으로 대하면서 소통할 수 있는 시기이며, 이 기간에 아동은 독립된 인간으로서 자신의 미래를 준비한다(Leifer & Hartston, 2004).

세 번째 단계에서 부모는 아동에게 동기를 부여해야 된다는 책임감을 느낀다. 간호사와 부모가 아동의 행동변화를 위해 동기를 부여하는 한 팀으로서 가장 성공적으로 개입할 수 있는 시기가 바로 이 단계다. "MI는 한 가지 중재안으로 충분하거나 보다 복잡한 중재의 부수적인 요소인 것처럼 보이는 다양한 임상적 질환과 관련 있는 부모–자녀 행동에 영향을 미치는 것을 목표로 한다"(Suarez & Mullins, 2008, p. 425).

## 아동의 동기강화하기

무엇이 아동에게 동기를 부여하는지를 이해하려면 아동의 기질과 아동이 양육되었던 방식을 자세히 살펴보는 것이 필요하다. 기질은 전 생애를 두고 드러나게 되며 빠르면 태어날 때부터 눈에 띈다. 우리는 이제 MI에서 기질이 갖는 중요성에 대해 고찰해 볼 것이다. 기질이란 "누군가 행동하는 방식이며, 이는 그가 무엇인가를 하는 이유(동기)와 그가 어떻게 그 일을 잘하는가(능력)와는 대조되는 것이다"(Chess & Thomas, 1986, p. 4).

## 기질

기질의 다양한 측면은 아동의 성격을 이해하는 데 도움을 준다. 그 측면에는 활동성(activity), 규칙성(rhythmicity), 접근/회피(approach/withdrawal), 적응성(adaptability), 반응의 강도(intesity), 기분(mood), 인내력/집중시간(persistence/attention span), 산만성(distractibility)과 감각역치(seonsory threshold)가 있다**(그림 5-1)**.

활동성은 아동의 운동기능을 나타낸다. 이는 수면, 놀이, 깨어 있는 시간 동안의 활동을 포함하고 있지만 여기에만 한정된 것은 아니다. 깨어나면 곧 행동을 취하려고 하는 걸음마기 아동과 학교에서 집으로 돌아오자마자 소파에 털썩 주저앉는 좀 더 나이 많은 아동을 생각해 보자. 활동성의 수준은 완전히 다르다. 어떤 아동들은 심지어 수면시간 동안에도 가만히 있지 못하고 밤에 자주 깰 정도로 활동적이다. 이러한 모든 특징은 아동이 자신의 환경과 상호작용하는 방식에 영향을 주고 궁극적으로는 자신의 행동을 형성하는 데 도움을 준다(Carey & McDevitt, 1995; Chess & Thomas, 1986).

규칙성은 삶의 리듬 혹은 날마다 따라야 하는 일정을 뜻한다. 이 규칙성은 수면각성주기(cycle), 배고픔/먹기, 배설과 같은 생리적인 기능을 반영한다. 낮잠시간이어서 졸려 하거나 배고픈 아동과 의사소통을 하려는 행동은 성공적이지 못하다. 왜냐하면 아동들은 피곤하거나 배고플 때 집중하지 못하기 때문이다. 몇몇 특별한 사람의 경우 이러한 주기를 예측할 수 없지만 대부분의 사람들은 자신의 고유한 리듬을 따른다. 간호사의 역할은 이 리듬이 방해받지 않도록 보장해 주는 것이다(Carey & McDevitt, 1995; Chess & Thomas, 1986).

접근/회피의 측면에서는 사람이 새로운 상황에 대해 어떻게 반응하는지를 고찰한다. 접근반응은 긍정적인 것이고 회피반응은 부정적인 것이다. 아동은 미소를 지으면서 당신을 받아들일 수도 있고 무서워서 당신을 피하려고 할 수도 있다. 아동은 새로운 상황을 진정으로 받아들일 수도 있고 혹은 그 상황을 받아들이기 전에 많은 시간을 필요로 할 수도 있다. 그렇기 때문에 더 많은 정보를 찾아내야 하는 시기, 다른 주제로 옮겨야 하는 시기, 지금의 주제를 강화하는 것을 고려해야 하는 시기가 언제인지를 아는 것이 중요하다(Carey & McDevitt, 1995; Chess & Thomas, 1986).

적응성은 그 정도에 있어 수월한 정도에서 어려운 정도까지 범위가 다양하며, 한 사람의 기질에 있어 중요한 특징이다. 변화에 쉽게 적응하는 아동은 더 순조롭게 성장할 것이다. 작은 도움만 주면 새로운 상황에 적응하는 아동은 부모로부터 도움을

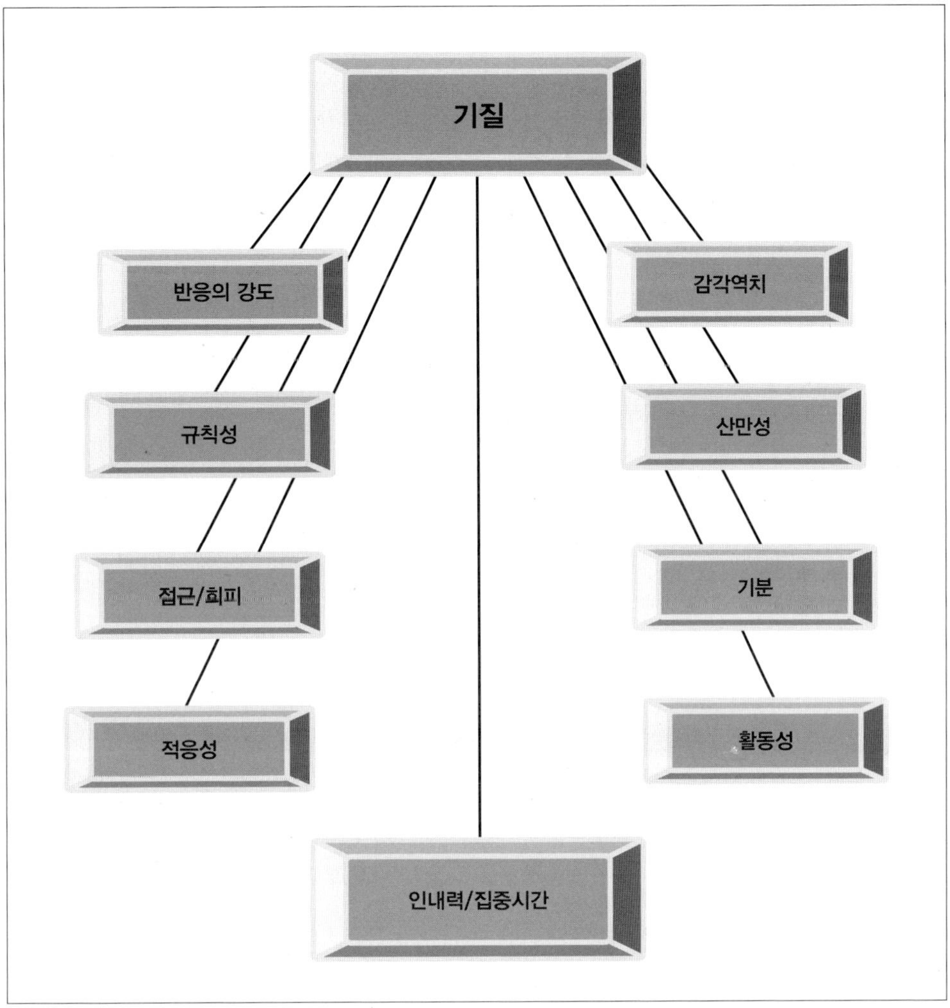


**그림 5-1** 기질의 다양한 측면

적게 필요로 할 것이 예상되며, 좀 더 자기동기화(self-motivated)될 것이다. 적응능력에 대한 고찰은 행동변화에 있어서 부모가 해야 할 역할을 알아내는 데 도움이 된다 (Carey & McDevitt, 1995; Chess & Thomas, 1986).

반응의 강도는 어떤 반응을 얻기 위해 얼마나 많은 자극이 필요한지 혹은 얼마나 많은 에너지가 그 반응에 소모되는지를 나타낸다. 격렬한 사람은 어떤 행동을 할 때 많은 에너지를 쓴다. 목표달성을 위해 노력할 때 100%를 쏟아 붓는 사람이 이런 사람이다. 이런 유형의 아동은 자신이 바라던 대로 일이 진행되지 않을 때, 완전히 애간장이 타거나 아예 그 일에서 벗어나 다른 일에 집중하게 된다. 아동이 나타내는 반응 강도의 수준은 행동변화를 촉진시키기 위해 부모가 동기를 부여받는 방법에 영향을 미칠 수 있다. 부모는 아동의 일상을 변화시키려 할 때 예측되는 격렬한 반응을 피하고 싶어할 수도 있다(Carey & McDevitt, 1995; Chess & Thomas, 1986).

기분은 다양하며 다른 사람에게 다가가는 데 영향을 준다. 행복하고 친절한 기질을 가진 아동은 큰 어려움 없이 다른 사람들과 상호작용할 것이다. 부정적인 기분은 상호작용을 어렵게 만들며 이에 따라 상담일정을 재조정할 필요가 있다. 아동이 부정적인 행동을 보일 때 MI의 시도는 좌절과 실패를 낳을 뿐이다. 아동이 자신의 감정이 행동에 반영된다는 것을 이해할 수 있을 때, 부정적인 기분에 대한 탐구를 격려하는 것은 도움이 될 수 있다(Carey & McDevitt, 1995; Chess & Thomas, 1986).

인내력 혹은 집중시간은 간호사와 아동 간의 상호작용에 상당한 영향을 미친다. 아동들은 보통 주의를 집중하는 시간이 짧다. 짧은 집중시간을 가진 아동과는 간단히 상호작용하는 것이 좋다. 짧고 빈번한 상호작용은 행동, 동기, 목표설정에 대해 성공적으로 고찰할 수 있게 한다. "인내력이란 어떤 활동을 할 때 장애물이 나타나더라도 그 활동을 계속하는 것이다"(Chess & Thomas, 1986, p. 278). 어떤 일을 끝까지 해낼 것이라는 기대는 아동의 인내력을 필요로 한다(Carey & McDevitt, 1995; Chess & Thomas, 1986).

산만함은 고찰이 필요한 기질의 또 다른 측면이다. 외부자극이 상호작용 참여를 방해할 때 아동은 주의가 산만해진다. 이러한 경우 우리는 보통 주의를 부정적인 행동에서 딴 데로 돌리려고 시도한다. 이것은 주의를 쉽게 빼앗기는 아동들에게는 긍정적인 방법이 될지도 모르지만 주의를 쉽게 빼앗기지 않는 아동들에게는 소용이 없을 것이다(Carey & McDevitt, 1995; Chess & Thomas, 1986).

감각역치(sensory threshold)는 "어떤 식별가능한 반응을 불러일으키는 데 필요한 자극의 강도로 그 반응을 나타내거나 감각양식에 영향을 주는 특정 형식과는 관계가 없다"(Chess & Thomas, 1986, p. 275). 아동의 반응을 끌어내기 위한 조건을 알아냄으로써 행동변화를 촉진시키는 데 필요한 해결책이 무엇인지 알 수 있다. 이때 부모는 긍정적인 행동을 촉진하는 생산적인 자극의 근원을 찾을 수 있도록 도와준다(Carey & McDevitt, 1995; Chess & Thomas, 1986).

지금까지 살펴본 기질의 측면은 아동의 성격을 나타내는 세 가지 개념의 유형을 설명할 때 고려한다. 아동들의 기질은 '까다로운(difficult)' 아동, '순한(easy)' 아동, '소심한(shy)' 아동 세 가지 유형으로 나눌 수 있다. 이 범주 중 어디에도 해당되지 않는 아동은 '중간' 단계로 여러 가지 범주의 특징이 통합된 성격이다(Carey & McDevitt, 1995; Chess & Thomas, 1986).

'까다로운' 아동은 규칙성이 없고 반응 정도가 강렬하며, 부정적인 기분을 잘 느끼고 적응이 느리며, 상황을 회피하는 성향을 갖는다. '순한' 아동은 적응을 잘하고 긍정적인 기분을 주로 느끼며, 새로운 상황을 잘 받아들인다. '소심한' 아동은 '반응이 느린' 아동이라고도 하며 치료적 관계를 형성하는 데 좀 더 많은 시간이 걸린다. '중간' 단계의 아동은 인격의 틀을 형성하는 기질에 있어 다양한 측면을 나타낼 수 있다(Carey & McDevitt, 1995; Chess & Thomas, 1986).

기질이 MI에 미치는 영향은 아직까지 충분히 연구되지 않았다. 가장 효과적인 상담을 위해서는 각기 다른 기질에 알맞은 MI 도구가 무엇인지 알아보는 연구가 필요하다.

## 부모의 역할

아동들은 깨끗한 백지상태이며 자신의 부모나 환경을 통해 행동을 습득한다. "규율은 그 기본목적에 따라 인도, 가르침 혹은 행동수정을 반드시 포함해야 하지만 체벌은 포함하지 않는다"(Leifer & Hartston, 2004, p. 114). 부모는 자녀를 훈육하지만 본질적으로는 가정에서 행동변화를 촉진한다. 부모들은 아동들의 행동변화를 일으키는 데 있어서 간호사의 협력사라고 볼 수 있다. 왜냐하면 부모들은 가정환경에서 무엇이 효과적이고 무엇이 효과적이지 않은가에 대한 통찰력을 갖고 있기 때문이다.

가정환경에서 효과적으로 쓰인 도구는 간호사가 행동변화를 촉진할 때에도 유용하게 쓰일 수 있다. 반대로 간호사 역시 가정환경에서 쓰는 도구에 영향을 줄 수 있다. 선택권이 주어질 때 아동은 부모나 보호자가 MI에 참여하는 것을 원하지 않을 가능성도 있다(Murtagh et al., 2006). 조작이론(operant theory)은 정적 강화, 부적 강화, 그리고 부적 체벌을 효과적인 훈육을 위해 사용한다. "스키너가 설명한 조작적 조건화(operant conditioning)는 학습자가 긍정적인 결과를 낳는 행동은 반복하고 부정적인 결과를 낳는 행동은 그만둘 때 나타난다"(Leifer & Hartston, 2004, p. 115).

MI는 행동에 대한 정적 강화를 포함한다. 긍정적인 행동에 대해 칭찬하는 것은 더 많은 칭찬을 듣고 싶어하는 내적 동기를 자극하지만, 아동이 부정적인 강화를 받을 때에는 결국 부정적 행동을 더 많이 하게 된다. 아동은 관심을 받기 위해 노력한다. 만약 대부분의 관심이 나쁜 행동으로 인한 것이라면 아동은 나쁜 행동을 자주 보여줄 것이다. 아동의 행동을 형성할 기회는 무한하다. 간호사는 손 씻기, 영양, 운동, 혹은 건강한 생활방식을 증진하는 어떤 행동이든 간에 수많은 행동을 변화시키기 위해 아동들을 진료하는 기회를 이용할 수 있다.

부모들은 보통 행동변화를 위해 지지를 필요로 한다. 아동들을 보살필 때 간호사는 항상 부모를 참여시켜야만 한다. 부모는 가정에서도 행동변화 과정을 계속해서 진행할 필요가 있다. 여기에서 부모와 간호사는 무엇이 문제인지, 또 현실적으로 어떤 단계를 밟아 나가야 할지에 대해 동의하고 효과적인 것과 효과적이지 않은 것에 대해

서로 피드백을 주고받는 과정을 필요로 한다. 모든 상담에는 간호사와 환자/가족 간의 상관성이 존재해야만 한다. 환자가 아동일 경우 부모의 참여는 아동을 돕기 위해 필수적이다. 그리고 부모는 아동의 행동을 변화시키고자 하는 자신의 동기를 평가하고, 자신이 아동의 부정적인 행동에 어떻게 영향을 주었는지를 검토해야 한다. 가정에서 건강한 행동에 노출되지 않은 아동이 건강한 행동을 할 것이라고 기대할 수는 없다.

## 아동기

아동기는 행동발달의 시기이며 건강한 행동을 장려하는 데 주력할 수 있는 완벽한 시기다. "환자의 행동에 영향을 주는 요소는 성인환자의 경우에도 복잡하지만, 아동환자에 있어 훨씬 더 복잡하고 다면적이다"(Suarez & Mullins, 2008, p. 417). 초기 아동기, 영아기, 유아기는 학습의 시기이며, 부모가 행동변화의 초점이 된다. 초기단계의 아동들은 변화를 위한 책임감을 짊어질 준비가 되어 있지 않기 때문이다.

## 학령기 아동

6~12세에 해당하는 아동기를 살펴보는 것은 중요하다. 이 연령대에서는 호기심이 행동의 원동력이라 할 수 있다. 아동들은 스스로 정보를 찾아내고 결정을 내리기 시작한다. "아동이 규칙을 이해하고 어떤 행동의 옳고 그름을 판단할 수 있게 됨에 따라 도덕적 추론의 발달이 나타난다"(Leifer & Hartston, 2004, p. 129). 어떤 행동이 미칠 수 있는 영향을 이해하는 것은 의사결정에 도움을 준다. 다음은 학령기 아동과 함께 MI를 진행할 때 고려해야 할 사항이다.

- 결과를 이해하는 능력을 평가하기
- 호기심을 발전시키기
- 복합반영보다 단순반영 사용하기
- 단기간에 이룰 수 있는 단순한 목표 정하기를 돕기
- 부모를 참여시키기

평가는 아동이 적절하게 상호작용하는 것을 돕기 위하여 아동의 이해능력을 확인할 때 중요하다. 만약 아동이 어떤 행동을 이해하지 못하고, 그 행동이 자신에게 어떤 영향을 미칠지 이해할 수 없다면, 필수적인 정보를 공유하는 것이 중요할 것이다. 이러한 정보공유는 가정에서도 행동변화를 이행시키기 위해 부모에게도 필수적이다. 충분히 이해하면 목표를 성공적으로 설정하고 이룰 수 있다.

아동의 호기심을 활용하여 라포를 형성할 수 있다. 이는 아동이 중요하다고 여기는 부분에 대한 관심을 보여준다. 어떤 상담에 있어서 간호사와 환자의 목표가 다를 때가 있다. 이런 문제는 어떤 발달단계에서도 발생할 수 있다. 환자/아동이 관심을 갖는 것에 집중하는 시간을 보내는 것은 관계를 쌓아가는 시간을 마련해 준다. 그 아동은 '반응이 느린' 기질을 가진 아동일지도 모른다. 그렇다면 관계를 맺는 데 걸린 시간은 효과적으로 사용한 것이고 결국 치료적 관계로 보상받게 될 것이다.

이 발달단계의 아동들은 은유를 완전히 이해하지 못할 수도 있으므로 아동들에게는 단순반영을 활용하는 것이 적절하고, 그렇게 함으로써 아동들이 능동적으로 상담에 참여할 수 있다. 아동이 이해하지 못하는 수준으로 이야기하는 것은 해롭다. 왜냐하면 아동이 다 이해해야만 한다는 생각을 가지고 간호사가 아동에게 말을 하면, 설명을 요청하는 것에 대해 아동이 불편을 느낄 수 있기 때문이다. 은유와 복합반영은 신중하게 활용해야만 한다.

어떤 발달단계에서든 단순하고 간단한 목표가 가장 좋다. 특히 아동에게는 단순한 방식을 유지할 필요가 있다. 아동들은 단순한 목표를 위해 노력하고 적절한 단계를 밟아 나가며 짧은 기간 내에 결과를 낼 수 있을 때 자신이 성공했다고 느낀다. 학령기 아동은 주의집중 시간이 좀 더 길지만 그럼에도 불구하고 결과를 기다릴 만한 인내심이 그다지 강하지 않다. 간호사의 역할은 아동들이 어떤 행동을 할 때마다 그에 따른 작은 보상이라도 받을 수 있게 도와주는 것이다.

행동변화에 있어서 부모의 역할은 매우 중요하고 아동의 발달단계에 따라 그 역할은 달라진다. 학령기 아동들은 실제로 규칙을 이해하고 의사결정을 하며, 규칙을 만들어 나가는 자신의 능력에 따라 발달단계의 처음부터 끝까지 나타나는 변화를 실제로 겪게 된다. 부모의 역할은 규칙을 만들고 실행하는 것에서부터 아동이 지켜야 하는 규칙과 스스로 만들어야 하는 규칙이 무엇인지를 판단할 때 도움을 주는 것까지 다양하다. 양육단계에 대한 평가는 상담이 나아가야 할 방향을 결정하는 데 매우 중요하다.

## 청소년의 동기강화하기

청소년기는 발견의 시간이자 자아정체성을 위한 투쟁의 시간, 독립을 얻는 시간이다. 이 시기에 간호사는 변화의 1차적 대상으로 부모보다는 환자에게 더 집중할 수 있다. MI의 전략은 여러 모로 어른을 대할 때와 동일하다. 청소년들이 독립적인 선택과 의사결정으로 고심할 때, 저항에 대해 예측하는 것은 중요하다. 이 발달단계에서 핵심은 청소년들이 실제보다 더 큰 영향력과 현실적인 능력을 갖추고 있다고 믿어 주는 능력이다. 그들은 규칙을 따르지 않거나 위험한 행동을 저지르거나 자신들의 죽음을 부정하려고 한다(Leifer & Hartston, 2004, p. 153). 환자가 부정적인 행동에 따르는 현실적인 결과를 인식하지 못할 때, 행동변화를 일으키는 일은 아주 힘든 일일 수도 있다(Leifer & Hartston, 2004; Polan & Taylor, 2003).

학령기 아동과 상담할 때 기질은 중요한 요소다. 부모는 여전히 규칙을 정해 주는 중요한 역할을 하지만, 청소년들은 시간이 지날수록 점점 더 이러한 규칙이나 규정에 저항하려고 할 것이다. 부모의 기질과 청소년의 기질은 관계에 영향을 주고, 조화를 이룰 수 있는지 없는지를 결정한다. “음악에서 그러하듯이, 조화란 많은 음이 모여 하나의 기분 좋고 의미 있는 관계를 만들어내는 것을 의미한다”(Chess & Thomas, 1986, p. 97). 이러한 관계는 청소년과 상담할 때 부모의 참여 정도를 결정하는 데 도움을 준다. 관계가 좋지 않을 때 부모는 행동변화를 일으키는 데 부정적인 영향을 줄 것이다. 부모와 청소년이 조화로운 관계일 때는 보통 부모의 참여가 이루어지나 우선적으로 청소년에게 관심이 집중된다. 사춘기 청소년들과 MI를 할 때 고려할 사항은 다음과 같다.

- 저항 인정하기
- 양가감정 인식하기
- 독립 격려하기
- 비현실적인 생각은 하지 않게 하기
- 복합반영보다는 단순반영을 활용하기
- 정적 강화 제공하기

청소년들은 가족구성원이 되어 가족의 신념을 따르는 데 저항하는 경향이 있다. 그들은 독립적인 개인이기를 원하고 자신만의 신념을 만들어 내기 위해 노력한다. 청소년들과 직접적으로 상담을 할 때는 저항을 받아들이거나 ‘저항과 함께 구르는’ 것이 필수적이다. 그들이 누구인지 또 무엇이 그들을 독특한 개인으로 만들어주는지를 이해하려고 하라. 그들이 자신의 자기개념(self-concept)에 포함시킬 신념에 대해 고심하고 있을 때, 간호사는 그들을 판단하는 것을 피하고, 청소년들이 편안함을 느끼고 자신의 생각을 자신 있게 표현할 수 있는 환경을 만들어 주어야 한다(Leifer & Hartston, 2004; Polan & Taylor, 2003).

양가감정은 청소년기의 특징이다. 이 시기에는 가족으로부터 벗어나려는 움직임이 나타지만, 한편으로는 계속해서 부모로부터의 사랑, 지지, 지도를 필요로 한다(Polan

& Taylor, 2003). 양가감정은 발달단계와 관련되어 있기 때문에 이를 인식하는 것은 청소년이 의사결정을 놓고 고심하는 시기를 이해할 때 도움이 된다. 이러한 양가감정을 살펴보는 것은 특정한 이슈에 대해 나타나는 양가감정을 발견하는 데 필요할 수 있다.

독립은 청소년기의 중요한 목표다. 간호사는 청소년이 유지하고 수정하고 피하기를 원하는 행동이 무엇인지 확인하면서 독립을 위한 행동을 격려해야 한다. 간호사가 자신의 관점을 존중해 주고 자신의 독립을 지지한다고 청소년들이 인식하면, 청소년과 간호사 사이에 강한 유대감이 형성된다. 그렇게 되면 간호사와 청소년은 행동변화의 단계로 나아갈 수 있다(Leifer & Hartston, 2004; Polan & Taylor, 2003).

보통 청소년은 자신이 천하무적이라고 느끼기 때문에 비현실적인 목표를 갖고 있다. 이들은 다른 사람들은 위험한 행동으로 해를 입더라도 자신에게는 부정적 결과에 대한 면제권이 있다고 생각한다. 이를 '개인적 우화(personal fable)'라 부른다. 이러한 잘못된 인식에 기반한 목표설정을 바로잡아주면 더욱 성공적인 결과를 촉진할 수 있다. 치료적 관계를 유지하고자 이러한 '신념 지키기'를 피하려고 노력할 때는 반드시 주의가 필요하다(Bastable, 2006).

청소년들은 추상적으로 생각하고 복잡한 개념을 이해할 수 있으므로 단순반영 이상을 이해할 수 있다. 그렇기에 단순반영만을 활용하기보다는 복합반영과 은유를 함께 이용하는 것이 중요하다. 복합반영을 사용함으로써 청소년들은 좀 더 다양한 수준의 사안에 대해 살펴볼 수 있고, 자신의 개인적인 목표 성취로 나아가는 단계를 표현하기 위해 좀 더 진전된 사고를 시작할 수 있다(Leifer & Hartston, 2004; Polan & Taylor, 2003).

정적 강화는 MI에 항상 포함된다. 청소년들은 부모와 친구들에게 긍정적인 반응을 얻으려 노력한다. 특히 친구의 반응은 사춘기 청소년들의 우선순위이다. 간호사는 이러한 특징을 활용하고 청소년들이 자신의 친구에게 동의를 받는 긍정적인 행동에 대해 집중할 수 있다. 청소년들은 자신의 친구들과 공유하는 행동을 대표하는 다양한 행동을 보여준다. 이러한 긍정적인 행동에 집중하고 칭찬하는 것은 청소년들이 자신감을 형성하고 긍정적인 결과를 얻을 수 있게 도와준다.

## 성인의 동기강화하기

어린 시절처럼 성인기에도 다양한 단계가 존재한다. 성인이 특정한 행동을 하는 요인은 발달단계에 따라 다양하다. 좀 더 젊은 연령대의 성인들은 높은 연령대의 성인들과는 다른 목표와 동기화 요인을 가질 것이다. 청년들은 보통 건강한 생활방식에 대한 정보를 찾으려 하거나, 건강에 부정적인 영향을 미칠 수 있는 위험요소를 여전히 감수하려 하는 상태에 머물러 있다. 노인들은 반면 만성질환 관리에 주력하면서 장기간의 합병증 예방을 시도할 수 있다. 이러한 차이점에 대한 인식은 MI를 통해 행동변화를 촉진하려 할 때 도움이 될 것이다. 만성질환 관리의 중요성, 개인적으로 우선시하는 사항, 그리고 변화의 이행 사이에서 공통적 배경을 발견하는 것은 어려운 일일 수 있다(Bastable, 2006; O' Connor, Stacey & Legare, 2008).

아동이나 청소년과 마찬가지로 성인의 기질은 삶의 일상과업에 대처하는 개인의 방식을 형성하는 데 중요한 요인으로 작용한다"(Chess & Thomas, 1986, p. 101). 단지 기질만이 누군가의 성격이나 행동문제의 원인이라고 볼 수는 없다. 기질은 "어떤 사람의 성격, 능력, 동기, 기대, 환경에 대한 요구 간의 조화 혹은 부조화이다"(Chess & Thomas, 1986, p. 103). 비만이며 제2형 당뇨를 앓고 있고, 자신의 일상생활에 운동을 포함시키려고 고심하고 있는 낮은 활동수준의 환자를 살펴보자. 이 사람은 운동을 격려하는 간호사에게 저항을 할 수도 있다. MI 능력은 이러한 상황에서 필수적이다.

성인은 독립적인 의사결정자로서 MI에서 가장 중요한 역할을 한다. MI의 기본전략은 성인기 내내 적용할 수 있다. 가족은 건강한 행동을 지지하는 데는 아주 중요한 역할을 하지만, 상호작용의 초점이 되지는 않는다. 성인과 청소년 환자는 모든 MI 전략에서 혜택을 받을 수 있다.

## 청년기

청년은 20세에서 40세까지를 이른다. 이 발달단계에서 중요한 양상은 청년들이 보통 독립하여 살고 가족을 이루며 경력을 쌓기 시작한다는 점이다. 청년과의 상호작용에서는 질병 예방, 역할전이(role transition), 질병관리, 혹은 가정을 관리하는 데 따른 스트레스 요인과 관련된 문제, 가족, 경력 혹은 만성질환을 집중적으로 다룬다(Bastable, 2006; Leifer & Hartston, 2004; Polan & Taylor, 2003). 그 관심의 주제는 끝이 없다. 이 발달단계에서 특별히 고찰해야 할 사항은 다음과 같다.

- 환자가 Maslow의 욕구단계 중 어느 단계에 위치하고 있는가를 알아보기 위해, 학교, 일, 관계 그리고 독립수준과 관련해 어디에 위치하는지 평가하기
- 자기반영 발전시키기
- 양가감정 인식하기
- 가족의 지원 격려하기
- 단순반영보다는 복합반영을 활용하기

- 정적 강화 제공하기
- 변화중요성 척도(importance ruler) 이용하기

청소년이 청년단계에 접어드는 시기에는 강한 자아개념이 발달하게 된다. 독립적으로 되는 이들은 우선적으로 기본욕구를 가지게 될 것이다. 가족을 이루기 시작한 청년은 Maslow의 단계 중 안전과 보안 혹은 대인관계 단계에 좀 더 주력할 수 있다. 성공적으로 자부심을 갖고, 다른 사람들을 존경하는 단계에까지 이르는 청소년이 있을 수도 있다. 환자와 가까워지고 라포를 형성하는 것은 필수적이다. 청년들의 발달 양상은 실로 다양하므로 환자에 대해 안다고 가정해서는 안 된다(Bastable, 2006; Leifer & Hartston, 2004; Polan & Taylor, 2003).

"청년의 인지능력은 완전히 발달하였다. 그러나 그들은 계속해서 형식적·비형식적인 경험을 통해서 새로운 지식과 기술을 축적한다"(Bastable, 2006, p. 126). 청년이 분석하며 문제를 풀고, 독립적인 결정을 하고 건강한 행동의 결과를 인식할 때 그들을 지지해 주는 것이 중요하다. 이 시기는 건강, 가족, 그리고 경력에 대한 결정으로 가득 차 있을 때다. 간호사의 역할은 환자가 수많은 의사결정의 순간에 직면할 때 그의 자아성찰을 돕는 것이다. 이는 어떤 움직임을 일으켜 행동을 하게 만들고 이 행동을 통해 환자가 개인적인 목표를 충족시키는 것을 도울 것이다.

양가감정은 전 생에에 걸쳐 나타나며, MI의 원동력이다. 양가감정이 나타날 때 간호사는 이를 탐색하고, 자연스러운 과정으로 받아들여야 한다. 환자에게 해롭다고 판단되는 행동이 있을 때, 적절한 의사소통 기술은 그 행동을 지속할지, 변화시킬지에 대한 환자의 감정을 고찰하는 데 도움을 준다. 변화를 위해 간호사가 적절하다고 판단하는 정보를 주는 것보다는 간호사가 환자와 함께 협력하여 감정을 탐색하는 것이 성공적일 것이다.

비록 가족의 지원이 청년단계에 필수적인 것은 아니지만 유익하다. 간호사는 가족참여를 발달의 어느 단계에서든 권장한다. "간호사들은 가족구성원들, 혹은 가족과 다른 의료전문가들 간의 의사소통을 용이하게 만드는 매개가 될 수 있다"(Wright & Leahey, 1994, p. 109). 청년이 부모인지, 자녀가 없는 기혼자인지 혹은 독신인지에 관계없이, 가족은 부모의 행동에 영향을 받고 부모는 가족에게 영향을 받는다. 이전에도 설명했듯이 가족구성원 안에 있는 모든 사람들은 한 사람의 건강, 위험한 행동, 건강과 관련된 결정에 영향을 받는다. 가족의 지지만이 행동변화를 위한 상담에서 결과를 이끌어낼 수 있다.

MI에서는 간호사가 환자의 진술을 이해한다는 사실을 보여 주기 위해 반영을 활용한다. 반영은 환자가 새로운 관점을 가질 수 있게 도와준다. 이 단계에서는 좀 더

복잡한 반영을 사용할 수 있다. 왜냐하면 청년은 은유와 추상적인 사고를 완전히 이해할 수 있기 때문이다. Miller와 Rollnick(Miller & Rollnick, 2002)은 복합반영을 많이 사용하고, 단순반영은 적게 사용하라고 권장했다. 이 충고는 성인의 모든 발달단계에 적용할 수 있다.

긍정적인 강화는 모든 발달단계에서 필수적이다. 건설적인 행동에 대한 칭찬은 이 행동을 지속하고 더 높은 목표달성을 시도하게 한다. 예를 들어 환자는 자신의 삶에 존재하는 모든 스트레스 요인 때문에 어쩔 줄 몰라할 수도 있다. 환자는 개인적인 건강목표를 이루기 위해 열심히 노력해 왔지만 스트레스 요인 때문에 산만해졌다. 간호사는 환자가 간과했을 수도 있는 상황의 긍정적인 면을 알려 주어야만 한다. 이러한 칭찬은 환자가 긍정적인 감정에 집중하고 힘을 얻으려 할 때 중추적인 역할을 할 수 있다.

한 연구에서는 대학생들을 대상으로 변화중요성 척도(importance ruler)와 변화에 대한 준비도(readiness)의 활용을 살펴보았다. 그 결과 두 가지 도구 모두 효과적임이 판명되었다. MI에서 사용하는 변화중요성 척도와 변화자신감 척도(confidence ruler)는 10점의 리커트 척도이다. 이 연구결과는 변화중요성 척도가 동기평가에 유효한 수단이라며 이를 사용하는 것을 지지한다(Harris, Walters & Leahy, 2008). 연구 참여자는 청년들로 연구결과를 이 연령대에 적용할 수 있다. 다른 발달단계에서도 이 도구를 활용한 연구를 실행하여 비교해 볼 필요가 있다(Harris et al., 2008).

## 중년기

중년은 40세에서 65세 사이의 성인이다. 보통 이 발달단계의 목표는 청년기와는 다르다. 이 규칙의 예외는 가족구성원이 늘어났거나 자신의 가정을 꾸려 나가기 시작한 중년 여성이다. 이 시기에는 보통 경력을 인정받고 강한 자아감(sense of self)이 자리를 잡는다. 자녀들은 성장하여 집에서 함께 살거나 독립하여 산다. 아동들이 독립한 중년은 새로운 관심사를 찾고 자신을 더 깊이 탐구하고 싶어 하며 과거, 현재 그리고 미래의 목표에 대해 고찰하고 싶어 한다(Bastable, 2006; Leifer & Hartston, 2004; Polan & Taylor, 2003). 중년 대상자와 함께 MI를 할 때 특별히 염두에 둘 사항은 다음과 같다.

- 환자가 자신의 개인적인 목표를 솔직하게 재검토할 수 있도록 치료적 관계 조성하기
- 과거를 살펴볼 수 있게 격려하기
- 양가감정 살펴보기

- 저항 기대하기
- 단순반영보다는 복합반영을 사용하기
- 성취감을 느낄 수 있도록 격려하기

중년은 과거를 검토해야 하는 발달단계이며 미래에 대한 전망은 행동목표를 재수립하는 데 도움을 줄 수 있다. 간호사는 현재 혹은 미래의 목표를 평가할 때 환자가 편안함을 느낄 수 있는 치료적 관계를 조성할 필요가 있다. 개인적인 판단을 피하고 환자의 개인적 신념과 목표를 존중해 주는 것이 이러한 관계를 형성하는 데 기여한다. 우리가 지나온 길은 보통 우리가 앞으로 가야 할 방향을 알려 준다.

간호사는 지금까지 행동변화에서 성공적이었던 시도와 실패했던 시도를 인지해야 한다. 이러한 경험은 환자의 자존감(self-esteem)을 형성하는 데 도움을 주고 궁극적으로는 그들이 새로운 목표를 설정할 때 성취할 수 있다고 믿는 것에 영향을 미친다. 환자가 자신의 과거를 돌아보게 격려하는 것은 반드시 필요한 일이다. 과거에 어떤 일이 잘 되었는지를 아는 것은 성공적인 목표설정과 성취를 촉진한다. 성공하지 못했던 행동에 대해 아는 것은 환자로 하여금 미래에 같은 행동을 피할 수 있게 해 준다. 과거의 실패를 피하는 것이 미래의 성공을 보장해 주지는 못하지만 실수를 되풀이하는 것을 막고 환자가 자신의 성공 가능성을 살펴볼 수 있게 도와준다. 이 발달단계에서의 또 다른 중요한 요소는 '중년의 위기(midlife crisis)'인데, 이때 환자는 놓쳐 버린 기회를 보상하려는 시도로 이례적인 행동을 할 수도 있다. 이러한 행동은 행복에 대한 잘못된 생각을 촉진하는 듯하다. 그렇기에 간호사는 이런 위기의 시기에 관점이 변화된 환자가 소외감을 느끼지 않도록 조심해야만 한다(Leifer & Hartston, 2004).

환자는 과거의 성공과 실패 이력을 통해 양가감정에 대해 더 많은 사실을 알게 된다. 환자는 자신의 선택에 따른 혜택과 부정적인 결과를 많이 보아 왔다. 이 사실은 환자가 변화를 필요로 하는 부분이 어디인지, 또 어떤 단계가 성공적일지를 알아볼 때 더 많이 고심하고 따져볼 수 있게 한다. 생활방식을 변화시키는 것에 대해서는 언제나 찬반양론이 존재한다. 환자는 부정적인 경험, 지식의 부족, 행동변화의 긍정적인 효과에 대한 선견지명의 부족, 개인적인 두려움 때문에 양가감정을 가질 수도 있다. 중년이 느끼는 양가감정의 원인을 이해하는 것은 간호사가 상담의 방향을 잡도록 도와준다.

저항은 어떤 발달단계에서든 불가피하다. 이 단계에서 저항은 공통적이다. 중년의 성인은 행동에 따르는 부정적인 양상을 목격해 왔다. 그래서 그들은 잠재적으로 긍정적일 수 있는 결과에 대한 통찰력을 상실했을 수도 있고, 행동변화에 따라 접어드는 어려운 국면을 헤쳐 나갈 수 있도록 돕는 지원 시스템(support system)을 상실했을 수도 있다. 저항을 인식하고 수용함으로써 환자는 자신이 저항하는 이유에 대해 완전히 파악하고 잠재적으로 보다 긍정적일 수 있는 경험을 찾으며 결국 보다 큰 승리를 얻을 수 있다.

중년과 청년에게는 단순반영보다 복합반영을 더 많이 활용해야 한다. 단순반영을 통해 라포를 형성할 수 있지만, 환자가 자신이 성취할 수 있는 것이 무엇인지를 알아볼 때는 복합반영이 더 많이 쓰일수록 더 깊은 사고과정이 나타난다(Miller & Rollnick, 2002).

중년이라는 발달단계에서 환자는 자신이 걸어온 길과 성취한 것을 고찰한다. "사실 중년은 만족스럽지 못한 삶의 양상을 바꾸는 선택을 할 수도 있고, 새로운 생활양식을 채택하는 선택을 할 수도 있다"(Bastable, 2006, p. 129). 이는 간호사가 성취감을 불어넣어 줄 수 있는 기회다. 사람들은 자신이 걸어온 길에 만족을 느낄 때 자신이 좀 더 멀리 나아갈 수 있는 능력을 지녔으며 자신이 설정한 목표가 무엇이든지 간에 이루어낼 수 있다고 믿는 경향이 있다. 간호사는 환자가 이룬 성취에 대해 칭찬해 주고 환자로 하여금 성공적인 성취를 만들어 내는 요인이 무엇인지를 알아내어 그러한 능력과 기술로 새로운 목표를 이루어낼 수 있도록 도움을 준다.

## 노년기

노인은 65세 이후의 연령대를 말한다. "대부분의 노인은 적어도 한 가지의 만성질환을 겪고 있으며 많은 노인들이 다양한 질환을 갖고 있다"(Bastable, 2006, p. 130). 신체적 변화, 가족 내에서의 역할 변화, 은퇴로 인한 사회적 변화에 따른 전반적인 자아상(self-image) 변화와 함께 나타나는 만성질환은 간호사가 행동변화를 지지할 수 있는 기회를 제공한다. 이 시기에 환자는 삶의 목표에 도달할 수 없음에 절망을 느낄 수도 있고, 자신의 전 생애에 걸쳐 이루어 낸 모든 일에 대해 성취감을 느낄 수도 있다. 자가관리(self care)를 촉진하는 것은 이 발달단계에서 필수적이다. 노인들은 매일 의사결정을 하고 자신의 건강에 영향을 주는 행동을 수행한다. 만성질환이 있는 시기에는 스스로 자기를 관리하는 기술을 갖추며 도움을 얻기 위해 의료 종사자들에게 더 많이 의지하고 지식의 격차를 메우는 것이 큰 과제가 된다(Kennedy, Rogers & Bower, 2007).

노인과의 MI에서 기억해야 할 점은 다음과 같다.

- 환자가 추억담을 나눌 수 있게 격려하기
- 의사결정에 능동적으로 참여할 수 있도록 촉진하기
- 장벽을 인식하기

- 건강에 집중하기
- 환자의 내력을 인식하기

노인은 자신의 현재 의견을 형성하는 데 도움을 주었던 수많은 과거의 경험을 마음에 지닌 채 상담에 임한다. "노인과 상담을 할 때 추억담을 나누는 것은 치료적 관계를 형성할 때 활용할 만한 유익한 접근법이다"(Bastable, 2006, p. 135). 노인들로 하여금 과거를 돌아보고, 가장 강력한 추억을 끌어내도록 격려하는 것은 중요하다. 이를 통해 목표를 다루는 데 있어 새로운 관점이 제시될 수도 있다. 이렇게 공유한 정보를 통해 간호사는 환자가 누구인지, 내면에 어떤 능력과 걱정이 있는지 점점 더 이해하고 행동변화를 촉진할 수 있는 수많은 도구를 제공받게 된다. 추억담을 나눔으로써 환자를 자극하여 환자 자신이 어디에 위치하는지, 그리고 자신을 위해 설정해야 할 개인적인 목표가 무엇인지를 재평가하게 할 수 있다(Bastable, 2006).

간호사는 의사결정에 대한 노인의 능동적인 참여를 촉구해야 한다. 보통 노인들은 그들의 독립성을 저해하는 신체적 변화와 전형적으로 발생하는 역할변화 때문에 통제에 대한 상실감을 느낀다. 점점 더 의존적으로 변해 가는 배우자 때문에 자신은 좀 더 독립적이 되어야 하는 환자도 있고, 질병이나 신체적 장애로 인해 더 의존적인 환자도 있다. 의사결정에 대한 참여를 격려하는 것은 건강한 행동변화를 일으키는 추진력이 되는 환자의 자존감(self-esteem)을 높이는 한편 자기개념(self-concept)을 향상시킨다(Bastable, 2006; Leifer & Hartston, 2004; Polan & Taylor, 2003).

노인을 가로막는 수많은 장벽을 인식하는 것이 중요하다. 경제적인 어려움이 자가관리(self-care)에 부정적인 영향을 미칠 수 있다. 환자는 형편이 되지 않기 때문에 처방된 약을 가져가지 못할 것이다. 신체적인 장벽 또한 고려해야 한다. 한정된 자원을 갖고 있는 환자는 더욱 고립될 수 있다. 고립은 사람의 동기수준에 상당한 영향을 줄 수 있는 우울증으로 이어질 우려가 있다. 치매와 같은 인지변화(cognitive change)는 행동변화에 능동적으로 참여하는 능력을 저해할 수 있다. "초창기 이론가들은 노인의 사회적 분리가 당연한 것이라고 믿었다"(Leifer & Hartston, 2004, p. 202). 노인들의 분리나 고립에 대한 이러한 기대는 이 특정한 장벽을 극복하는 데 도움을 줄 수 있다(Bastable, 2006; Leifr & Hartston, 2004; Polan & Taylor, 2003).

노인이 행복에 집중하는 것은 청년이 행복에 집중하는 것과는 다르다. "이제는 더 이상 예방이 아니라 건강의 유지에 주안점을 두어야 한다"(Polan & Taylor, 2003, p.246). 이전에 말한 바와 같이 많은 노인은 적어도 하나의 만성질환을 갖고 있는 것으로 보인다. 예방은 이제 이러한 만성질환에 따른 장기간의 합병증을 포함한다. 노인들은 질병을 관리하고, 자신의 현재 건강상태를 유지하며, 전반적인 건강을 향상시키는 데 따르는 양가감정으로 고심하는 것으로 보인다. 행복이란 건강의 유지와 향상 모두를 포함한다(Leifer & Hartston, 2004; Polan & Taylor, 2003).

노인들과 상담할 때 간호사는 늘 그들의 이력을 염두에 두어야 한다. "간호사는 평생에 걸친 노인의 성취를 알아야 하고 개인적인 판단을 내려서는 안 되며, 학습하기에 좋은 환경을 조성해 주어야만 한다"(Leifer & Hartston, 2004, p. 205). 노인들은 자신이 성취해 낸 것이 있다고 느낄 때 긍정적인 마음가짐을 갖게 된다. 이것은 MI의 성공에 필수적인 요소다.

## 요약

발달단계는 MI를 통한 행동변화를 촉구할 때 중요한 요소이다. 또한 발달단계는 부모와 가족들의 참여 정도를 결정하는 데 지침이 된다(**그림 5-2**). 비록 개인적 기질의

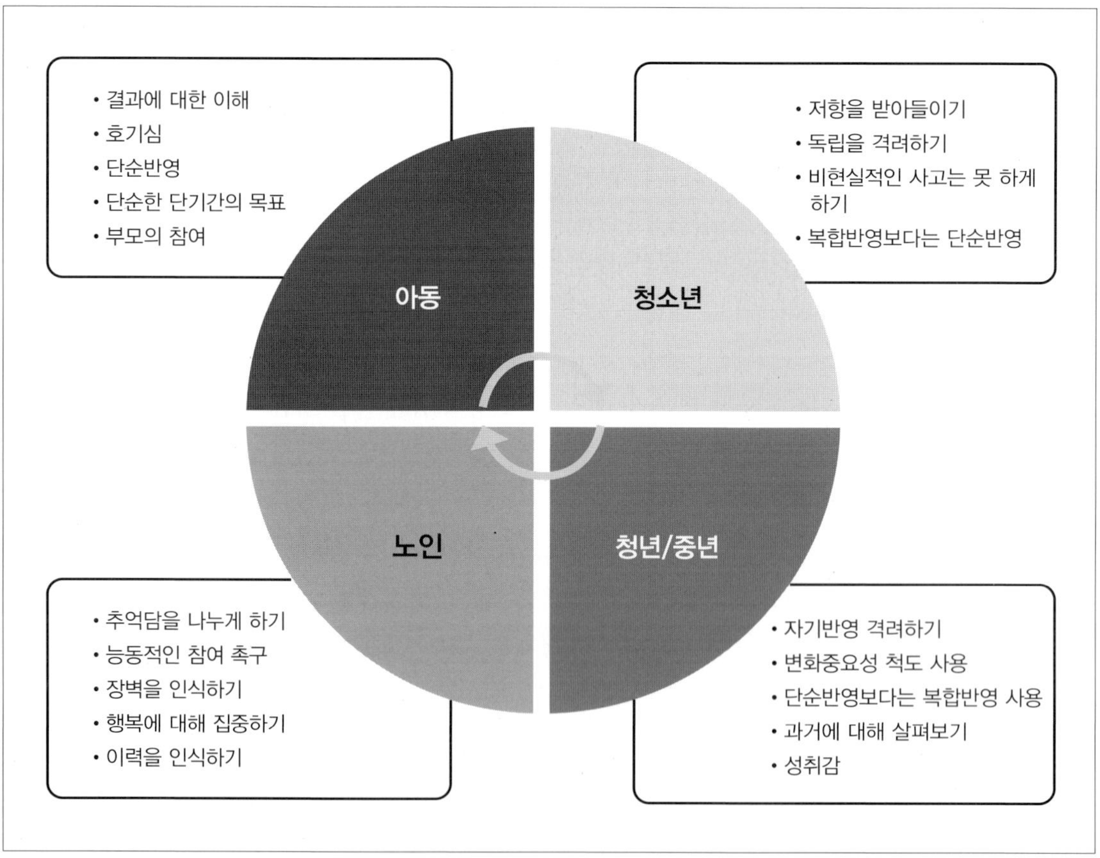


**그림 5-2** 동기와 발달단계

몇몇 양상은 평생 동안 지속되지만, 다른 양상은 시간의 흐름에 따라 변화할 수 있다. 이 장에서 우리는 다음 장들에서 나오게 될 예를 통해 발달단계에 대한 고려사항을 검토해 보았다.

## 참고문헌


Bastable, S.(2006). *Essentials of patient education.* Sudbury, MA: Jones and Bartlett.

Carey, W. & McDevitt, S.(1995). *Coping with children's temperament: A guide for professionals.* New York: Basic Books.

Chess, S. & Thomas, A.(1986). *Temperament in clinical practice.* New York: The Guilford Press.

Harris, T. R., Walters, S. & Leahy, M.(2008). Readiness to change among a group of heavy-drinking college students: Correlates of readiness and a comparison of measures. *Journal of American College Health, 57*(3), 325-330.

Kennedy, A., Rogers, A. & Bower, P.(2007). Support for self care for patients with chronic disease. *British Medical Journal, 334*(7627), 968-970.

Leifer, G. & Hartston, H.(2004). Growth and development across the lifespan: A health promotion focus. St. Louis, MO: Saunders.

Miller, W. & Rollnick, S.(2002). *Motivational interviewing: Preparing people for change* (2nd ed.). New York: The Guilford Press.

Murtagh, J., Dixey, R. & Rudolf, M.(2006) A qualitative investigation into the levers and barriers to weight loss in children: Opinions of obese children. *Archives of Disease in Childhood, 91*, 920-923.

O'Connor, A., Stacey, D. & Legare, F.(2008). Coaching to support patients in making decisions. *British Medical Journal, 336*(7638), 228-229.

Polan, E. & Taylor, D.(2003). *Journey across the lifespan: Human development and health promotion.* Philadelphia: F.A. Davis.

Suarez, M. & Mullins, S.(2008). Motivational interviewing and pediatric health behavior interventions. *Journal of Developmental & Behavioral Pediatrics, 29*(5), 417-428.

Wright, L., Leahey, M.(1994). *Nurses and families: Aguide to family assessment and intervention.* Philadelphia: F.A. Davis.

Motivational Interviewing in Cardiac Health

06

# 심혈관계 건강을 위한 동기강화상담

## 학습목표

1 심혈관계 질환이 대상자에게 미치는 영향을 확인한다.

2 심혈관계 질환을 관리하는 데 있어 왜 행동변화가 중요한지 적어도 3가지 이유를 밝힐 수 있다.

3 심혈관계의 건강을 유지하는 데 있어 흔히 나타나는 문제를 목록으로 만들 수 있다.

4 자가관리기술을 증진시키고 행동변화를 촉진하기 위한 동기강화상담의 장점을 적어도 3가지 생각해 낼 수 있다.

5 제시한 사례에서 나타난 다양한 동기강화상담 기술을 확인할 수 있다.

## 핵심용어

**고밀도지단백질** High-density lipoprotein
**고혈압** Hypertension
**관상동맥질환** Coronary heart disease
**뇌졸중** Stroke
**말초동맥질환** Peripheral arterial disease
**말초혈관질환** Peripheral vascular disease
**미국뇌졸중협회** American Stroke Association
**미국 심장협회** American Heart Association
**미국 당뇨병협회** American Diabetes Association
**미국 심장병학회** American College of Cardiology
**미국 심장, 폐 및 혈액 연구소** National Heart, Lung, and Blood Institute
**선천성 심장질환** Congenital heart disease
**심혈관계 질환** Cardiovascular disease
**저밀도지단백질** Low-density lipoprotein
**DATA2010**

## 서론

심혈관계 질환은 개인의 삶에 파괴적인 영향을 미칠 수 있다. "추측컨대 8천만 미국 성인(3명 중 1명)은 한 가지 형태 이상의 심혈관계 질환을 앓고 있다(American Heart Association, 2009, p.6). 이런 통계를 통해 우리는 대부분의 사람들이 심장질환의 영향을 받을 것이라고 가정할 수 있다.

모든 환자는 누군가의 부모이고, 형제자매이고, 자녀이고, 배우자이며, 친구다. "매일 심혈관계 질환으로 약 2,400명의 미국인이 사망하는데, 이는 37초에 한 명 꼴이다. 이 질환은 암, 만성 하부호흡기 질환, 사고와 당뇨합병증만큼 많은 생명을 앗아간다"(American Heart Association, 2009, p. 7). 뇌졸중을 포함한 심혈관계 질환은 미국에서 주요 사망원인의 하나다. 그러나 동시에 충분히 예방이 가능하기도 하다. 흥미롭게도 만약 다양한 형태의 심혈관계 질환이 없어진다면 미국인들의 기대수명은 7년 길어질 수 있다. 분명한 것은 예방에 대한 관심, 유지, 치료가 가장 중요하다는 점이다(American Heart Association, 2009; Centers for Disease Control and Prevention[CDC], 2009).

미국 보건사회복지국(The U.S Department of Health and Human Services)은 고혈압 및 총콜레스테롤과 관련된 통계를 보고하였다. 고혈압의 유병률은 나이와 함께 증가한다. 2003~2006년에 45~54세 인구의 36%와 75세 이상 인구 중 남성의 65%, 여성의 80%가 고혈압으로 나타났다. 총콜레스테롤(>240mg/dL)이 상승한 인구의 비율은 시간이 지남에 따라 감소하였다. 여성이 남성보다 콜레스테롤 상승으로 인해 더 고통받는 것으로 보인다(National Center for Health Statistics, 2009).

심혈관계 질환을 관리하는 데는 많은 비용이 들지만, 현재의 경제상황에서는 합리적인 비용을 유지하는 것이 매우 중요한 부분이다. 건강행동이 증가하고 심혈관질환이 감소하면 의료비용을 줄이는 데 도움이 될 것이다. 2009년 한 해 동안 심혈관계 질환과 뇌졸중 관리에 들어간 비용은 4,750억 달러를 넘어선다. 여기에는 의료비용 말고도 사망 또는 장애로 인한 생산력 감소의 숨은 비용이 포함된다. 의료비용을 조정하고 국민의 건강을 향상시키는 것은 우리의 최우선과제 중 하나다(American Heart Association, 2009; CDC, 2009).

뇌졸중과 심혈관계 질환은 여러 가지 질환 중에서 이전 통계에 기초하여 Healthy People 2010의 관심영역으로 지목되었다. 신체활동과 비만(Physical activity and obesity)과 같은 Healthy People 2010의 주요한 건강지표는 간호실무를 안내하는 역할을 해 준다. "CDC의 책무는 Healthy People 2010에서 정한 목표와 정책에 바탕을 두고 있으며, 동시에 심혈관계 질환과 뇌졸중 예방전략 분과, 심혈관계 질환과 뇌졸중 예방을 위한 공공건강실천계획을 기반으로 한다"(CDC, 2009).

DATA 2010(Healthy People 2010의 데이터베이스)을 통해 활용할 수 있는 자료는 Healthy People 2010에서 제시한 전략으로 만든 것이고 심장질환과 직접적으로 관련이 있다. 이 자료는 심장건강을 향상하기 위한 올바른 방향을 제시해 준다. 자료는 2005년부터 지금까지 수집되고 있으며, Healthy People 2020의 기준이 개발되기 전에 더 많은 자료를 모을 필요가 있다. 이 자료에는 콜레스테롤 검진, 심부전 관련 입원과 신체활동에 대한 건강행동상담, 금연, 건강한 영양에 대한 내용이 들어간다(CDC, 2009; www.healthypeople.gov/About/hpfact.htm).

CDC에 따르면 평균 콜레스테롤 수준은 202mg/dL이다. "총콜레스테롤 수준이 10% 떨어지면 관상동맥질환 발생률이 30%가량 감소하는 결과를 가져올 수 있다(CDC, 2009). 총인구의 90%가 자신에게 고혈압이 있는지 여부를 알고 있고, 그중 93%가 고혈압을 조절하기 위한 조치를 취한다. 자료를 보면 첫 번째 심장발작을 경험한 사람의 약 69%, 처음으로 뇌졸중을 경험한 사람의 77%, 울혈성 심부전 환자의 74%가 140/90mmHg 이상의 고혈압이었다(American Heart Association, 2009, p. 18). 이런 자료는 국민의 심혈관건강을 향상시키기 위해서는 관심이 필요하다는 점을 환기시킨다. 동기강화상담(Motivational Interviewing, MI)을 통하여 개인의 행동변화를 촉진시키는 것은 전체적인 통계수치를 향상시킬 것이고 국민의 건강을 향상시켜 줄 것이다.

## 심혈관질환 관리의 어려움

심혈관계 건강에 수많은 방해물이 있는 것처럼 심혈관질환을 예방하고 관리하는 데에도 많은 도전이 존재한다(**그림 6-1**). 가장 핵심적인 것은 증상과 징후를 빨리 알아차리기 어렵다는 점이다. 환자는 자신도 모르는 사이에 심장질환이나 뇌졸중으로 인한 사망이나 장애의 위험에 빠질 수 있다. 일반적으로 건강행동을 하기 위해서 우리는 우리 자신을 동기화시킬 무언가가 필요하다. 흔히 신체적 증상이 동기화 요인으로 작용한다. 일단 우리가 건강이 좋지 않다고 느끼게 되면 이를 개선할 수 있는 행동을 취하기 때문이다. 우리가 건강이 좋다고 느낄 때는 심장건강에 대한 신체적 경고를 느끼지 못한다. "병의 진행을 최소화하거나 예방하기 위한 행동변화는 심부전을 치료하기 위해 처방된 투약을 지키는 것만큼 중요하다. 가장 변화시키기 어려운 일상생활습관으로는 금연, 체중감소, 소금섭취 제한이 있다(Paul & Sneed, 2004, p. 305)."

우리가 문제를 알아차릴 수 있게끔 하는 증후는 명백하지 않을 때가 많으며, 더구나 심장건강과 그것이 연결되어 있다는 생각을 잘 하지 못한다. 심장질환은 다른 요인과 독립적일 수도 있고 당뇨와 같은 다른 질병의 합병증으로 올 수도 있다. 이러한 경

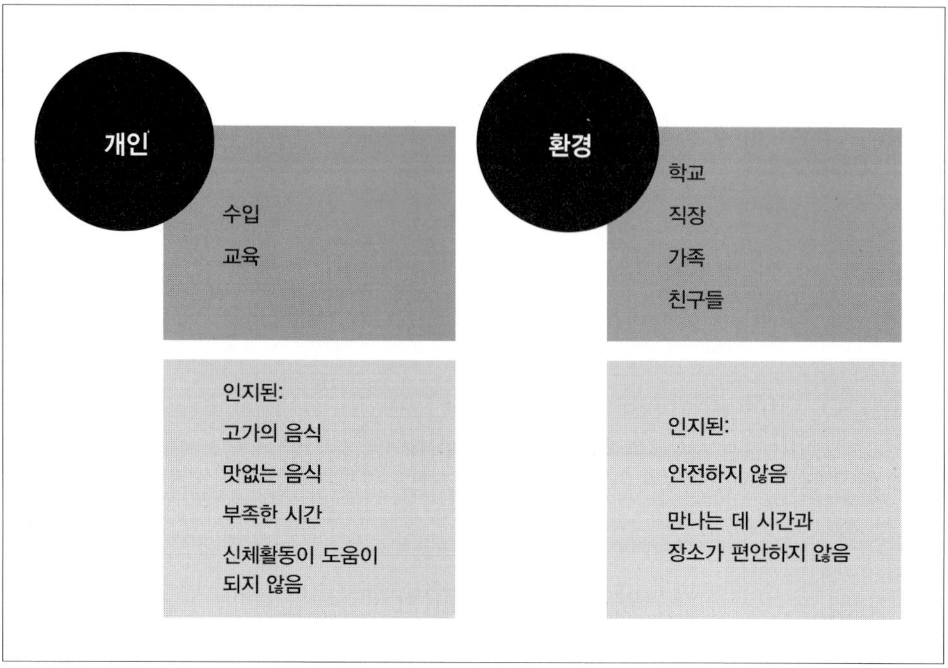


**그림 6-1 심혈관계 건강에 있어서의 장애성**

출처: Gatewood, J. et al. (2008).

우 환자의 문제가 복잡해질 수 있는데, 이는 복합 만성질환을 관리하고자 할 때 나타날 가능성이 있는 여러 가지 심각한 증상 때문이다. 심혈관계 문제에는 심부전, 선천성 심장병, 뇌졸중, 말초혈관질환, 말초동맥질환, 고혈압, 이상고지질혈증 등이 있다. 환자들이 치료지침을 따르지 않을 때 심장질환이 더 악화될 수 있다. 이것은 환자들이 재입원하는 가장 큰 이유이다. MI는 환자의 변화에 대한 준비도를 사정하고, 환자들이 적절한 시기에 변화를 향해서 나아가도록 하는 데 효과적이다(Paul & Sneed, 2004).

현재의 생활습관을 유지할 때의 위험성이 좋은 점보다 월등히 클 때만 행동변화가 필요하다는 결정을 내릴 수 있다. 신체에너지의 부족이나 다른 건강문제는 심혈관계 질환 관리에 시간과 노력을 할애하는 데 어려움이 될 수 있다. 환자 스스로 변화를 이끌어 내고 현재 상태를 유지하도록 안내해 주는 것은 아주 도전적인 과제이지만 행동변화를 촉진하기 위해서는 필수적이다.

치료가 이루어지는 시간과 장소가 환자의 참여를 방해하는 요소로 작용하는 경우가 많다. 따라서 만나는 시간을 유연성 있게 조정해야 한다. 환자가 자신의 집에서 편안하게 상호작용할 수 있는 전화상담을 생각해 보자. Kreman 등(2006)은 한 번의 전화상담회기가 지질검사 수치와 활동의 수준에 긍정적인 효과를 나타냈음을 보고하였다. 또한 이 연구는 이후의 고무적인 결과도 보여 주었다.

- 총콜레스테롤이 37.5mg/dL까지 줄어들거나 15% 감소
- 평균 저밀도지단백이 28.33mg/dL까지 줄어들거나 17% 감소
- 신체적 건강 수준이 13%까지 증가함

위험요인을 고려하는 것 역시 중요하다. 나이, 성별, 유전자 등 일부 위험요인은 교정할 수 없다. 교정할 수 있는 위험요인에 집중하면 환자 스스로 호전되는 것을 확인하고 달성가능한 목표를 세울 수 있으므로 환자의 자기존중감이 높아진다. 바꿀 수 있는 심혈관질환 위험요인에는 흡연, 고지혈증, 고혈압, 신체활동 부족, 비만과 당뇨가 있다(Gatewood et al., 2008).

환자들의 치료 준수율을 증가시키기 위해서 미국심장협회(2009)는 다음과 같은 MI 기술을 추천하고 있다.

- 환자 참여
- 상담회기마다 진행상황 모니터하기
- 대화를 이끌어 낼 수 있는 질문을 하기
- 환자의 현재 나이, 성별, 가치, 믿음, 태도와 개인적 상황에 근거하여 만남 이어가기

이러한 기술은 MI를 수행할 때 아주 유용하다.

## 자가관리의 장점

환자들은 그들의 건강과 안녕에 대해 어느 정도 조절감을 가질 필요가 있다. 사람들은 이전의 성공경험에서 정보나 동력을 얻는 경향이 있다. 환자들이 타인에게 의존해야 하고 자신의 건강을 조절할 수 없다고 느낄 때는 자신의 건강을 향상시키기 위해 변화해야 할 동기가 잘 생기지 않는다. 어떤 일 연구에서, 만성심부전을 가진 환자를 대상으로 신체활동 제한과 독립심의 관계를 살펴보았다. 그 결과 우리는 환자의 심장 상태를 평가할 수 있는 측정가능한 변수를 고려해야 할 뿐만 아니라 삶의 질을 고려해야 할 필요가 있는 것으로 나타났다. 이 연구에서는 삶의 질을 높이기 위해 MI를 사용한 것에 대해 평가하였다. 그 결과 자기효능감과 동기수준이 유의미하게 향상되었다(Brodie, Inoue & shaw, 2008).

다른 연구 역시 심부전 환자들의 삶의 질과 자기간호를 평가하였으며, 중재는 간호사에 의해 수행되었다. 간호사는 입원환자를 대상으로 지지적 교육중재를 수행하였다. 비록 눈에 띄는 즉각적인 효과가 나타나지는 않았으나 중재그룹의 자기간호행동은 추후조사 시점에 더 높았다. 이 결과는 변화의 능력을 반영하는 것이 아니라 진정한 행동변화를 증명해 주는 것이다(Jaarsma et al., 2000).

이 연구들은 MI가 무엇을 할 수 있는지를 보여 주었다. 또 다른 연구에서는 심장재활을 받는 환자에 대한 MI의 효과를 평가하였으며, 동시에 환자들이 이를 수용가능한 기술로 받아들이는지의 여부를 살펴보았다.

결과는 놀랍지 않았다. 환자들은 잘 참여하였고 할당된 10분의 시간을 넘기고도 계속하기를 원했다. 이 연구에 참여했던 직원은 "환자들은 말하는 것을 멈추지 않았어요. 그들은 우리가 한눈팔지 않고 그들에게 집중하는 시간과 관심을 좋아했어요"라고 말했다.

이러한 일은 MI를 적용할 때 자주 일어난다. 환자들은 자신을 열고 스스로에 대한 정보를 나누며 그들의 질환관리에 대한 대화를 간호사가 주도하고 있다고 느끼지 않는다(Everett, Davidson, Sheerin, Salamonson & DiGiacomo, 2008).

## 사례연구

다음 사례는 간호사와 환자 사이의 간단한 중재를 보여준다. 각 사례연구에 포함되는 두 번의 만남에서 나타나는 차이에 주목하라.

### 사례연구 1

환자는 발생징후 없이 심근경색을 경험한 후에 또 다른 심장질환을 진단받았다. 환자의 건강을 향상시키고 또 다른 심근경색의 위험을 줄이기 위해서 행동변화가 필요하다.

#### MI가 아닌 상호작용

:: **간호사** "좋은 아침입니다. 오늘 어떠세요?"

:: **환자** "기분 더러워요. 그냥 집에 가고 싶어요."

:: **간호사** "제가 도울 수 있습니다. 퇴원하기 전에 확인해야 할 몇 가지가 있습니다. 드셔야 할 약에 대해서 잠깐 살펴보았으면 좋겠어요. 그리고 심근경색을 예방하는 데 도움이 되는 운동과 식이요법에 대해서 이야기하려고 합니다."

:: **환자** "좋아요."

:: **간호사** "드실 약의 목록을 만들었어요. 얼마나 자주 먹어야 하는지도 같이요."

:: **환자** "제가 왜 이 약을 다 먹어야 하나요?"

:: **간호사** "의사가 처방한 것입니다. 그리고 제가 할 일은 언제 어떻게 복용해야 하는지 명확하게 이해시키는 일입니다."

:: **환자** "알겠어요."

:: **간호사** "(약의 목록과 투약시간을 읽는다) 자, 이제 우리 운동에 대해서 약간 이야기할까요? 규칙적으로 운동하시나요?"

:: **환자** "별로 못하고 있습니다. 저는 근무하는 시간이 너무 길어서 규칙적인 운동을 하기에는 힘이 모자라요."

:: **간호사** "그렇다면 매일 시간을 조금 내서 걷기, 조깅, 수영, 에어로빅 같은 운동을 해 보세요. 저라면 간단한 운동인 걷기부터 시작할 것 같아요. 매일 15분씩 걸으시다가 30분까지 시간을 늘리세요. 만약 더 할 수 있으시다면 더 좋습니다."

:: **환자** "좋아요."

:: **간호사** "영양 역시 매우 중요합니다. 저지방, 저콜레스테롤, 고섬유질 식사를 해야 합니다. 심장에 도움이 되도록 저칼로리 식사를 통해서 체중을 감소시켜 보세요."

:: **환자** "와! 변해야 할 것이 많네요."

:: **간호사** "맞습니다. 그러나 심장을 잘 보호하는 것은 매우 중요합니다. 다시 이렇게 병원에 있게 되는 걸 원치 않는다면요."

:: **환자** "맞네요."

## MI 상호작용

:: **간호사** "좋은 아침입니다. 오늘은 어떠신지 궁금해서 들렀습니다. 그리고 회복해서 퇴원하시기 위해서 무엇이 필요한지 이야기해 보려고 합니다."

:: **환자** "집에 너무 가고 싶어요. 집으로 돌아가기 위해서 뭐가 필요하죠?"

:: **간호사** "의사가 환자분께 도움이 될 수 있는 심장재활 프로그램을 추천했어요."

:: **환자** "저는 그 프로그램에 참여하기를 원치 않아요. 단지 집에 가고 싶단 말이지요."(저항)

:: **간호사** "환자분은 지난 시간 동안 많은 것을 경험했어요. 모든 검사와 교육에 압도되는 기분을 느끼셨을 것 같습니다."

:: **환자** "맞아요."

:: **간호사** "집에 오랜 시간 동안 못 가게 되면 얼마나 힘든지 알고 있습니다. 그러나 이러한 일이 다시는 안 일어나도록 예방하는 것 또한 중요합니다."

:: **환자** "글쎄요. 저도 이런 일이 다시 일어나기를 원하지 않아요. 그것은 확실하지요. 그러나 무엇 때문에 시작되었는지를 잘 모르기 때문에 어떻게 하면 내가 그것을 예방할 수 있는지 잘 몰라요. 이것이 매우 좌절스러운 것이죠."(양가감정)

:: **간호사** "환자분께 어떤 일이 일어났는지, 어떻게 여기에 왔는지 이해가 안 되시죠. 그렇기 때문에 재발을 예방하는 것이 거의 불가능한 일이라고 생각하시는군요."

:: **환자** "맞아요. 저는 이런 일이 일어나기 바로 전날까지만 해도 건강했어요. 항상 건강했었고 활동적이었지요. 건강하기 위해 노력할 필요가 없었어요."

:: **간호사** "심장발작이 오면 절망적인 상태라고 생각하고, 무력감을 느끼게 돼요. 대부분의 환자들이 그렇게 느낍니다.  과거에 무력감을 다스리기 위해서 어떤 일을 하셨는지 이야기해 보았으면 합니다."

:: **환자** "흠, 사실 잘 모르겠어요. 정상적일 때는 그런 문제에 대해서 무엇이든 했어요. 그러나 지금은 에너지가 없어요. 나는 싸울 수가 없어요."

:: **간호사** "싸움이 끝났다고 생각하시나요?"

:: **환자** "제 심장이 멈췄을 때 싸울 힘이 없어졌어요. 아마 제가 병과 싸우려고 하거나 신체적으로 힘이 드는 행동을 했을 때, 심장이 다시 멈춰서 다시 뛰지 않을 수 있다는 두려움 때문에 그랬던 것 같아요."

:: **간호사** (침묵)

:: **환자** "어떤 것을 이렇게까지 두려워하게 될 거라고 생각해 본 적이 없어요, 나는 항상 우리 가족 중에서 가장 강한 편이었어요. 그런데 이제는 그들이 나를 약하고 아프다고 생각해요."

:: **간호사** "우리는 모두 약한 부분을 가지고 있어요, 공포를 느끼는 것은 정상입니다. 환자분은 한편으로 두려워하고, 여기에 머무르기를 원하고, 삶이 그냥 지나가기를 원해요. 그러나 한편으로는 가족에 대한 책임감을 느끼고 연결되고 싶어 하시는군요."

:: **환자** "그 말씀이 맞아요. 재활 프로그램에 대해서 얘기해 주실래요?"(변화대화)

## 논의

위의 두 가지 시나리오는 여러 가지 측면에서 다르다. 개개인은 모두 다르다는 측면에서 차이점을 보자면, 이러한 상호작용은 다양한 경로를 거칠 수 있다. 첫 번째 시나리오는 행동변화에 있어서 비효과적인 만남을 보여준다. 간호사는 대화를 독차지하며 대화의 방향을 끌어가고 있다. 이것은 명백히 환자 중심의 상호작용이 아니다. 이 사례를 통해 어떻게 환자들이 마치 그들이 간호사에게 동의해야 할 의무가 있는 것처럼 "네"라는 반응을 보이면서 수동적으로 변해가는지를 볼 수 있다.

환자가 명백하게 압도된 감정을 느낄 때조차도 간호사는 환자의 참여를 촉진하거나 지지를 제공하지 않았다. 환자가 운동을 할 때의 장애물에 대하여 관심이 증가되었을 때 간호사는 그것을 무시하고 환자에게 스스로 상황을 해결하라고 말했다.

이 환자는 투약절차를 완전하게 이해하지 못하거나 왜 약을 먹어야 하는지 잘 모를 수 있다. 간호사는 이 중요한 요소를 무시하지 않고 환자들에게 주지시키도록 해야 한다. 이는 장애물을 탐색할 완벽한 기회가 될 수 있고 환자들이 해결점에 다가갈 수 있도록 도와준다. 간호사가 도달해야 할 목표를 정해줄 때는 환자들이 진심으로 동의하지 않는다. 더 잘 들어 주는 기술, 나아가 지지적 진술과 환자의 참여만이 이 만남의 질을 획기적으로 향상시킬 수 있다.

두 번째 시나리오는 어떻게 MI 기술을 통해 환자의 욕구와 바람을 존중할 수 있는지 보여 주었다. 간호사는 환자의 양가감정을 이해하였고 그것을 탐색하도록 도와주었다. 환자는 간호사가 자신의 생각과 감정에 대하여 흥미와 관심을 보여준다는 것을 발견했을 때 간호사의 제안에 마음을 더 잘 열어 주었다. 환자와 간호사 사이에 마음의 유대와 친밀감이 형성된 것이다.

간호사는 정보를 얻기 위해서 환자에게 압력을 행사하지 않았다. 간호사는 환자가 심장재활 프로그램에 대하여 더 알아볼 준비가 되어 있을 때를 결정하도록 하였다. 두 번째 시나리오는 더 성공적인 만남이었고 긍정적 결과를 만들어 내었다. 환자의 중요한 진술은 저항, 양가감정, 또는 변화에 대한 준비도를 의미하였다. MI는 정해져 있지 않으며, 만남은 매번 효과적일 수도 있고 비효과적일 수 있는 잠재성을 가지고 있다. 행동변화를 위한 최대의 잠재력을 끌어낼 수 있는 MI의 기본기술을 유지하는 것이 중요하다.

## 사례연구 2

환자는 6개월 전에 뇌졸중 진단을 받았다. 의사는 환자의 움직임을 향상시키고 반복적인 뇌졸중의 위험을 감소시키기 위해서 행동변화에 대한 다양한 처방지침을 주었다. 환자는 아직 어떠한 변화도 없는 상태다.

### MI가 아닌 상호작용

:: **간호사** "좋은 아침입니다. 환자분이 주치의가 권고했던 변화에 대한 이야기를 하시려고 오셨다고 알고 있어요. 어떻게 변해야 하는지, 변하기 어려운 부분은 무엇인지 이야기해 주시겠어요?"

:: **환자** "의료진이 이야기해 준 것을 다 기억할 수는 없어요. 그리고 어떻게 제가 그렇게나 많은 변화를 할 수 있을 거라고 생각하는지도 모르겠습니다."

:: **간호사** "뇌졸중을 예방하기 위해서 의사의 권유를 따르는 것이 얼마나 중요한지 아시지요?"

:: **환자** "어떤 변화가 필요하다는 것은 저도 알아요. 그런데 어디서부터 시작해야 하는지를 잘 모르겠어요."

:: **간호사** "글쎄요. 활동수준에 대해서 먼저 이야기를 해 볼까요? 일주일에 얼만큼 운동을 하시나요?"

:: **환자** "저는 하루에 8시간 사무실에서 일을 합니다. 주말에는 시간이 좀 있지만 주중에는 많은 운동을 할 수가 없어요."

:: **간호사** "그렇게 오랜 시간 동안 앉아 있는 것은 좋지 않아요. 가벼운 운동을 좀 해야 할 필요가 있습니다. 한 시간마다 조금씩 걷는 것은 어때요?"

:: **환자** "항상 가능하지는 않습니다. 원할 때마다 산책을 갈 수가 없어요."

:: **간호사** "저는 운동을 더 할 수 있는 방법을 찾으라고 조언을 드리고 싶습니다. 이제 흡연 문제를 이야기해 보겠습니다. 언제부터 금연할 예정이신가요?"

:: **환자** "잘 모르겠어요. 고치기가 너무 어려운 습관이에요"

:: **간호사** "그렇다는 것을 압니다. 그러나 금연도 뇌졸중을 예방하는 데 역시 중요합니다."

:: **환자** "그것이 나에게 금연 이야기를 계속 하는 이유이군요."

:: **간호사** "복용하시는 약을 확인하고 싶습니다. 의사가 복용하라는 대로 복용하고 있나요?"

:: **환자** "네."

:: **간호사** "좋습니다. 약을 잘 챙겨서 드시고요, 운동을 하시고, 금연에 대해서 좀 더 노력을 해보세요. 그럼 다음에 뵐 때 더 이야기하도록 하죠."

### MI 상호작용

:: **간호사** "좋은 아침입니다. 오늘 기분은 어떠신지, 제가 도와드릴 일이 있는지 궁금합니다."

:: **환자** "글쎄요, 의사는 제가 변하기를 원하지만, 그것을 다 하기에는 시간이 없네요."

:: **간호사** "정말 하고 싶은 건지 확실하지 않은 일에 시간을 내기란 더 어렵죠."

:: **환자** “저는 정말로 변하고 싶어요. 그러나 의사 선생님이 요구한 것이 너무 많아서 생각할 때마다 압도당하는 느낌이죠. 그래서 더 생각을 못하겠어요. 전 더 이상 뇌졸중을 경험하고 싶지 않아요.”(양가감정)

:: **간호사** (침묵)

:: **환자** “아직도 내가 뇌졸중이라는 것이 믿어지지 않아요.”

:: **간호사** “믿어지지 않는 일을 인정하기란 어렵죠.”

:: **환자** “맞아요.”

:: **간호사** “혹시 변화할 수 있는 한 가지 있다면, 무엇일까요?”

:: **환자** “예. 내가 생각하기에 저는 오른쪽 팔을 더 잘 사용할 수 있었으면 합니다. 그러나 병원에서 하라고 한 그런 운동을 할 수가 없어요.”(저항)

:: **간호사** “어떤 일을 시작하는 것은 어렵습니다. 그리고 완벽하게 그것을 해낼 수 없다면 거기에는 노력을 기울일 필요가 없는 것처럼 보일 위험이 있어요.”

:: **환자** “시작이 어렵다는 것에 동의해요. 그러나 만약 내 팔이 모두 나아질 수 있다면 그것은 가치가 있을 겁니다.”

:: **간호사** “환자분은 오른쪽 팔이 좋아지기를 원합니다. 운동을 조금 해 오긴 했지만 지금까지 정기적으로 하지는 못하셨네요.”

:: **환자** “맞아요. 시간을 내서 적어도 일주일에 몇 번 운동을 하도록 해야겠네요.”(변화대화)

:: **간호사** “시작이 아주 좋습니다. 일단 마음 먹고 시작한다면 목표를 성취할 수 있을 거라고 확신합니다.”

:: **환자** “고마워요, 저도 정말 그렇게 되었으면 좋겠습니다.”

## 논의

위의 두 가지 시나리오에는 의미 있는 차이가 있다. 또 어떤 전술은 효과가 없는 것이 명백하다. 그러나 MI의 사용은 뇌졸중을 경험하는 환자의 행동변화 촉진에 효과적이다.

첫 번째 시나리오에서, 간호사는 환자가 주제를 정하고 목표를 세우는 데 참여하는 것을 허락하지 않았으며, 목표에 도달하는 길도 자신이 결정하였다. 환자가 필요한 정보를 제공하고 건강한 행동을 하는 데 방해가 되는 요인을 탐색할 기회가 많았음에도 불구하고, 간호사는 전문가처럼 행동했고 환자가 무엇을 아는지를 완전하게 사정하지 않았다. 간호사는 환자가 자신의 요구를 표현하고 스스로 목표를 정하도록 도와줄 필요가 있다. 왜냐하면 자신의 일상생활에 대해서는 그들이 전문가이기 때문이다.

환자들은 자신 내부에 이미 해답을 가지고 있으며, 간호사의 역할은 그들이 대답을 찾을 수 있도록 도와주는 것이다. 두 번째 시나리오에서 환자는 명백히 압도당해서 간호사의 제안에 저항을 보인다. 만약 간호사가 환자의 욕구를 더 잘 파악해서 맞출 경우, 그는 뒤로 물러서서 간단한 조치를 취해야 할 필요성을 느끼게 될 수 있다.

두 번째 시나리오에서 간호사는 환자의 감정과 신체적 능력을 일부나마 다시 회복하는 데 우선순위가 무엇인지를 사정하는 것에 시간을 할애하고 존중해 주었다. 또한 일방적으로 지침을 제시하는 대신에, 환자가 모든 해답을 쥐고 있는 유일한 사람이라는 전제하에 환자 스스로 답을 찾게 하였다. 환자는 필연적으로 목표에 근접하게 되고 목표를 이루기 위해 조치를 취했으며, 저항에서 양가감정을 거쳐 변화대화를 말로 표현하는 진행과정을 보인다. 간호사는 성취가능한 목표를 세우는 것에 대해 긍정적인 강화를 제공하고, 환자에게 자신감을 표현해 준다. 누군가가 자신이 성공할 것이라고 믿어줄 때 자기효능감이 증가한다. 위의 사례에서 볼 수 있듯이, MI를 이용한 상호작용은 명백히 행동변화를 촉진하는 데 더 효과적이다.

## 사례연구 3

환자는 이상지질혈증의 과거력을 가지고 있으며, 콜레스테롤 수치를 알아보기 위해 검사를 하게 되었다.

### MI가 아닌 상호작용

:: **간호사** "안녕하세요. 지난 주에 했던 혈액검사 결과를 보기 위해 오셨군요."

:: **환자** "네."

:: **간호사** "총콜레스테롤과 중성지방 수치가 높아졌습니다. 왜 그렇게 되었다고 생각하시나요?"

:: **환자** "잘 모르겠어요."

:: **간호사** "식이변화가 있어야 합니다. 저지방, 저콜레스테롤, 그리고 고섬유질 식이를 해야 합니다."

:: **환자** "지방성분에 대해 주의하려고 노력했지만, 식이섬유에 대해서는 잘 몰라요."

:: **간호사** "섬유질 섭취를 더 하셔야 합니다. 그것이 심장에 도움이 됩니다."

:: **환자** "좋아요."

:: **간호사** "콜레스테롤 수치를 낮추기 위해서 운동을 하시라고 권하고 싶습니다. 일주일에 4일 이상 운동하시기를 권합니다."

:: **환자** "알겠어요."

:: **간호사** "한 달 후에, 무엇을 먹었는지, 얼마나 운동을 했는지를 보기를 원합니다. 기록을 해서 가지고 와 주세요."

:: **환자** "네."

## MI 상호작용

:: **간호사** "좋은 아침입니다. 오늘 혈액검사 결과를 확인하기 위해서 오셨다고 알고 있습니다. 검사결과를 보기 전에 이야기 나누고 싶은 것이라든가 걱정되는 것이 있으신지요?"

:: **환자** "글쎄요. 콜레스테롤 수치가 아직 너무 높다고 알고 있어요. 일주일에 3~4번 걷고 있구요. 그러나 식이조절은 많이 어렵습니다."

:: **간호사** "그것에 대해서 더 이야기해 주실래요?"

:: **환자** "나는 먹는 것을 좋아해요. 간단합니다. 먹는 것은 내가 여기에 매번 올 때마다 사람들이 이야기하고 싶어하는 것이기도 하구요. 병원에서 하라고 하는 것을 할 수가 없어요."(저항)

:: **간호사** "저는 명령을 하기 위해 여기 있는 것이 아닙니다. 환자분께 어떤 것이 도움이 되고 어떤 것이 도움이 안 되는지에 대해서 이야기하려고 합니다. 저는 높은 콜레스테롤 수치를 관리하려는 환자분의 노력을 지지해 드리고 싶습니다."

:: **환자** "감사합니다. 내가 말했던 것처럼 운동은 잘 진행되고 있습니다. 실제 걷는 것을 좋아하구요. 그렇게 하기를 원하기도 합니다."

:: **간호사** "산책을 하는 것은 운동이 될 뿐만 아니라 즐거움이 있습니다."

:: **환자** "그런 것 같아요. 저는 부인과 같이 집 근처 오솔길을 걷죠. 강아지를 데리고 산책하기에도 좋은 곳입니다."

:: **간호사** "좋네요. 아까 말씀 드렸듯이 환자분의 혈액검사 결과가 여기에 있습니다. 저와 같이 검사결과를 보고 싶으신지 궁금하네요."

:: **환자** "나는 그 숫자를 잘 이해할 수 없어요, 심각해졌는지를 말해 주세요."

:: **간호사** "결과를 설명해 드리기를 원하시나요?"

:: **환자** "물론이죠. 도움이 될 겁니다."

:: **간호사** "총콜레스테롤은 지난번보다 조금 올라갔고요. 이것은 당신의 몸 안에 얼마나 많은 콜레스테롤이 있는지에 대해 큰 그림을 보여주는 것입니다. 중성지방도 같이 약간 올라갔어요. 이것도 우리가 먹는 음식에 지방이 얼마나 있는지 보여 주는 수치입니다. 좋은 콜레스테롤과 나쁜 콜레스테롤은 둘 다 같은 수치를 보여주고 있네요. 이것은 저밀도지단백과 고밀도지단백이구요, 혈관을 통해 지방을 이동시켜 주는 역할을 하고 있습니다. 나쁜 콜레스테롤을 더 낮추고 좋은 콜레스테롤을 올리기를 원하시죠. 환자분의 생각은 어떠세요?"

:: **환자** "고맙습니다. 이제 좀 이해가 됩니다. 전에도 말했는데, 음식이 얼마나 영향이 큰지 알고 있지만 맛이 없는 음식은 정말 먹고 싶지 않아요."

:: **간호사** "건강에 좋은 음식이 맛은 좋지 않다고 생각하는 것 같네요."

:: **환자** "그렇게 말하지는 않았어요. 나는 맛이 상당히 좋은 곡물 몇 가지를 알게 되었어요."

:: **간호사** "그래서 환자분의 영양상태가 향상되었던 거군요."

:: **환자** "조금 시도해 보기는 했는데, 좀 더 노력했어야 하는 것 같아요."

:: **간호사** (침묵)

:: **환자** "나는 처리해야 할 다른 일이 많아요. 그리고 나의 관심은 운동을 하는 거예요. 할 일이 너무나 많아서 한 번에 모든 것을 변화시키려고 노력할 수가 없어요."(양가감정)

:: **간호사** "마음 한편에서는 콜레스테롤 수준을 향상시키고 심장질환 위험을 감소시키기 위해 변해야 하는 것을 아실 겁니다. 반대로 앞에 놓여 있는 많은 과제에 압도당하기도 합니다. 그리고 건강을 향상시키기를 원하기 때문에 동시에 조금이라도 활동과 영양섭취가 되도록 노력을 하기도 합니다."

:: **환자** "네, 저는 건강해지고 싶고, 가족과 같이 있고 싶습니다. 저는 목표를 한 번에 한 가지씩 이루어 가야 하고, 지금은 그게 운동이에요."(변화대화)

:: **간호사** "운동을 하기 위해 들이는 노력과 영양 측면에서 이루어야 할 많은 변화를 자랑스럽게 생각해야 해요. 작은 단계를 차근차근 밟아 간다면 결국에는 도움이 될 것입니다."

:: **환자** "고마워요. 쉽지는 않을 겁니다. 그러나 심장발작을 다시 겪고 싶지 않아요."

:: **간호사** "스스로 작은 목표를 계속 세우실 수 있을 거라 확신합니다. 그 목표를 성취하실 거구요. 환자분께 잘 맞는 건강한 생활습관을 발견하게 되실 겁니다."

### 논의

위의 두 가지 시나리오에서는 MI 상호작용이 없는 것과 있는 것의 차이를 살펴보았다. 첫 번째 시나리오에서 환자는 대화과정에 참여하지 않았다. 환자는 실제로 간호사의 문책성 진술에 대해 방어적인 위치에 있었다. 신체언어와 목소리의 톤은 다른 느낌을 줄 수 있었겠지만, 우리가 이 상호작용에서 간호사와 환자가 한 팀으로 함께 한다는 느낌을 받지 못한다. 이것은 파트너십이 아니라 간호사가 위이고 환자가 아래인 관계일 뿐이다. 이것은 MI의 기본전제를 위반하는 것이다. 환자는 상호작용 내내 점점 수동적이 되어 간다. 간호사는 해야 할 필요가 있는 것과 간호사가 환자에게 기대하는 것과 관련해서 순서를 정하고 있다.

반면 두 번째 시나리오에서는 파트너십이 있다. 간호사와 환자는 같은 목적을 이루기 위해 함께한다. 간호사는 환자의 전체적인 건강과 안녕을 향상시키려고 한다. 경청을 할 시간이 있고 환자의 입장에서 이해하여 환자가 대화를 이끌어 가게끔 한다. 간호사는 단순반영과 복합반영의 사용을 염두에 둘 수 있다. 침묵은 환자의 상호작용을 격려하기 위해 사용한다. 적절한 칭찬은 환자의 목표를 성취하도록 이끌어 준다.

## 실무기술(그림 6-2)

1. 심혈관계 질환이 발생할 수 있는 위험요소나 심혈관계 결함이 있는 환자에 대하여 인식하라. 흔히 목표 정하기 또는 교육의 초점은 체중감소, 운동, 영양, 금연이다. 적절한 의사소통은 환자의 관심에서 비롯한 부가적인 주제를 발견하는 데 도움을 줄 것이며, 이것들은 때로 간접적으로 연결되어 있다. 예를 들면 활동적이었던 환자의 아버지가 여러 번의 심장발작을 경험한 뒤 사망했기 때문에 환자가 운동에 소극적일 수도 있다. 이때는 환자가 느끼는 공포가 장애물이 된다. 또는 환자가 체중을 줄이기 위해서 매일 너무 열심히 운동하거나 충분한 칼로리를 섭취하지 않을 수도 있다. 환자가 간호사와 치료적 관계가 없다면 미리 예상할 수 없는 부가적인 문제를 일으킬 수 있다. 치료적 상호작용의 초점이 환자의 즉각적 요구에 있을 때 목표를 달성할 수 있다.

2. 우리는 환자가 심혈관계 질환의 심각성을 부정하고 저항할 것을 예측할 뿐만 아니라 그것을 포용해야만 한다. 많은 증상이 조용히 일어나고 이는 질환의 중대함과 실체를 알아차리는 데 어려움을 줄 수 있다. 심혈관계 질환은 많은 부분 예방이 가능하지만 원인이 되는 부정적인 행동도 많다. 다양한 행동을 한꺼번에 변화시키는 데 어려움이 있음을 인정하는 것이 중요하며, 성공 가능성을 올리기 위해서는 한 번에 한 가지 행동씩 다루어야 한다.

3. 환자들이 알고 있는 것을 믿도록 한다. 이것은 간호사들이 환자가 무엇을 알고 있는지 탐색하도록 요구한다. 간호사가 철저한 조사 없이, 개인의 경험과 특정한 심혈관계 질환에 대한 이해를 바탕으로 환자에 대해 가정할 위험이 있다. 환자의 개별성을 인정하라. 환자는 자신만의 계획표(agenda)를 가지고 있다. 우리는 환자가 개인 목표를 향해 가도록 허락함으로써 성장을 도와줄 필요가 있고, 필요할 때 정보를 제공해 줄 수 있다. 부드러운 안내는 환자들이 자신의 양가

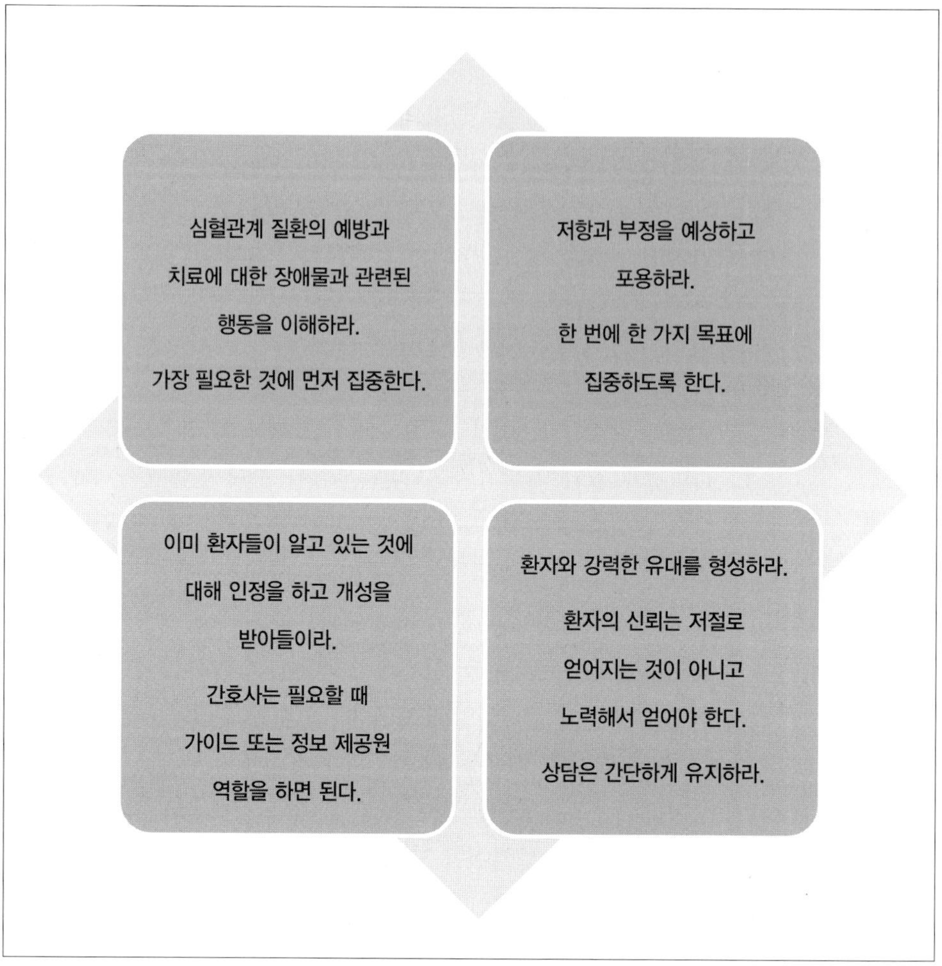


**그림 6-2 실무기술**

감정을 탐색하고, 저항의 단계를 거쳐 모든 것이 명쾌해지고 변화가 시작되는 시점에 도달하게 된다.

4. 소통은 간단하게 유지하라. 심혈관계 질환과 같은 만성질환을 다룰 때 환자는 흔히 스트레스를 받고 압도된다. 공포와 오해가 크면 행동변화가 복잡해질 것이다. 환자가 이러한 공포를 탐색할 수 있도록 격려하라. 간호사는 유대감을 위해서 비판단적인 태도를 유지하고, 환자와 의사소통하는 데 열려 있어야 한다. 환자의 믿음은 보장된 것이 아니고 간호사가 얻어내고 유지해야 하는 것이다. 실제 한 연구에서 다양한 행동을 변화시키는 데 초점을 맞추는 것을 지지하였다(Kalra & Roitman, 2008). 이 이론을 지지하기 위해서는 더 많은 연구가 필요하다. 우리는 MI를 진행함으로써 한 번에 한 가지 이상의 행동에 관심을 갖는 데 필요한 기술을 얻을 수 있다.

5. 사용 가능한 자원을 활용하라.
    - 미국 심장협회(American Heart Association)
    - 미국 당뇨병협회(American Diabetes Association)
    - 미국 심장, 폐 및 혈액연구소(National Heart, Lung, and Blood Institute)
    - 미국 뇌졸중협회(American Stroke Association)
    - 미국 심장병협회(American College of Cardiology)

## 기억할 점

1. 심혈관계 질환은 미국에서 주요 사망원인 중 하나다. 이런 파괴적인 질병을 일으키는 요인은 많은 경우 예방할 수 있기 때문에 여러 건강예방 영역에 포함되어야 한다.
2. 심혈관계 질환으로 고생하는 환자들의 건강간호에 MI를 적용할 수 있음이 연구에서 증명되었다.
3. 가장 성공적인 결과를 얻기 위해서, 심혈관계 환자가 치료에 참가하거나 포기하는 것의 위험성과 장점에 대해 생각해볼 때 느끼는 양가감정을 인식하라.
4. 심혈관계 환자가 행동변화를 향해 갈 준비가 되어 있을 때, 그리고 심혈관계 질환의 위험요인을 감소시키거나 심장건강을 향상시킬 준비가 되어 있을 때 변화대화에 초점을 맞춰가도록 하라.
5. 환자가 정한 목표와 심혈관계 질환에 대한 환자의 생각과 감정을 지지하라.

## 요약

심혈관계 환자들은 건강상태를 향상시키고 위험요인을 감소시키기 위해 많은 행동을 변화시킬 수 있고, 또 그렇게 해야 할 필요가 있다. 간호사의 역할은 양가감정에 직면했을 때 변화를 격려하는 것이다. 공포, 분노, 슬픔, 부정과 같은 환자의 감정상태를 인정하는 것은 매우 중요하다. 심장건강을 위한 노력을 방해할 수 있는 신체적 장벽을 고려하는 것이 필수적이다. MI는 심혈관계 질환 환자들과 함께할 때 간호사가 사용할 수 있는 유용한 도구다.

# 참고문헌

American Heart Association. (2009). *Heart disease & stroke statistics - 2009 update.* Dallas, Texas: American Heart Association.

Brodie, D., Inoue, A. & Shaw, D. (2008). Motivational interviewing to change quality of life for people with chronic heart failure: A randomized controlled trial. *International Journal of Nursing Studies, 45*(4), 489-500.

CDC.(2009). Heart disease and stroke prevention: Addressing the nation's leading killers, at a glance 2009. Retrieved June 10, 2009, from http://www.cdc.gov/needphp/publications/AAG/dhdsp.htm.

Everett, B., Davidson, P., Sheerin, N., Salamonson, Y. & DiGiacomo, M. (2008). Pragmatic insights into a nurse-delivered motivational interviewing intervention in the outpatient cardiac rehabilitation setting. *Journal of Cardiopulmonary Rehabilitation and Prevention, 28*(1), 61-64.

Gatewood, J., Litchield, R., Ryan, S., Myers Geadelmann, J., Pendergast, J. & Ullom, K.(2008). Perceived barriers to community-based health promotion program participation. *American Journal of Health Behavior,* 32(3), 260-271.

Jaarsma, T., Halfens, R., Tan, F., Abu-Saad, H., Dracup, K. & Diederiks, J. (2000). Self-care and quality of life in patients with advanced heart failure: The effect of a supportive educational intervention. *Heart & Lung: The Journal of Acute and Critical Care, 29*(5), 319-330.

Kalra, S. & Roitman, J. (2008). Simultaneous vs sequential counseling for multiple behavior change. *Journal of Cardiopulmonary Rehabilitation and Prevention, 28*(1), 74-75.

Kreman, R., Yates, B., Agrawal. S., Fiandt, K., Briner, W., & Shurmur, S. (2006). The effects of motivational interviewing on physiological outcomes. *Applied Nursing Research, 19,* 167-170.

National Center for Health Statistics.(2009). Health, United States, 2008 (pp.9-17). Hyattsville, MD: U.S. Department of Health and Human Services, Centers for Disease Control and Prevention.

Paul, S. & Sneed, N. (2004). Strategies for behavior change in patients with heart failure. *American Journal of Critical Care, 13*(4), 305-313.

Motivational Interviewing in Endocrine Disease

07

# 내분비계 질환에 대한 동기강화상담

## 학습목표

1. 내분비계 질환이 국민건강에 미치는 영향을 논의한다.
2. 내분비계 질환과 개인의 관리에 영향을 미치는 동반질환과의 관계를 구별할 수 있다.
3. 당뇨 자가관리를 위한 AADE7 모델에 대해 설명할 수 있다.
4. 내분비계 질환 간호를 위해 동기강화상담을 활용할 때의 장점을 적어도 3가지 말할 수 있다.
5. 사례연구에서 사용한 동기강화상담 기술을 식별할 수 있다.

## 핵심용어

**갑상선기능저하증** Hypothyroidism
**갑상선기능항진증** Hyperthyroidism
**골다공증** Osteoporosis
**그레이브스병** Graves' disease
**다낭성 난소증후군** Polycystic ovary syndrome, PCOS
**당뇨병 자가관리 교육** Diabetes self–management education
**당화혈색소** Hemoglobin $A_{1C}$
**대사증후군** Metabolic syndrome
**미국 당뇨병교육자협회** American Association of Diabetes Educators
**미국 임상내분비협회** American Association of Clinical Endocrinologists
**미국 당뇨병협회** American Diabetes Association
**성장호르몬결핍증** Growth hormone deficiency
**애디슨병** Addison's disease
**제1형 당뇨병** Type 1 diabetes
**제2형 당뇨병** Type 2 diabetes
**평균혈당수치** Average Blood Glucose
**SHIELD 연구** SHIELD study

## 서론

내분비계 질환은 다양한 병태생리를 포함한다. 1형과 2형 당뇨병은 내분비계 질환군에서 가장 잘 알려진 질환이다. 내분비계 질환에는 갑상선기능항진증, 갑상선기능저하증, 성장호르몬결핍증, 다낭성 난소증후군, 대사증후군, 부갑상선질환, 골다공증이 있으며 다양한 형태의 대사성 질환이 드물게 나타난다.

갑상선질환은 중요하게 다룰 필요가 있다. 만약 이 질환을 치료하지 않은 채 방치한다면 심혈관과 근골격계에 영향을 끼칠 수 있고 이는 죽음으로 이어질 가능성이 있기 때문이다. 2,700만 명의 미국인들이 갑상선질환의 영향을 받고 있으며 반 정도는 진단이 확정되지 않은 상태이다. 또한 남성보다는 여성이 더 고통을 받는다. 당뇨병에 걸린 사람들은 일반인의 4.5%와 비교해서 15~20%의 비율로 갑상선질환이 생길 가능성이 더 높다(www.medem.com/medlib/print/ZZZNIEIUKIE).

성장장애는 어린이와 어른 모두에게 영향을 미친다. 성장호르몬 과다분비는 흔한 일은 아니며, 대략 미국 인구 백만 명당 어른은 최대 60명, 아동은 100명 이하로 영향을 받는다. 성장호르몬결핍증 유병률에 대한 여러 가지 자료는 3,500명당 1명에서 십만 명당 1명에 이르기까지 상반된 수치를 보여 준다. 성인기에 발병한 성장호르몬결핍증 또한 명확하지 않다. 미국에서 총 3만 5천명의 사람들이 성장호르몬결핍증을 겪고 있으며, 해마다 6천 건의 새로운 사례가 발생한다(www.hormorne.org/Growth/overview.cfm).

가임연령 여성 중 7~10%에게 다낭성 난소증후군(PCOS)이 발생한다. "다낭성 난소증후군은 일생 동안 여성에게 영향을 미치는 내분비계 질환 중 가장 흔한 질환이다"(Baldwin & Witchel, 2006, p.894). 이는 안드로겐(androgen) 호르몬의 불균형의 결과로 인한 증상의 조합이다. 다낭성 난소증후군으로 고통받는 여성들 또한 당뇨, 심장질환, 불임, 우울과 일부 유형의 암에 대해 위험성이 증가한다. 이런 환자들과 함께 동기강화상담(Motivational Interviewing, MI)을 할 기회가 많을 것이다(www/hormorne.org/Polycystic/overview.cfm).

부갑상선기능항진증(활동이 과한 부갑상선)은 대략 십만명의 미국 성인들이 영향을 받는다. 애디슨병과 쿠싱병(Cushing's Disease)은 부신과 연관되어 있고 드물게 발생한다. 대사장애는 흔하지는 않지만 언급해야 한다. 왜냐하면 장애를 야기하기 때문에 고통받는 사람들뿐만 아니라 환자를 돌보는 사람들에게도 파괴적인 영향을 줄 수 있기 때문이다.

미국 당뇨병협회는 웹사이트에 다양한 통계수치를 제시했다. 인구의 8%가 당뇨병을 앓고 있으며, 이 통계는 어린이와 어른을 포함한 것이다. 주목해야 할 점은 570만 명이 진단을 받지 못한 상태로 남아 있다는 것이다. 추가적으로 당뇨 전 단계에 있는 환자들은 5,700만 명으로 높은 인슐린 수치나 내당능력 감소를 보인다. 2007년에는 총 1,740억 달러가 당뇨병과 관련하여 지출되었다. 이 비용은 천문학적이며 장애, 합병증으로 인한 비용과 직접적·간접적 간호비용을 포함한다. 당뇨병은 사인의 다섯 번째를 차지하며 발병률은 1987년 이래로 계속 증가해 왔다.

당뇨병 자가관리에 있어서 중요한 부분이 있다. 당뇨병 자가관리 교육은 치료비용과 합병증의 위험을 줄이고 자기효능감을 향상시키기 때문에 가치 있는 투자다. 당뇨병 관리과정에는 환자의 적극적인 참여가 필요하다. 미국 당뇨병교육자협회는 자가관리를 위한 AADE7이라고 불리는 일곱 가지의 지침을 제공한다. 이것은 건강의 일곱 가지 분야에 대한 환자의 참여를 촉진시키는 자가관리 행동에 대한 틀이다(**그림 7-1**).

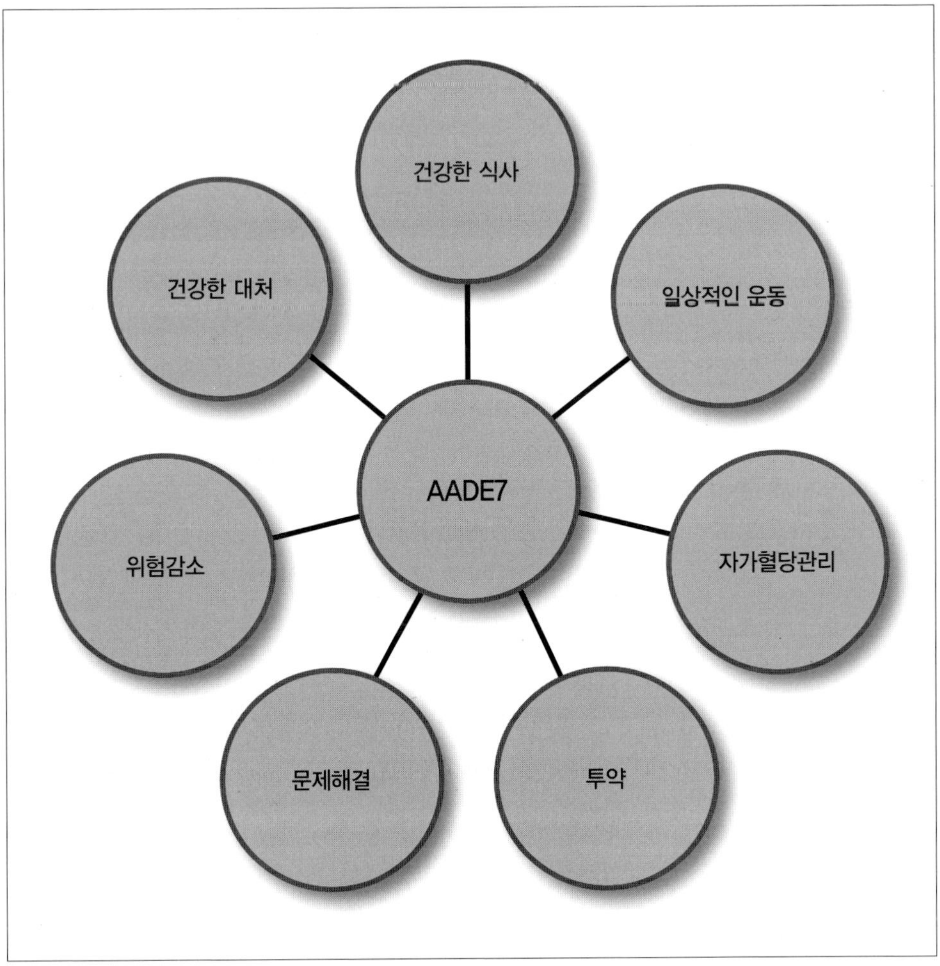


**그림 7-1 당뇨병 자가관리**

출처: http://www.diabeteseducator.org/ProfessionalResources/AADEN

이 틀은 자가관리에 참여하는 환자들이 보다 더 성공적이라는 전제를 기초로 한다. 이 조직에서는 MI 사용 그 자체를 주장하지는 않지만, 교육과 관리는 환자의 용기를 북돋우는 데 중요하다고 주장한다. 간호사가 적절한 도구를 제공하면 환자가 건강관리 결정을 할 때 바람직한 선택을 할 수 있다는 믿음이 있는 것이다.

Healthy People 2010에서는 당뇨병을 관심영역으로 지목하고 있다. 우리는 당뇨병을 관리하고 자가관리를 촉진시키기 위해 오랜 시간을 기다려 왔지만, 너무 많은 동반질환과 건강체계에 미치는 당뇨병의 영향은 여전히 강력하다. 다음과 같은 당뇨병 관리의 다양한 영역이 Healthy People 2010 관심영역에 포함된다.

- 만성신부전
- 심장병과 뇌졸중
- 영양과 과체중
- 신체활동과 피트니스(fitness)
- 흡연

이런 영역 각각을 향상시키는 것은 전체 인구의 8%인 당뇨병 환자들의 건강에 긍정적인 영향을 미칠 것이다(www.healthypeople.gov/About/hpfact.htm).

## 내분비계 질환 관리의 어려움

많은 내분비계 질환 중 어느 것을 관리하더라도 해결해야 할 문제가 많이 있다. 쿠싱병과 같은 일부 내분비계 질환은 진단하기 어려울 수 있으며 임상증상의 표현도 모호할 수 있다. 많은 증상이 동반질환과 관련되어 있거나 의료진의 감별이 필요한 질환 중의 하나가 내분비계 질환이다. 갑상선질환과 함께 녹내장 위험이 증가하거나 당뇨병 환자에게 다낭성 난소증후군이나 대사증후군의 위험이 증가하는 것처럼 질병끼리 연결될 수도 있다(Haigh, 2008; Kalvaitis, 2008; Milone, 2008). 일부 내분비계 질환에 대한 상담은 성호르몬을 포함하여 환자의 호르몬에 관한 논의를 유도하기도 한다. 이는 많은 사람들에게 불편하지만 논의가 필요한 주제다. 예를 들어 다모증이 있는 여성들은 외모에 관하여 심각한 정서적 문제를 갖고 있고 그 결과 자기존중감이 감소한다. 모든 질병은 그것을 관리하기 위한 행동을 필요로 한다. 그리고 우리는 완벽하지 않기 때문에 우리의 잠재성을 가장 높여 주기 위해서는 일부 행동이 변화해야 할 것이다.

내분비계 이상을 진단하는 것과 그것을 이해하고 치료측면에서 자가관리를 하는 것은 다른 문제이다. 당뇨병은 자가관리가 가능한 질병이다. "당뇨병 관리는 95% 이상 환자가 하므로 당뇨병 자가관리 교육은 당뇨병 환자들을 위한 치료의 기본이다.” (Bazata, Robinson, Fox & Grandy, 2008, P. 1026) 당뇨병 자가관리 교육은 치료계획에 적절히 포함되어 있다. 자가관리는 복잡할 수 있고, 방해가 될 수 있는 장애물도 많다. 당뇨병 자가관리 교육에는 영양, 운동, 약, 발관리와 눈관리가 포함된다. 일부 당뇨병의 합병증에는 실명, 신부전증, 만성피부궤양, 심장질환, 위마비가 포함된다. 심장질환, 실명, 약물복용, 발관리와 영양은 운동을 성공적으로 수행하는 데 영향을 줄 수 있다. 대화로 끌어낼 수 있는 주제의 수를 상상해 보자. 관심분야를 결정하는 것은 정신적으로 압도되어 있는 환자에게는 어려울 수 있다.

다양한 신체기관이 내분비계 질환에 의해 영향을 받을 수 있고, 그 상호작용의 핵심을 규명하기 위해서 더 많은 일을 해야 할 수도 있다. 환자가 문제로 보는 것은 간호사가 문제로 의심하거나 추정하는 것과는 완전히 다를 수 있다. 이는 간호사로 하여금 한 걸음 물러나 생각하고 더 이상 전문가의 역할을 하지 않도록 하는 것으로 더 어려울 수 있다. 우리는 환자가 지켜야 할 지침 목록이 적힌 퇴원서류에 익숙하다. 우리가 단지 지시사항을 읽어주기만 하고 환자가 질문이 있을 경우에만 교육을 하던 때가 있었다. 그러나 좀 더 효과적이기 위해서 우리는 교육뿐만 아니라 이해, 지지, 격려를 제공하기 위해 이 시간을 활용해야 할 필요가 있다. 간호사와 환자는 협력관계에 있다고 가정해야만 한다.

또 다른 도전은 치료를 더 복잡하게 만들고 환자가 따라오기 어려운 질병의 복잡성이다. 여기에서 비롯된 양가감정은 난해할 수 있다. 주사를 직접 관리해야 하는 제1형 당뇨병을 가진 십대를 생각해 보아라. 그들은 주사의 중요성을 인지하고 있으면서도 그것을 싫어할 가능성이 있다. 십대 아동들은 주사를 원하지 않지만 선택의 여지가 없다고 느낀다.

변화하려는 욕구가 없을 수도 있다. 간호사는 환자가 약을 복용하지 않는 것을 보면 환자로 하여금 약을 먹게 해야 한다는 책임감을 느낀다. MI의 관점에서 볼 때 환자는 심지어 가장 건강한 선택이 아닐지라도 자신의 선택을 결정할 능력을 가지고 있다는 것이 도전이 될 수 있다. 환자는 부작용 때문에 약을 먹지 않기로 결정했을 수도 있다. 환자에게는 위험하다고 느끼는 것이 장점보다 더 강한 힘을 발휘한다. 투약이 필요하다는 관점에서 강요하기보다는 다른 대안을 탐색하도록 환자를 도와주는 것이 환자-간호사 관계와 환자의 자기효능감을 강화시켜 준다. “심리적 반발의 이론에 따르면 만약 누군가 자신의 자유를 침해하는 것을 감지할 경우 ‘문제’ 행동에 대한 매력과 비율이 증가한다고 했다”(Miller & Rollnick, 2002, p. 18). 긍정적인 행동변화의 가능성을 증가시키기 위해 간호사는 환자가 변화할 수 있다고 믿는 행동의 단점을 스스로 결정하도록 격려해야만 한다.

## 자가관리의 장점

내분비계 질환에 대해 자가관리를 할 때의 장점 중 하나는 설명서를 읽어 주는 간호사 대신 환자가 결정을 내리고, 성취 가능한 개인적 목표를 세울 수 있다는 데 있다. 간호사는 강제로 변화를 시도하는 대신에 변화과정을 돕는다. 당뇨병 이외의 영역에서도 자가관리의 장점을 평가하기 위해서는 많은 연구가 필요하다. 당뇨병 이외의 다른 내분비계 질환에 대한 MI의 효과에 대해서도 더 많은 숙고가 필요하다. 당뇨병은 많이 연구된 분야이기 때문이다.

한 연구에서는 MI가 체중감소 프로그램에 보조도구로 사용되었다. 이 연구에는 제2형 당뇨병이면서 과체중인 217명의 여성이 참여하였다. 이 실험집단은 체중감소 프로그램에 참여했고 6번의 MI 회기를 진행하였다. 추후방문이 각각 3, 6, 12, 18개월이 지난 후 이루어졌다. 이 연구는 MI의 사용이 체중감소, 체중유지, 당화혈색소 수준 감소에 도움이 되는지를 보여 주고자 하였다. 이는 당뇨병 환자들에게 명백한 발전이다(Deangelis, 2007). 다음의 연구는 당화혈색소 수준을 대신하여 평균 혈중 포도당 농도를 측정하게 될 것이다.

또 다른 연구는 "제1형 또는 2형 당뇨병을 가진 사람과 고위험 또는 저위험을 가진 2형 당뇨병 환자들을 대상으로 건강지식, 태도, 개인의 행동평가가 건강한 행동을 반영하고 있는지의 여부와 그러한 속성이 2형 당뇨병 환자들에게 건강교육자를 만날 때와 안 만날 때 어떻게 다르게 나타나는지를 평가하였다(Bazata et al., 2008, p. 1025).

SHIELD 연구(당뇨병의 위험요인에 대한 조기평가와 관리개선에 도움이 되는 연구)는 2004년에 시작된 종단연구이다. 이 연구는 자기보고로 이루어지며, 충족되지 않은 의학적 요구도를 평가하였다. 중요한 관점은 영양사나 보건교육사를 만난 사람과 그렇지 않은 사람들의 행동변화 결정에 있다. 이 연구결과를 통해 사람들이 당뇨병을 다루기 위해 무엇이 필요한지 자신의 위험요인이 무엇인지는 알고 있으나 행동을 변화시키지는 않고 있음을 알 수 있었다 "건강교육자와 환자의 상호작용 및 지지를 북돋아 주는 것은 행동변화로의 이행을 촉진한다"(Bazata et al., 2008, p. 1026). MI는 이런 요구를 만족시킨다.

새로운 형태의 당뇨병 교육프로그램인 '컨버세이션 맵(Conversation Map)은 환자가 당뇨병을 안고 사는 경험과 감정을 반영하고 탐구하도록 열린 논의를 촉진하는 도구로, 5~10명의 환자가 소규모 집단을 구성하여 당뇨병의 관리와 치료법 등 총 4가지의 지도(Map)를 중심으로 둘러앉아 마치 보드게임을 하듯 당뇨병에 대해 활발한 논의와 문답을 하는 형태다. 이 방법은 2005년에 캐나다에서 처음으로 개발하고 사용하였다. 미국 당뇨병협회는 미국에서 자기효능감을 향상시키고 행동변화의 가능성을 올려

주기 위해서 이 성공적인 방법을 도입하고 장려하였다. 이 방법은 환자가 비슷한 변화를 겪고 있는 다른 사람과 대화하고, 개인적인 행동에 대해 깊이 이해하고, 목표를 정하도록 도와주는 것을 가능하게 한다. 이것은 환자 중심이고 비위협적인 분위기에서의 교육적 기회를 증진시킨다. 여기에 참가하는 모든 사람들은 전문가이며, 간호사는 방향을 제시하기보다는 지지적 역할을 하게 된다(Belton, 2008). 어떤 교육이든 소통은 효율을 극대화한다.

## 사례연구

다음에 나올 사례연구는 MI 기법을 사용한 간호사와 환자 간의 상호작용이다. 각각의 시나리오를 통해 행동변화 촉진 효과를 비교하여 보자.

### 사례연구 1

늦은 사춘기를 겪고 있는 15세 소년이 호르몬치료에 대한 상의하기 위해 사무실에 왔다. 부모는 치료를 시작하기를 원하지만 이 소년은 저항하고 있다.

#### MI가 아닌 상호작용

:: **간호사** "좋은 아침입니다. 오늘 기분은 좀 어떠세요?"

:: **환자** "괜찮은 것 같아요."

:: **간호사** "좋아요. 오늘 호르몬치료를 시작하는 것에 대해 이야기하러 오셨죠? 맞나요?"

:: **환자** "아마도요. 저희 엄마는 이 치료를 하길 원하시지만 저는 그렇지 않아요."

:: **간호사** "그 나이 때에는 엄마가 가장 잘 알아요. 자, 시작해 봅시다. 제가 주사를 어떻게 관리하는 건지 보여 드릴게요."

:: **환자** (침묵)

:: **간호사** "의사 선생님이 약을 처방해 주실 거예요. 5cc의 약을 어떻게 만드는지 보여 드릴게요. 그런 다음에 한 번 연습해 보세요."(간호사가 절차를 보여 준다)

:: **환자** (침묵)

:: **간호사** "아주 좋았어요. 이제 어떻게 주사를 투여하는지 보여 드릴게요. 그리고 저한테 이것을 어떻게 하는지 한 번 보여 주세요."(간호사가 절차를 보여 준다)

:: **환자** (침묵)

:: **간호사** "혹시 질문 있나요?"

:: **환자** "아니요."

:: **간호사** "그럼 이제 다 됐습니다. 행운을 빌어요."

## MI 상호작용

:: **간호사** "좋은 아침입니다. 오늘 기분은 좀 어떠세요?"

:: **환자** "괜찮은 것 같아요."

:: **간호사** "별로 그렇지 않은 것 같은데요."

:: **환자** "음, 오늘 호르몬치료를 시작하려고 이곳에 온 건 알아요. 그런데 전 제가 이것을 하고 싶은 건지 잘 모르겠어요(양가감정)."

:: **간호사** "치료에 대한 생각을 말씀해 주세요."

:: **환자** "저희 엄마께서는 제가 이 치료를 하는 걸 정말로 원하세요. 그리고 이것이 제 학급 친구들과 더 잘 어울리는 데 도움이 될 것이라는 것에 동의해요. 하지만 저는 이대로의 제가 좋아요. 저는 호르몬치료를 하고 싶지 않아요(저항)."

:: **간호사** "호르몬치료가 본인을 변화시킬 것이라고 생각하는군요."

:: **환자** "아마 그럴 거에요."

:: **간호사** "왜 엄마가 이 치료를 원한다고 생각하시나요?"

:: **환자** "엄마는 저에게 이렇게 말씀하셨어요. 제가 정상적인 외모가 아니고, 그래서 친구나 여자친구가 없다고요."

:: **간호사** (침묵)

:: **환자** "엄마가 맞았어요. 저는 정상적으로 생기지 않았고 엄마가 저를 괴짜로 보는 것이 정말 싫어요. 전 괴짜가 아니에요."

:: **간호사** "물론 아니죠. 환자분은 이미 다르다고 느끼고 있네요. 그리고 엄마가 말씀하신 그 단어 때문에 상처받으셨고요."

:: **환자** "바로 그것이 문제에요. 저는 엄마가 저에게 무엇을 해야 한다고 말하는 것을 원하지 않아요. 저는 스스로 결정을 내릴 만큼 충분히 컸어요."

:: **간호사** "알아요. 저에게 호르몬치료에 대한 긍정적인 점과 부정적인 면에 대한 생각을 들려 주시겠어요?"

:: **환자** "음, 좋은 점은 제 외모에 대해 더 좋은 기분이 들고 적응할 수 있을 것 같다는 거지만 그와 동시에 엄마의 통제 아래 있게 될 것 같아요."

:: **간호사** "호르몬치료를 받지 않는 것이 무엇이 좋고 나쁜지가 궁금하네요."

:: **환자** "좋은 점은 제가 제 몸을 제어할 수 있다는 것이고, 나쁜 점은 신체적으로 성장하지 않을 것이라는 거죠."

:: **간호사** "보통 그 나이에 맞는 신체특성을 가지지 않는 것은 도전이 될 수 있고 다른 문제가 발생할 수 있어요."

:: **환자** "제 나이로 안 보인다면 사람들이 저를 진지하게 대하지 않을 것 같아요."

:: **간호사** (침묵)

:: **환자** "그리고 치료가 아동을 가질 능력에 궁극적으로 영향을 미칠 수 있다는 것도 알아요. 전 지금 아무 것도 하고 싶지 않지만 언젠가는 아빠가 되고 싶어할지도 모르죠(변화대화)."

:: **간호사** "이 치료의 장단점에 대해서 훌륭한 통찰력을 갖고 계시네요. 자신을 위해 최선의 길을 선택할 것이라고 확신해요."

:: **환자** "감사합니다. 저희 엄마가 원한다는 것 말고도 제가 이 치료를 받는 것이 중요한 이유가 있다는 것을 알게끔 도와주셨어요."

## 논의

첫 번째 시나리오에서 나타난 간호사와 환자의 상호작용은 대화가 아니라 단지 교육시간이었다. 간호사는 전문가처럼 행세하였으며, 환자의 감정은 무시하고 호르몬치료 자체에만 관심을 두었다. 환자가 사춘기 청소년이라도 치료에 대한 논의를 함께할 필요가 있다. 이 시나리오에서 간호사는 대화를 거의 하지 않았고 호르몬치료에 대한 환자의 이해나 걱정에 대해서 탐색이나 반영을 하지 않았다.

두 번째 시나리오는 호르몬치료에 대한 환자의 견해를 아는 데 좀 더 효과적인 결과가 나왔다. 환자의 생각을 탐색함으로써 간호사는 환자의 의사결정을 좀 더 부드럽게 안내할 수 있었다. 간호사는 성인을 대하는 것처럼 환자를 존중했으며, 환자의 생각, 가치, 시각을 존중하였다. 환자는 부모가 아닌 자신의 결론에 도달할 수 있었다. 또 다른 시나리오에는 부모가 포함될 수 있다. 이 시나리오에서 간호사는 부정적인 진술을 하지 않았다. 그렇지 않았다면 대화는 부모님과 환자의 관계를 주제로 이루어졌을 것이다. 간호사는 효과적으로 환자에게 집중하였고 치료에 대한 그의 생각이 어떤지에 관심을 두었다. 이것은 성공적인 MI의 예이다.

## 사례연구 2

다낭성 난소증후군을 겪는 24세 여성은 지난 3개월 동안 체중이 약 4.5kg 늘었다. 그녀는 처방받은 메포민(Metformin)을 섭취하지 않고 있다. 그녀는 간호사의 권고를 하나도 따르지 않고 있다.

### MI가 아닌 상호작용

:: **간호사** "안녕하세요. 기분은 좀 어떠십니까?"

:: **환자** "별로에요. 4.5kg이나 살이 쪘어요."

:: **간호사** "체중을 좀 줄이셔야겠어요. 또 의사 선생님께서 처방하신 메포민도 복용하지 않고 계시네요."

:: **환자** "네, 맞아요."

:: **간호사** "의사 선생님이 인슐린 민감도에 도움이 되도록 복용을 지시하셨는데요. 이것은 환자분의 몸이 먹는 음식을 잘 소화시키는지 확인하는 데 도움이 돼요. 환자분도 당뇨병을 더 심해지는 걸 원하진 않으시잖아요."

:: **환자** "제대로 먹을 수가 없었어요. 그리고 계속 배탈이 났구요. 약은 먹을 수가 없어요."

:: **간호사** "아, 그런 부작용은 사라져요. 다시 약을 복용하도록 하세요."

:: **환자** "못 하겠어요. 시도해 봤어요."

:: **간호사** "당신은 충분한 시간을 가지지 않았어요. 내일 아침부터 다시 복용을 시작하세요."

:: **환자** "알겠습니다."

:: **간호사** "혹시 질문 있나요?"

:: **환자** "아니요."

:: **간호사** "그럼 이제 다 됐습니다. 행운을 빌어요."

### MI 상호작용

:: **간호사** "안녕하세요. 기분은 좀 어떠세요?"

:: **환자** "괜찮아요. 감사합니다."

:: **간호사** "치료와 관련해서 의사 선생님의 권고사항에 대해서 얘기할 수 있을 줄 알았는데요. 하지만 그 전에 하고 싶은 얘기가 있으시다면 먼저 들어 보고 싶네요."

:: **환자** "음, 체중이 늘어서 몹시 화가 나요."

:: **간호사** "체중이 늘어난 것이 맘에 들지 않으시는군요."

:: **환자** "전혀요. 의사 선생님께서 말씀해 주신 대로 건강한 식습관과 운동을 시도했고 몇 주 동안 열심히 했는데, 그때 좀 다쳤어요. 그리고 일상으로 돌아가기가 어렵게 되었죠. 좌절하게 되었고 어쩔 수 없었어요."(저항)

:: **간호사** "아주 좋은 출발이었네요. 그 성취에 대해서 자랑스럽게 생각하셔야 합니다. 다치셨다니 유감이네요. 한 번 멈춘 다음에 일상으로 되돌아가는 것이 매우 힘들 수도 있어요. 혹시 그에 대해서 어떻게 할지 생각하는 것이 있으세요?"

:: **환자** "생각을 좀 해 봤는데요, 시작하는 날짜를 정해서 제가 꼭 지켜야 하는 약속처럼 달력에다 날짜를 쓸 수 있어요."

:: **간호사** "다시 시작하고 싶어 하시는군요. 하지만 진정으로 하고 싶어하신다기보다는 단지 의무로 보고 계시네요."

:: **환자** "맞아요. 그렇게 말할 수 있어요. 나는 이것을 평생 동안 지켜야만 한다는 것을 믿을 수가 없어요. 그래서 운동 한 세션을 마치는게 더 어렵네요."

:: **간호사** "환자분은 혼자가 아니에요. 많은 분들이 운동을 꾸준히 하는 것을 어려워 하세요. 지금까지 무엇을 시도하셨는지 좀 듣고 싶네요."

:: **환자** "에어로빅이랑 킥복싱 수업을 듣고, 걷기도 했어요. 수업을 듣는 것은 좋지만 에어로빅보다 좀 천천히 하는 운동이 하고 싶어요. 만약 제가 즐길 수 있는 것을 찾는다면 더 좋을 거예요."(양가감정)

:: **간호사** "환자분과 같은 상황에 놓인 다른 환자들에게 들은 몇 가지 아이디어를 공유해도 괜찮을까요?"

:: **환자** "그래주시면 감사하겠습니다."

:: **간호사** "오랫동안 운동을 하지 않은 사람들이 수중 에어로빅이나 요가를 즐겨 한다고 들었어요. 한 수업에서 둘 다 할 수 있고 체육관에서 배웠던 심혈관 에어로빅보다 영향을 더 적게 받게 되요."

:: **환자** "한 번 알아 봐야겠네요. 둘 다 제가 좋아할 것 같고 손해 볼 거 없겠네요."(변화대화)

## 논의

첫 번째 시나리오에서 간호사는 권위적이었고 환자의 말을 듣지 않았다. 결국에 환자는 포기하고 수동적이 되었다. 간호사는 환자에게 무언가를 요구하고 있는 것으로 보였고 전문가 역할에 머물렀다. 환자는 자신의 건강과 치료에 대해 영향력을 발휘하려고 시도했으나, 간호사는 부작용을 포함한 위험보다 메포민 복용의 장점을 더 강조하였다. 간호사와 환자는 대화하면서 같은 곳에 머물러 있지 못했다.

두 번째 시나리오는 MI의 적절한 예를 보여 주었다. 첫 번째 시나리오와 비교하여, 간호사는 환자에게 방법을 안내하게 했고 환자를 성공으로 이끌어 주는 방법이 무엇일까에 관심을 가졌으며, 환자에게 중요한 것이 무엇인가에 대한 가정도 하지 않았다. 간호사는 변화를 요구하지 않았다. 간호사의 역할은 환자가 치료의 여정을 같이하는 사람이라는 것을 인정하고 그를 지지해 주는 것이었다. 간호사는 비판단적이었고 환자의 옆에서 걸어가는 사람으로 남아 있었다.

## 사례연구 3

6년 동안 제2형 당뇨병을 앓아 온 62세의 환자이다. 조절수준은 진단 이후 변동이 심해지고 있다. 환자에게는 성공적인 자가관리를 가로막는 많은 신체적 장애가 있다.

### MI가 아닌 상호작용

:: **간호사** "좋은 아침입니다. 지난 2주 동안 환자분의 혈당수치를 보았는데 꽤 흩어져 있더군요."

:: **환자** "알아요. 정말 열심히 노력했는데 통제할 수가 없어요."

:: **간호사** "혈당을 통제하는 것은 장기적으로 합병증을 예방하는 데 있어서 매우 중요해요. 기분을 좋게 하는 데도 도움이 되고요."

:: **환자** "음, 몸이 아주 좋지 않았어요."

:: **간호사** "혈당수치를 함께 보도록 하죠. 전 더 나은 통제방법을 찾을 수 있다고 확신해요."

:: **환자** "알았어요."

:: **간호사** "매일 같은 시간에 식사를 하고 약을 복용하실 것을 권합니다. 환자분이 일관성이 있을수록 수치가 더 좋아질 것입니다. 또한 매일매일 비슷한 음식을 드시도록 확실히 해 주시고요. 예를 들면 하루에 바나나 한 개와 빵 한 조각을 드신다면 다음 날에는 포도 조금과 작은 머핀을 드세요."

:: **환자** "일정하게 유지하도록 노력하겠지만 제가 시력이 나빠서 시계를 제대로 보는지도 몰라요. 그리고 만약 제 딸이 인슐린을 준비해 주지 않는다면 약물을 제대로 준비하지 못 할 수도 있어요."

:: **간호사** "오, 인슐린 용량이 손실되어서는 안돼요. 그것이 혈당을 높이는 원인이 될 것입니다."

:: **환자** "제가 할 수 있는 한 최선을 다하겠지만 쉽지 않아요."

:: **간호사** "물론 쉽진 않죠. 하지만 건강을 유지하기 위해 필수적이고, 더 이상 아무 합병증도 일어나지 않게 해야 합니다."

:: **환자** "이 문제를 어떻게 풀어야 할지 정말 모르겠어요. 전 혼자 살고 제 딸은 한 시간 거리에 살아요. 딸은 2주에 한 번 올 수 있어요."

:: **간호사** "그럼 저희 간호사가 환자분을 돕기 위해 집에 찾아가도록 할게요. 그건 어떠세요?"

## MI 상호작용

:: **간호사** "좋은 아침입니다. 그동안 어떻게 지내셨나요?"

:: **환자** "항상 똑같죠. 제 혈당수치가 엉망입니다."

:: **간호사** "완벽하기 위해 노력하는 사람도 있고, 혈당에서 발생할 수 있는 넓은 범위의 변이를 잘 수용하는 사람도 있습니다. 환자분께서는 스스로 생각했을 때 심각한 상황에 있다고 생각하시나요? 아니면 사이 어딘가에 있다고 생각하시나요?"

:: **환자** "제 생각에 사이 어딘가에 있는 것 같아요. 완벽을 기대하진 않지만 제 혈당수치가 좋았다가 나빴다가 하는 것이 나도 좋지가 않아요."

:: **간호사** "혈당수치에 대해 만족하지 않지만 완벽한 수치를 원하시는 것도 아니군요. 혈당조절을 향상시킬 수 있는 방법에 무엇이 있다고 생각하는지 이야기해 주실래요?"

:: **환자** "제가 할 수 있는 건 다 했어요. 제 시력이 나빠서 혼자 인슐린을 놓는 것이 어려워요. 화상을 입을까 무서워서 더 이상 요리를 할 수도 없어요. 제 딸이 도와주려고 노력하지만, 그 애는 한 시간 거리에 떨어져 살고 있고 몇 주에 한 번만 올 수 있어요. 더 이상 도와달라고 요구할 수도 없고요. 전 그냥 제가 계속 해 오던 대로 할 거에요."(저항)

:: **간호사** "따님이 그렇게 열심히 도와주시는 걸 보니 어머님을 무척이나 사랑하는군요."

:: **환자** "네, 맞아요. 그 애는 일도 열심히 하고 항상 저를 걱정해요. 전 제 딸이 걱정을 안 했으면 좋겠어요. 제가 좀 더 독립적일 수 있다면 딸이 그렇게 걱정하진 않을 텐데……. 실명한 상태에서 지내는 것은 정말 힘들지만 제 스스로 살아갈 수 있는 방법이 있을 거예요."(양가감정)

:: **간호사** "비슷한 상황에 있는 환자들을 도와줄 수 있는 방법이 많아요. 관심이 있으시다면 그런 방법에 대해서 얘기를 나누면 좋을 것 같은데요."

:: **환자** "물론이죠. 아이디어가 있다면 도움이 될 거에요."

:: **간호사** "저와 함께했던 환자분들은 혈당측정기를 사용하면 혈당을 체크하는 데 도움이 된다고 하셨어요. 식사를 하거나 약을 복용할 시간을 알려 주는 알람을 설정할 수 있는 시계도 있고요. 제가 생각하기에 특별히 도움이 될 만한 것은 인슐린 펜이에요. 인슐린이 펜 안에 들어있고 전용 바늘만 교체하면 됩니다. 복용량은 딸깍 소리를 듣고 필요한 용량을 세서 결정됩니다. 버튼만 누르시면 주사를 놓으실 수 있어요."

:: **환자** "그 인슐린 펜을 사용해 보고 싶어요. 그러면 제 딸이 인슐린 놓을 시간에 맞춰 여기까지 운전해서 올 필요가 없겠네요."(변화대화)

:: **간호사** "이 펜 사용을 연습하는 시간을 좀 가져볼까요? 제가 딸깍 소리를 듣고 필요한 용량을 정하는 데 익숙해지실 때까지 이 펜을 사용하는 것을 보여 드릴게요."

:: **환자** "감사합니다. 신경 써 줘서 정말 고마워요."

### 논의

이전 두 개의 시나리오는 당뇨병 자가관리에 독립성을 확보하고자 하는 환자들을 보여 주고 있다. 그 상호작용은 대화가 향하는 방향에 따라 다르고, 그 결과는 MI 상호작용에서 훨씬 긍정적이다.

첫 번째 시나리오에서 간호사는 전문가로서 대화에 참여하였다. 간호사는 환자의 자가관리 성공을 막는 장벽에 대해 탐구하지 않았다. 간호사는 환자가 그저 권고사항을 따르는 것을 망설일 뿐이라고 추정했다. 환자가 장애물을 몇 가지 진술했으나 간호사는 이를 무시하였다. 환자는 자신의 장벽을 심층적으로 탐구하기 위한 기회를 놓치게 되었다. 환자는 정보를 숨김없이 주었으나, 간호사는 반응을 하지 않았다. 이 대화에서는 강력한 라포가 나타나지 않았다.

두 번째 시나리오는 좀 더 성공적인 대화의 흐름을 보여 준다. 환자와 간호사는 저항, 양가감정, 변화를 위한 준비단계로 함께 움직인다. 간호사는 환자가 대화에 참여하도록 하였고, 환자가 꼼짝 못하게 되었을 때에만 정보를 제공했다. 또한 질문에 대한 허락을 요청하였고 정보는 환자가 그것을 받을 준비가 되었을 때만 제공하였다. 경청만으로도 간호사는 환자의 치료에 대한 장애물에 대한 정보를 이끌어낼 수 있었다. 정보가 없다면 간호사는 환자가 치료에 참여하지 않겠다고 자발적으로 선택한 것으로 가정할 수도 있었다. 그렇게 되면 환자는 현재의 관리방식을 유지하여 합병증의 위험에 처할 것이다.

## 실무기술(그림 7-2)

1. 내분비계 질환의 복잡성과 환자들이 마주하게 되는 도전에 대해 이해한다. 질환의 범위를 이해하는 간호사에게 도전은 새롭게 진단되어진 환자들의 도전과 비교했을 때 크지 않다. 환자들이 자신의 몸속에서 일어나는 일에 대해 모두 이해하고 있다고 가정하지 말라. 치료에 있어서 행동교정이 필요한 때를 아는 것이 필수적이다. MI가 도움이 되는 것 같지 않더라도, 간호사는 항상 공감적·

비판단적 태도를 가지고, 환자의 선택을 존중해 주는 전략을 사용해야 한다.

2. 당뇨병은 가장 흔한 내분비계 질환으로 MI 상호작용을 통해 효과적으로 관리할 수 있다는 것이 증명되었다. 다른 내분비계 질환을 겪는 환자를 치료하기 위해서는 효과적인 MI에 대한 더 많은 연구가 필요하다. 미국 당뇨병교육자협회는 실무자가 행동변화를 위해 환자와 상호작용할 때 사용할 지침을 만드는 데 많은 시간과 에너지를 투자하였다.

3. 내분비계 질환을 진단받은 사람들에게 나타나는 강한 감정적 흐름이 있다. 질환 자체가 환자의 통제를 넘어서는 기분변화를 일으킬 수 있다. 질병의 영향이나 체중증가의 촉발요인은 자기존중감에 지속적인 영향을 미칠 수 있다. 신체적 속성이 변화한 환자들에게는 자신의 상태가 비정상적으로 받아들여질 수 있으며 이 질환을 어떻게 느끼는지에도 역시 영향을 미칠 수 있다. 비판단적인 태도를 유지하고 환자의 신뢰를 얻는 것은 치료적 관계에서 필수적이다. 이 대상자들을 만날 때는 우울 증상이 나타나지 않는지 주의해서 보도록 한다.

4. 간호사는 강한 자기인식을 유지해야 하며 개인적 견해, 신체언어, 목소리 톤, 일반적 판단을 반영하는 데 주의를 기울여야만 한다. 환자가 대화할 때 간호사의 개입을 어떻게 인지하고 있는지에 따라 결과를 예측할 수 있다. 치료적 관계를 형성하는 것은 환자가 자신의 질병에 대한 걱정과 생각을 공유하고 마음의 안정을 찾는 데 필수적이다.

5. 사용 가능한 자원을 활용하라.
    - 미국 당뇨병교육자협회(American Association of Diabetes Educators)
    - 미국 당뇨병협회(American Diabetes Association)
    - 미국 임상내분비협회(American Association of Clinical Endocrinologists)
    - 미국 갑상선협회(American Thyroid Association)
    - 미국 내분비학회(Endocrine Society)
    - 호르몬재단(The Hormone Foundation)
    - 인간성장재단(Human Growth Foundation)
    - 미국 희귀장애기구(National Organization for Rare Disorders)
    - 미국 내분비 및 대사성 질환정보 서비스 (National Endocrine and Metabolic Disease Information Service)

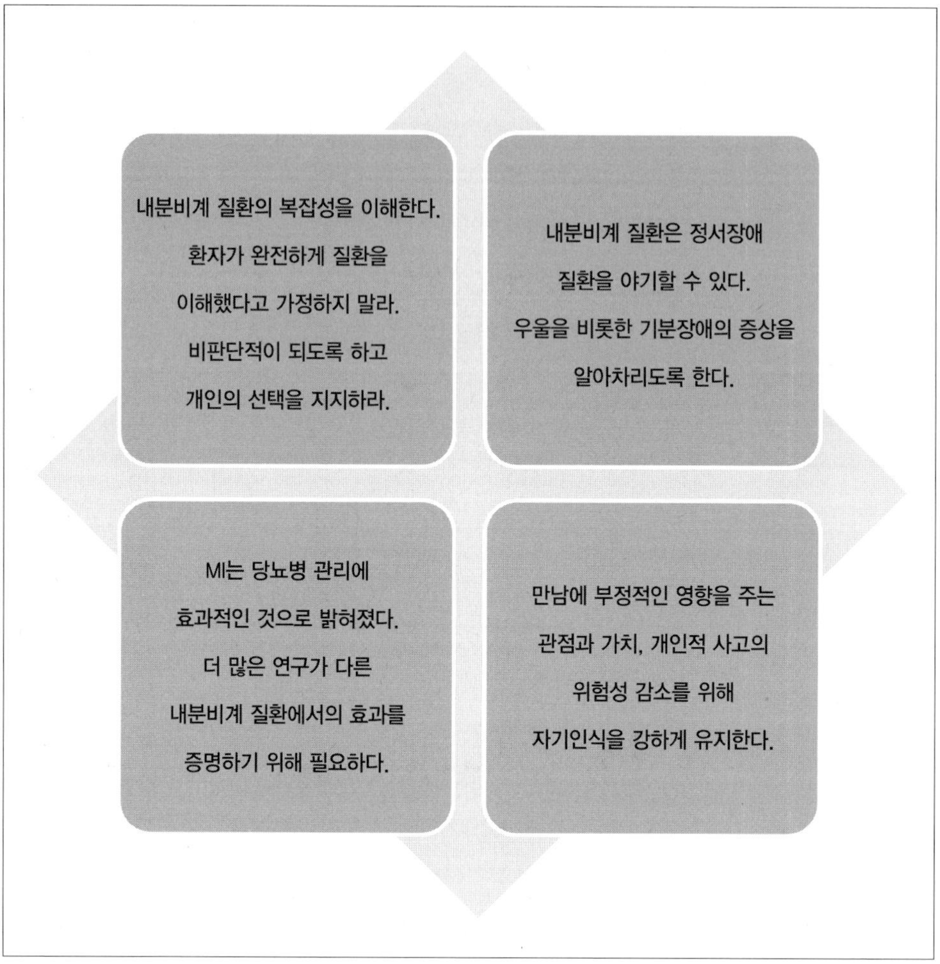


**그림 7-2** 실무기술

## 기억할 점

1. 내분비계 질환은 국민의 건강에 많은 영향을 미친다. 드물게 나타나는 질환도 있지만, 갑상선질환과 당뇨병은 흔하다. 내분비계 질환은 동반질환과 함께 우리 국민의 상당수에 부정적인 영향을 미친다.
2. MI는 제1·2형 당뇨병과 일반적인 만성질환이 있는 환자들을 관리하는 데 효과적임이 증명되었다. 진행 중인 연구는 다른 내분비계 질환에 대한 MI 사용에 도움이 될 것이다.
3. AADE7은 교육간호사의 실무를 지도하는 데 도움을 주며, 많은 MI 기술을 포

함한다. 이는 교정이 많이 필요하지 않고 혈당측정을 적게 해도 되는 환자들에게 사용할 수 있다.

4. 모든 환자들이 변화하고 싶어 하는 것은 아니며 현재의 상황에 만족할 수도 있다는 것을 기억하라. MI는 변화하지 않겠다는 환자의 선택도 기꺼이 받아들이는 것이다.
5. 감정적으로 고통받는 환자들에게는 정신건강 관리와의 연계가 도움이 될 수 있다.

## 요약

내분비계 질환이 있는 환자들은 MI 개입의 혜택을 볼 수 있다. 간호사는 성공적인 행동변화를 촉진하는 데 도움이 되는 도구를 제공할 수 있다. 몇몇 내분비계 질환은 비만과 연관되는데, 우리는 영양과 운동 접근 시에 MI가 효과적이라는 증거를 얻게 되었다. 당뇨병은 자가관리가 필수적인 질환이기 때문에 이 분야에 대한 더 많은 논의와 연구가 이루어져야 한다. Healthy People 2010은 내분비계 질환과 관련한 촉발요인, 부작용, 동반질환 영역에 관심을 가질 것을 강조하고 있다.

# 참고문헌

Baldwin, C. & Witchel, S. (2006). Polycystic ovary syndrome. *Pediatric Annals, 35*(12), 888-896.

Bazata, D., Robinson, J., Fox, K. & Grandy, S. (2008). Affecting behavior change in individuals with diabetes: Findings from the study to help improve early evaluation and management of risk factors leading to diabetes (SHIELD). *The Diabetes Educator, 34*(6), 1025-1036.

Belton, A. (2008). Conversation maps in Canada: The first 2 years. *Diabetes Spectrum, 21*(2), 139-142.

Boren, S., Fitzner, K., Panhalkar, P. & Specher, J. (2009). Costs and benefits associated with diabetes education: A review of the literature. *The Diabetes Educator, 35*(1), 72-96.

Deangelis, T. (2007). Patient empowerment improves outcomes: Technique that bolsters patient buy-in pays off in reduced weitht, lower AIc's. *DOC News, 4*(12), 1.

Haigh, C. (2008). Metabolic syndrome was strong predictor of incident diabetes. *Endoctrine Today, 6*(20), 15.

Kalvaitis, K. (2008). Thyroid disorder may be a risk factor for developing glaucoma. *Endocrine Today, 6*(20), 15.

Miller, W. & Rollnick, S. (2002). *Motivational Interviewing: Preparing people for change* (2nd ed.). New York: The Guilford Press.

Milone, A. (2008). The difficulties of Cushing's syndrome. *Endocrine Today, 6*(21), 1, 12-14.

Motivational Interviewing in Digestive Health

# 08

# 소화기계 건강을 위한 동기강화상담

## 학습목표

1 소화관질환이 대상자에게 미치는 영향을 논의할 수 있다.

2 위장관계 질환 관리에 대한 3가지 도전을 정의할 수 있다.

3 위장장애 환자 치료에 자가관리가 통합되었을 때 3가지 장점을 열거할 수 있다.

4 사례연구에 나온 동기강화상담 사용의 장점과 단점을 논의할 수 있다.

5 비만이 행동변화의 주된 관심사인 2가지 이유를 식별할 수 있다.

## 핵심용어

**간경변** Cirrhosis

**과민성대장증후군** Iritable Bowel syndrome

**미국 당뇨병, 소화기병, 신장병 연구소**
National Institute of Diabetes and Digestive and Kidney Diseases

**미국 소화기질환 정보센터** National Digestive Diseases Information Clearinghouse

**미국 소화기학회** American College of Gastroenterology

**미국 위장관협회** American Gastrointestinal Association

**셀리악병** Celiac disease

**위식도역류질환** Gastroesophageal refluex disease

**췌장염** Pancreatitis

## 서론

소화계통의 질병은 동기강화상담(Motivational Interviewing, MI)을 사용할 때 장점이 있는 중요한 질환군이다. 이 질환은 아주 흔하며, 완치되지 않는다 하더라도 행동변화에 의해 어느 정도 향상될 수 있다. 급성 및 만성 소화기질환은 국가건강에 상당한 영향을 미친다. 이 영향은 신체적·감성적·사회적·경제적 측면의 조합이다. 간호사는 환자가 합병증을 피하고, 증상을 관리하며, 위험을 감소시키는 생활습관을 갖도록 도와주는 데 앞장서야 한다.

바이러스성 위장염은 아주 흔하고 전염성이 높다. 이는 미국에서 두 번째로 흔한 질병이다(digestive.niddk.nih.gov/ddiseases/pubs/viralgastroenteritis/index.htm). 많은 아동과 성인이 매년 설사를 경험한다. 손을 자주 씻는 것이 전염병을 피하는 가장 좋은 방법이다. 바이러스성 위장염의 직접적인 결과인 탈수 때문에 입원하는 환자도 있으며 이는 국가의 건강비용을 증가시킨다.

스펙트럼의 반대편에 변비가 있다. 이는 위장관계에서 발생하는 또 다른 대표적인 질환이다. "4백만 명 이상의 미국인들은 잦은 변비가 있으며, 매년 의사 방문 횟수는 250만 명에 달한다. 미국에서 매년 대략 7억 2천 5백만 달러가 완하제(laxative) 상품(구입)에 쓰인다"(digestive.niddk.nih.gov/ddiseases/pubs/viralgastroenteritis/index.htm). 변비로 인한 장기 합병증이 전형적으로 발생하지는 않는다고 해도, 이것은 여전히 우리나라에 영향을 미치는 중요한 문제다. 식이변화, 적절한 수분섭취, 일상적인 운동을 통해 이러한 통계수치를 향상시킬 수 있을 것으로 보인다.

위궤양과 같은 궤양 또한 흔하다. "10명 중 1명의 미국인은 살면서 한 번은 궤양을 경험한다"(digestive.niddk.nih.gov/ddiseases/pubs/hpylori/index.htm). 가장 흔한 원인은 박테리아인 헬리코박터균이다. 어떻게 헬리코박터균이 우리 몸에 들어오는지에 대해서는 일부 알려져 있지만, 이 질병에 대한 예방접종 개발은 아직 진행 중이다. 어떤 행위는 이 질환의 증상과 결과를 향상시키는 데 도움이 된다. 간호사는 식이요법, 처방전 없이 살 수 있는 일반의약품들의 과대사용 및 증상을 더 악화시킬 수 있는 약물사용 방지, 헬리코박터균 감염 치료방법을 따르는 영역에서 행동변화를 촉진할 필요가 있다.

위식도역류질환 또한 꽤 흔하다. 이는 유아기에서 노년기까지 모든 연령의 사람들에게 나타나며, 치료를 받지 않으면 더 심각한 합병증을 야기할 수 있다. 여기에는 위벽출혈, 식도협착, 치명적일 수 있는 식도암이 포함된다. 무서운 결과를 예방하기 위해서는 건강한 행동 유지의 중요성을 인식하고, 추천치료를 잘 따르는 것이 중요하다. 간호사는 환자가 질병에 대해 이해하고 일상생활에서 현명한 결정을 내리도록 도와

주는 중요한 역할을 한다(digestive.niddk.nih.gov/ddiseases/pubs/gerd/index.htm).

셀리악병은 밀, 호밀, 보리에 들어 있는 특정 단백질의 적절한 흡수를 방해하는 유전적인 질병으로, 이 만성 소화질환은 음식 선택의 폭을 상당히 줄이고 아동들의 성장에 영향을 미칠 수 있다. 또한 어른에게도 발병하는데 증상이 없을 수도 있고 진단받기 전에 이미 몇 년이 지나갈 수도 있다. 부적절하게 치료할 경우 유산, 골다공증, 간질환, 장암과 같은 심각한 합병증을 불러일으킬 위험이 있다. 미국에서는 2백만 명 이상의 사람들이 이러한 질병으로 영향을 받고 있다. 이 상태의 환자들은 자신의 식사와 간식에 대해 매일 선택한다. 환자가 식사계획을 짤 때 알맞는 정보를 토대로 알맞는 선택을 하면 예후는 향상된다(digestive.niddk.nih.gov/ddiseases/pubs/celiac/index.htm).

과민성대장증후군 또한 미국인구의 20%에 영향을 미치는 가장 흔한 질병 중에 하나이다. 비록 장기간 만성합병증으로 심각한 질병이 되는 것은 아니지만, 이는 매우 불편할 수 있으며, 많은 고통을 유발하고, 증상에 따라서 잠시도 집을 떠날 수 없거나 직장에서 해고될 수 있다. 스트레스 관리와 식이요법이 도움이 될 수 있고 환자에 의해 조정이 가능한 행동이다(digestive.niddk.nih.gov/ddiseases/pubs/ibsi/index.htm).

게실증은 40세 이상인 미국인의 10%에 발생하며, 60세 이상 인구의 거의 절반이 영향을 받는다(digestive.niddk.nih.gov/ddiseases/pubs/diverticulosis/index.htm). 사람들은 각각 음식에 대한 반응이 다르고, 음식이 증상에 어떻게 영향을 미치는지가 다르기 때문에 자가관리가 유용하다. 치료적 측면에서 가장 좋은 식이관리 방법을 개발하도록 환자를 돕는 일은 간호사나 영양사가 할 수 있다. 식이변화는 쉽지 않지만 MI는 이 목표를 성취하는 데 도움을 줄 수 있다.

간염은 심각한 손상을 야기할 수 있는 간질환이다. 가장 흔한 바이러스 감염의 형태는 hepatitis A, B, C 3가지이다. A형 간염은 대변-구강 경로를 통해 전염된다. 2006년에 3,579개의 새로운 A형 간염의 사례, 4,713개의 새로운 B형 간염 사례가 있었다. B형 간염과 C형 간염은 혈액과 체액에 의해 전염되며, 종종 성병으로 간주되기도 한다. C형 간염은 대략 급성 바이러스 간염 원인의 15%, 만성간염의 60~70%, 간경변증, 말기 간질환, 간암의 50%를 차지한다." 급성질환을 가진 사람은 C형 간염에 만성적으로 감염될 가능성이 높으며 이는 사망률을 증가시킨다.

췌장의 염증 또는 췌장염은 급성이 될 수도 있고 만성이 될 수도 있다. 급성췌장염 때문에 매년 대략 21만 명이 입원을 하는 것으로 추정된다. 소화효소가 췌장에서 한동안 계속 활성화되며, 염증이 있을 때 효소가 췌장조직을 공격하고 복통과 다른 증상으로 이어진다. 췌장염은 만성통증, 당뇨병 또는 수술로 이어질 수 있는 심각한 질환이다(digestive.niddk.nih.gov/ddiseases/pubs/pancreatitis/index.htm).

미국에서 소화기계통 질병의 영향에 대해 논의할 때 비만을 언급하지 않을 수 없다(www.cdc.gov/nccdphp/publications/AAG/obesity.htm). 성인의 3분의 1 그리고 어린이의 16%가 비만상태이며, 2000년에 비만과 관련된 의료비용은 대략 1,170억 달러였다. 동반질환은 다음과 같다.

- 관상동맥성 심장병
- 제2형 당뇨병
- 고혈압
- 이상지질혈증
- 뇌졸중
- 간과 담낭질환
- 수면무호흡증
- 퇴행성 관절염
- 불규칙적인 생리와 불임
- 심리사회적인 문제

행동변화는 비만으로 인한 만성 합병증의 예방 및 관리의 기본이다. Healthy People 2010에서도 비만문제의 심각성을 강조하고 있다. 관심영역에는 영양과 과체중, 신체적 활동, 건강 적합성이 해당된다. 또한 Healthy People 2010은 당뇨병 및 심혈관계 질환에서처럼 비만으로 인해 생기는 합병증뿐만 아니라 예방백신에 대해서도 언급을 하고 있다. 로타바이러스(rotavirus), A형 간염, B형 간염에 대한 예방백신이 있으며, 이로써 소화기계통 바이러스의 영향을 개선시키는 데 한 걸음 더 가까이 갈 수 있게 되었다.

## 소화기계 질환 관리의 어려움

일부 소화기계통 질환은 다른 문제와 연결되어 있다. 예를 들어 간질환과 췌장염은 알코올남용에 의해 발생할 수 있다. 간호사는 알코올남용과 간경변증 사이에 직접적인 상호영향을 알 수 있지만, 환자가 그것을 인정하지 않고 저항을 보일 수 있다. 만약 환자가 알코올남용에 대해 부인한다면 그들은 자신의 음주패턴과 음주로 인해 자신이 겪고 있는 질병이 어떤 관련이 있는지에 대해 이야기를 나눌 준비가 되지 않은 것이다. 질병이 직접적으로 자신의 행동 때문에 발생했을 때 환자가 변화의 필요성을 수용하는 것을 어려울 수 있으며, 이럴 때 상담은 저항으로 가득 찰 수 있다.

식이변화를 요구하는 소화기계통 질환 역시 간단하지 않은 문제다. 개인의 기호, 장보기를 어렵게 만드는 신체적 장애, 재정적 제약으로 식이패턴을 바꾸는 것이 어려울 수 있다. 건강하게 먹는 것에는 비용이 많이 든다. 고정된 수입으로 살아가고 있을 때는 신선한 과일이나 채소를 사는 것이 어렵다. 만성소화장애를 가진 환자들에게 필요한 글루텐이 함유되지 않은 식품처럼 특별한 음식은 가격이 더 비싸다. 건강한 다이어트에 대해 교육을 할 수는 있으나, 자신의 개인적인 식습관에 대한 환자의 인식은 우리가 인지하고 있는 것과 일치하지 않을 수 있다. 행동변화를 막는 이러한 장애물이 있을 경우 간호사가 어려움을 겪을 수 있다.

비만은 외모에 미치는 영향과 이와 관련된 건강 위험 때문에 부정적인 낙인(stigma)으로 연결될 위험이 있으며 매우 복잡하다. 비만에는 많은 원인이 있다(**그림 8-1**). 과식은 비만의 주된 요인일뿐만 아니라 간호사가 언급하기 가장 쉬운 것 중의 하나다. 건강한 영양상태와 관련하여 상담을 해 주기도 수월한 주제이다. 그러나 어떤 사람들은 건강하게 먹고 운동을 하는 데도 여전히 비만으로 고통받고 있다. 건강한 영양상태에 대해 논의하는 것은 그 사람들에게는 치료적이지 못한 접근이다. 비만문제의 개인적 원인을 찾는 것에도 어려움이 있을 수 있다. 흔히 원인에 대한 가정을 너무 많이 하고 그 원인을 완전히 조사하지 않는다. 또한 환자들은 자신의 체중, 자아존중

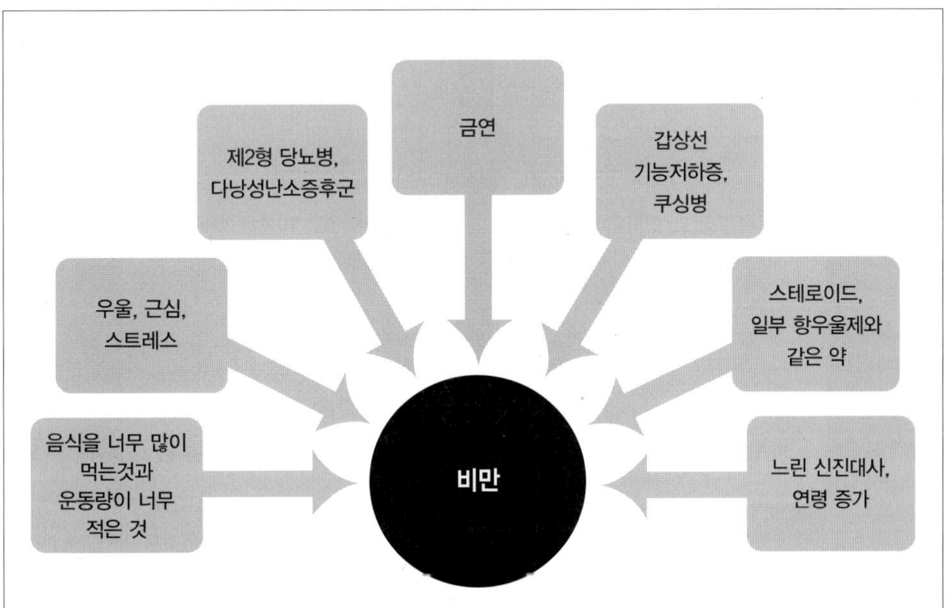


**그림 8-1** 비만의 위험요소

감과 관련하여 수많은 감정을 느끼며, 체중감소 시도의 실패 때문에 고통을 받는다. 우리의 가치관이 이 질병을 앓는 사람들과의 상호작용을 방해하며, 우리가 비만으로 인한 건강위험을 알고 있기 때문에 비판단적 태도를 보여주는 것은 도전이 될 수 있다. MI는 환자가 자신의 생각과 느낌을 탐색하고, 객관적인 결정을 내리고, 더 건강한 삶을 위해 성취 가능한 목표를 세우도록 지지하는 방식으로 이 문제에 접근하는 전략을 제공해 준다.

## 자가관리의 장점

소화기계통 질환 예방에 도움을 주기 위해 일상생활에서 다양한 선택을 할 수 있다. 자가관리는 장기간의 합병증 위험을 줄이는 데 도움이 될 수 있다. 일상생활에서의 다양한 선택에는 영양, 알코올 소비, 스트레스, 운동, 약, 손 씻기와 예방접종 부분에서 위장관계에 영향을 줄 수 있다. MI는 많은 경우 이 분야에서 효과적인 것으로 확인되었다.

비만은 위장관계 건강영역보다 연구가 더 많이 되어 왔다. 어떤 사람에게는 비만이 정말 장애로 보이지만, 다른 사람의 관점에서는 단지 증상으로 보일 수 있다. 이런 견해에도 불구하고 MI는 미국에서 비만 통계에 긍정적인 영향을 미친다. 비만을 관리하는 데 있어서 행동은 중요한 역할을 하기 때문에 우리는 심각한 문제를 일으킬 수 있는 행동에 관심을 둘 필요가 있다. 아동들은 학교에서 대부분의 시간을 보내기 때문에 학교기반 프로그램이 시작되었다. 학교에서 근무하는 보건교사는 비만으로 이미 위험상태에 있는 아동들에게 직접적인 영향을 줄 수 있다. 한 연구에서 비만은 약물남용과 폭력에 이어 두 번째 문제인 것으로 나타났다. 이것은 비만이 우리의 의료체계에 중대한 영향을 미치는 문제임을 보여 주는 확실한 증거이다. 건강한 식사와 운동에 대한 선택을 제공하고, 아동들이 선택한 것을 시작할 수 있게 허락함으로써 자신의 건강한 미래에 참여하도록 해야 한다(Clark & Slemmons, 2008). "우리는 그들이 변화를 할 것이냐 아니냐에 대한 책임이 있지는 않지만, 만약 그들이 변화를 원한다면 그것을 결정하도록 도와줄 책임이 있다"(Glovsky & Rose, 2007, p.50).

기능성 위장장애는 흔히 불안, 공황장애, 기분장애와 같은 심리적인 장애와 같이 발생한다. 다음은 기능성 위장장애로 여겨지는 질병이나 증상이다.

- 소화불량
- 기능성 설사

- 기능성 변비
- 과민성대장증후군
- 복부팽만(더부룩함)
- 미분류된 기능성 장질환
- 기능성 복통증후군

환자는 이러한 질병의 전반적인 관리에 어려움을 느낄 수 있다. 이런 경우 함께 발생하는 심리사회적 문제를 언급하는 것이 도움이 된다. 기능성 위장장애로 고통받는 환자의 상당수가 학대받은 경험이 있다는 것에 주목할 필요가 있다. 한 연구는 위장장애 환자의 44%가 성적·신체적 학대를 겪었다는 것을 밝혔다(Drossman, Tally, Leserman, Olden & Barreiro, 1995). 이러한 복합적인 문제가 있는 환자들에게 자기조절능력을 키우도록 도움을 주는 MI가 유용할 수 있다. 자신의 미래에 어느 정도 통제감을 가질 수 있는 것은 학대 때문에 잃어버린 조절감을 다시 찾게 해 줄 수 있다. 간호사는 환자들의 심리사회적 결손 관련 동반질환에 따르는 잠재적 장애물을 인식해야 한다. 간호사는 환자가 위장장애 증상을 효과적으로 다스리고 자기효능감을 촉진시키는 방법을 탐색하도록 도울 수 있다(Cash, 2005; Drossman et al., 1995; Guthrie & Thompson, 2002).

우리는 스트레스가 위장장애에 영향을 주고 다른 신체적 문제를 일으킨다는 것을 알았다. MI는 스트레스와 관련된 행동변화를 촉진시킬 때 긍정적인 접근방법을 제공한다. 스트레스와 위장장애의 관계에 대한 연구가 진행되어 왔는데, 이에 따르면 위장장애를 겪는 사람은 실제로 더 심하게 고통을 느낀다는 의견도 있다. "스트레스는 통증이 더 심각하게 느껴지도록 만들 수 있다"(www.aarp.org/health/conditions/articles/harvard_the-sensitive-gut_2.html). 스트레스 조절은 위장증상 조절에 실질적인 도움이 될 수 있다. 스트레스 관리는 위장장애로 고통받는 환자와 MI를 진행할 때 흔히 다루는 주제이다.

## 사례연구

다음 사례연구는 각각 위장장애 환자와의 효과적·비효과적 만남을 보여 준다. 두 시나리오를 통해 MI가 어떻게 행동변화를 촉진시킬 수 있는지를 볼 수 있다.

## 사례연구 1

환자는 만성소화장애증을 겪고 있으며, 위장관계 불편감으로 수차례 응급실에 내원했었다. 그는 추후 외래방문을 와 있는 상태이다.

### MI가 아닌 상호작용

:: **간호사** "좋은 아침입니다. 좀 어떠세요?"

:: **환자** "지금은 좀 괜찮아요."

:: **간호사** "응급실에 또 한 번 갔다 왔기 때문에 지금 여기 오신 거군요."

:: **환자** "저는 식이요법을 따르려고 노력했어요. 항상 아픔을 느끼는 데 지쳤고, 이젠 할 수가 없어요."

:: **간호사** "글루텐이 함유되지 않은 식품의 목록을 드릴게요. 그리고 식이요법에 대해 우리가 무엇을 할 수 있는지 한 번 보도록 하죠."

:: **환자** "전에 이거 살펴봤었어요. 전 어떤 음식이 글루텐이 없는 식품인지 알고 식품 라벨에서 무엇을 봐야 하는지도 알아요."

:: **간호사** "그러면 무엇이 문제인지 이해할 수가 없네요. 이 지침을 따르는 것이 나아질 유일한 방법이에요."

:: **환자** (침묵)

:: **간호사** "제가 해 드릴 수 있는 것은 일주일 동안 글루텐 제외 식품 식이요법을 따르도록 하는 겁니다. 식사일지를 계속 작성해 주세요. 그래야 저희가 환자분이 어느 부분에서 더 나아질 수 있는지 볼 수 있으니까요."

:: **환자** "알겠어요."

:: **간호사** "글루텐 제외 식품 식이요법을 한 번 더 시작하면 더 나아질 거라고 저는 확신해요."

:: **환자** (침묵)

### MI 상호작용

:: **간호사** "좋은 아침입니다. 좀 어떠신가요?"

:: **환자** "오늘은 꽤 좋아요."

:: **간호사** "응급실에 또 한 번 다녀가셨네요. 거기에 대해서 좀 더 이야기해 주실래요?"

:: **환자** "또 아팠어요. 기분이 좋지 않은 게 너무 싫어요. 전 이제 만성소화장애증을 생각조차 하고 싶지 않아요."(저항)

:: **간호사** “항상 그렇게 통증을 느낀다면 심하게 좌절하게 될 수 있어요.”

:: **환자** “맞아요. 전 한동안 정말 최선을 다했는데 지금은 더 악화된 것 같아요.”

:: **간호사** “왜 그렇다고 생각하시나요?”

:: **환자** “모르겠어요.”

:: **간호사** “관리하기 정말 어려운 질병이 있으세요. 그리고 기분이 좋지 않다고 느낄 때 넘어야 할 더 큰 장애물이 생기게 되지요.”

:: **환자** “그건 매우 어려운 문제입니다. 하지만 음식에 관해서는 이해하고, 무엇을 먹을 수 있고 먹을 수 없는지에 대해서 알아요.”

:: **간호사** (침묵)

:: **환자** “제가 말했듯이, 전 한동안 정말 최선을 다했어요. 그리고 음식이 정말로 그렇게 나쁘진 않았어요. 하지만 계속 사야 하는 것이 감당이 안 돼요. 너무 비싸요.”

:: **간호사** “비용이 장애물이 되었군요.”

:: **환자** “정말 그래요. 저도 나아지고 싶지만 비용도 생각해야 해요.”(양가감정)

:: **간호사** “정말 어려운 선택이네요.”

:: **환자** “음, 정말 선택의 여지가 없어요. 저는 가장으로써 제 역할을 해야 합니다. 가족들도 역시 모두 먹어야 하구요.”

:: **간호사** “가족들에게 매우 헌신적이시군요. 가족을 많이 사랑하시는 것이 틀림없어요.”

:: **환자** “맞아요. 그리고 제 만성소화장애증 때문에 가족이 고통스러워하지 않으면 좋겠어요.”

:: **간호사** “종종 진퇴양난에 빠진 것 같은 기분이 들 때가 있지요. 하지만 빠져 나오는 방법이 있어요.”

:: **환자** “아내가 저를 위해 만들어 주고 싶어 하는 음식재료를 온라인으로 주문하는 것에 대해 생각해 봤어요. 영양사가 거기선 조금 더 싼 것을 찾을 수 있을 거라고 얘기해 줬어요.”(변화대화)

:: **간호사** “그거 정말 좋은 시작점인 것 같네요.”

:: **환자** “음, 계속 이렇게 살 수는 없어요. 계속 응급실에 오면 아마 장기적으로 더 많은 돈이 들 거에요. 그리고 상태가 좋아지고 싶어요.”

:: **간호사** “만성소화장애증을 잘 관리하시고, 가족도 잘 보살피실 것이라고 확신합니다.”

:: **환자** “감사합니다.”

### 논의

두 개의 시나리오는 완전히 다른 접근을 보여 준다. 첫 번째 시나리오는 간호사가 권위적으로 환자에게 명령하는 장면을 보여준다. 환자는 처음에는 대화에 기꺼이 참여했지만 간호사가 점점 공격적이 되면서 수동적으로 바뀌었다. 간호사는 문제의 실제적 원인을 분석하는 대신에 빈번한 응급실 방문을 탓하고 비난했다. 한 사람이 우월한 입장에 서 있을 때 치료관계를 형성하는 것은 어려울 수 있다. 환자는 자신의 질환을 제대로 관리하지 않은 것에 대해 비난받은 기분이 들었을 것이다. 만약 간호사가 한 발 물러서 환자로부터 추가적인 정보를 끌어냈다면 결과는 더욱 성공적이었을 것이다.

두 번째 시나리오는 MI 전략을 사용하였다. 간호사는 비판단적인 태도로 환자의 의견을 살펴보았으며 그 결과 전혀 다른 문제를 찾아낼 수 있었다. 이는 첫 번째 시나리오에서 환자가 '순응하지 않는' 것을 선택했다는 간호사의 가정을 보여 준 것과는 대조적이다. 두 번째 시나리오는 간호사가 환자에게 장애물과 해결책을 알아내기 위한 탐색을 하도록 격려하는 것을 보여 주었다. 간호사는 어떠한 구체적인 단계도 추천하지 않았지만 환자가 자신의 상황을 개선하기 위해 실질적으로 무슨 일을 할 수 있는지 결정을 내리도록 도왔다. 간호사는 환자의 참여를 격려시키기 위해 침묵, 반영, 은유의 조합을 사용하였다.

## 사례연구 2

환자는 비만수술을 고려하고 있다. 환자는 간호사에게 이에 대해 논의하고 더 많은 정보를 얻기 위해 왔다.

### MI가 아닌 상호작용

:: **간호사** "좋은 아침입니다. 무엇을 도와드릴까요?"

:: **환자** "비만수술에 대해 관심이 좀 있습니다."

:: **간호사** "그래요. 결정하기 전에 몇 가지를 검토해 보도록 하죠."

:: **환자** "네."

:: **간호사** "먼저 이 수술은 환자분이 체중을 줄이는 데 도움이 필요한 경우에 좋은 일이 될 수 있다고 말씀드릴게요. 혹시 시도하지 않은 것이 있다면, 저는 수술하기 전에 그것을 먼저 하는 것을 추천합니다."

:: **환자** "전 벌써 모든 것을 시도해 보았고 그래서 여기 온 거에요."

:: **간호사** "확실히 수술의 혜택에 대해 알고 있군요. 체중이 줄고 기분이 훨씬 더 좋아질 거에요."

:: **환자** "저의 목표는 과체중으로 인해 오는 문제를 피하는 거에요."

:: **간호사** "수술을 해도 문제는 발생할 거에요. 혈전, 출혈, 폐색증이나 전염병과 같은 위험이 있어요. 수술 후에 특정 비타민을 흡수하는 데 문제가 생기거나 빈혈을 일으킬 수 있어요. 음식물이 위장관을 빠르게 이동하게 되고 이것은 묽은 변이나 설사의 원인이 될 수 있어요. 그리고 특정 음식을 섭취하는 데 어려움이 있을 수도 있습니다. 과식할 경우에 구토를 하거나 복부에 불편함이 느껴질 수 있어요. 문제는 많은 사람들이 식습관과 식사에 대한 사고방식을 바꾸지 않는다는 데 있습니다."

:: **환자** "저는 이 수술을 하기 위해서 그 습관을 벌써 바꿨어요."

:: **간호사** "그럼 이제 준비가 되셨군요. 상담하러 와 주셔서 감사합니다. 수술이 성공하길 기원할게요."

:: **환자** "수술에 관한 제 고민에 대해 이야기하길 바랐어요. 그리고 이것이 옳은 것인지에 대해서도 말이에요."

:: **간호사** "약속을 잡아드릴게요. 그때 더 상의할 것입니다."

## MI 상호작용

:: **간호사** "좋은 아침입니다. 어떻게 도와드릴까요?"

:: **환자** "저는 비만수술에 대해 관심이 있어요."

:: **간호사** "그것에 대해서 아는 것이 무엇인지 말씀해 주세요."

:: **환자** "이 수술에 대한 자료를 많이 읽어 봤어요. 어떤 장단점이 있는지 알아요. 그리고 수술이 성공적이기 위해서는 식습관을 바꿔야 한다는 것도 알지만 그렇게 할 수는 없어요."(저항)

:: **간호사** "걱정하시는 것에 대해서 저에게 좀 이야기해 주시겠어요?"

:: **환자** "음, 과식이 많은 문제를 일으킬 수 있다는 것을 아는데, 저는 하루에 세 끼를 푸짐하게 먹는 유형의 사람이에요. 전 취침 전까지 간단히 식사를 할 시간이 없어서 그래야 하는 양보다 더 많이 먹어요."

:: **간호사** "드시는 양을 조절하기가 어렵다는 거군요."

:: **환자** "맞아요. 저는 그릇에 음식을 가득 채울 정도로 배가 너무 고프고, 두 그릇을 먹을 수도 있지만 그렇게 하지 않으려고 노력해요."

:: **간호사** "양을 줄이기 위해 시도를 하셨지만 이 수술을 위해서는 준비가 더 필요하다고 느끼시는군요."

:: **환자** "네, 사실이에요. 제가 정말로 원한다고 수술을 할 수 있다고 생각하지 않아요. 체중을 줄이고 싶지만 실패할까 봐 걱정이 되구요, 또 실망스러운 부분을 다룰 수 있을지에 대한 확신이 없어요."(양가감정)

:: **간호사** "자신감으로 차 있지는 못하지만, 목표를 달성하고자 하는 욕구가 있네요."

:: **환자** "전 정말 이 수술을 하고 싶어요. 제가 식사량을 줄이는 것을 좀 도와줄 어떤 방법 없나요?"(변화대화)

:: **간호사** "제가 다른 환자분들께 들었던 아이디어 몇 가지를 공유하도록 하겠습니다."

:: **환자** "그거 좋을 것 같네요."

:: **간호사** "전 종종 환자분들이 한 그릇을 만들어서 그것을 반으로 나눈다는 걸 들어요. 그분들은 그것을 다시 하루에 여섯 끼로 더 적게 나누어요. 그렇게 하면 배부름을 오래 느끼기 때문에 많은 것을 먹을 수 없게 되지요."

:: **환자** "그거야말로 제가 할 수 있는 것 같아요. 좋은 정보 감사합니다."

## 논의

위의 시나리오는 간단한 상호작용에서 MI의 장점을 강조하는 데 도움이 된다. 첫 번째 시나리오의 간호사는 환자가 비만수술에 대하여 아는 것이 아무 것도 없다고 추정한다. 환자가 무엇을 알고 있는지 사정하는 것과 그들이 알기를 원하는 것이 무엇인지 결정하기 위해서 정보를 이끌어 내는 것은 중요하다. 만약 정보가 필요하다고 결정되면 간호사는 교육제공에 대한 동의를 구해야 한다. 그러나 이 간호사는 환자와 유대감을 형성하지 않았다. 환자의 기분을 좀 더 편안하게 해 주고 문제에 대하여 마음을 터놓는 것이 중요한데, 이 시나리오에서 환자가 간호사를 필요로 한다는 것을 표현했지만 간호사는 또 다른 방문 때까지 환자의 이야기를 듣는 것을 미루었다. 아마 이 환자는 다시 돌아오지 않을 것이다.

두 번째 시나리오는 첫 번째 시나리오와는 매우 대조적이다. 간호사와 환자 사이에 유대감이 만들어졌다. 환자는 목표를 이루지 못한 경험에 대해서 마음을 털어놓았다. 간호사는 정보를 제공하기 전에 환자가 동의하는지를 물어보았고, 환자에게 힘과 용기를 주었다. MI 전술이 사용되었을 때, 상호존중이 형성되고 간호사는 환자가 저항으로부터 변화대화를 표현하려는 쪽으로 움직이고 있음을 관찰할 수 있다.

## 사례연구 3

과민성대장증후군으로 진단받은 환자가 3개월 후에 외래를 방문하였다.

### MI가 아닌 상호작용

:: **간호사** "좋은 아침입니다. 그동안 별일 없으셨나요?"

:: **환자** "나아지고 있지만 아직 증상이 많이 남아 있어요."

:: **간호사** "약은 드시고 계시나요?"

:: **환자** "네, 의사 선생님께서 말씀하신 대로 먹고 있어요."

:: **간호사** "한 번에 너무 많이 먹고 있을 수 있어요. 식이요법 권고사항을 따르고 계시나요?"

:: **환자** "네. 커피가 그리워요. 하지만 더 이상 악화되고 싶진 않아요."

:: **간호사** "스트레스는 어떤가요? 스트레스 받고 있는 것이 있나요?"

:: **환자** "안 그런 사람도 있나요?"

:: **간호사** "맞아요. 스트레스 해소에 도움이 되는 요가를 하거나 운동을 하세요."

:: **환자** "전 평상시에 운동하거나 체육관에 갈 시간이 없어요."

:: **간호사** "증상이 완화되려면 스트레스를 관리하는 방법을 찾는 것이 중요할 거에요."

:: **환자** "전 하루 종일 일하는 싱글맘이고 저를 위해서 시간을 낼 수가 없어요. 약 복용량을 늘릴 수 있을까요?"

:: **간호사** "그건 의사 선생님하고 상의하셔야 할 겁니다."

:: **환자** "알겠어요."

### MI 상호작용

:: **간호사** "좋은 아침입니다. 그동안 별일 없으셨나요?"

:: **환자** "음, 확실히 증상이 개선되었어요. 하지만 아직도 가끔 설사나 더부룩함이 있어요."

:: **간호사** "좀 더 말씀해 주세요."

:: **환자** "매일 그런 것은 아니에요. 하지만 제 일에 방해가 되고, 상태가 좋지 않을 때에는 집에서 일을 하는 것이 어려워요."

:: **간호사** "증상은 나아졌지만 일상생활에 방해가 되는군요."

:: **환자** "네. 전 복통 때문에 우울해할 시간이 없어요. 전 일을 해야 하고, 그리고 나서 어린이집에 아이들을 데리러 가는 데 늦으면 안 돼요. 싱글맘이 된 이후로 아이들을 먹이고 잠잘 준비를 시켜야 하는 게 어깨를 너무 무겁게 해요. 하루가 끝날 즈음엔 많이 지치고 아파할 시간조차 없어요."

:: **간호사** "처리해야 할 일이 많군요."

:: **환자** "그렇게 볼 수 있죠."

:: **간호사** "해야 할 일을 다 하는 것이 어려우시겠어요. 그리고 스트레스가 많이 쌓일 거라는 생각이 드네요."

:: **환자** "대부분의 시간에 꽤 스트레스를 받고 있어요."

:: **간호사** "스트레스를 받으면 과민성대장증후군 증상이 더 생기는 환자들이 많아요."

:: **환자** "전에 그런 얘기를 읽었던 것 같아요. 선택의 여지가 없네요."(저항)

:: **간호사** "절망적이라고 느끼고 계시군요."

:: **환자** "가끔 그래요. 하지만 이게 제 삶이고 제가 이 모든 스트레스를 감당해야 해요."(양가감정)

:: **간호사** "삶에서 벗어날 수는 없지만 선택은 있죠. 과거에는 스트레스를 어떻게 관리하셨는지 궁금하네요."

:: **환자** "명상을 하곤 했었어요. 둘째 아이를 가지기 전에요. 그때는 지금보다 좀 더 여유가 있었던 것 같네요."

:: **간호사** "명상은 시간이 많이 소요될 수가 있어요."

:: **환자** "사실 하루에 15분 정도만 해도 기분이 나아질 거에요."

:: **간호사** (침묵)

:: **환자** "밤에 잠자리에 들기 바로 직전에나 아이들이 숙제를 하고 있을 때 하면 딱 맞을 것 같네요."(변화대화)

:: **간호사** "스트레스를 관리해 보기로 결정하시면, 잘 맞는 해결책을 찾으실 거라고 믿어요."

:: **환자** "감사합니다."

## 논의

위의 두 가지 시나리오는 효과적인 의사소통과 비효과적인 의사소통을 구분하여 살펴볼 수 있게끔 해 준다. 첫 번째 시나리오에서는 아무런 행동변화가 없었다. 환자가 저항했지만 간호사는 계속 밀어붙였다. 그러나 이때는 바로 간호사가 저항과 함께 굴러야만 할 때다. 환자가 저항을 하는 것은 당연하다. 환자가 저항하는 데에는 이유가 있고 이러한 이유를 변화대화를 이끄는 쪽으로 탐색해야만 한다. 이 대화에서 간호사는 전문가를 자처하였으나 행동변화를 향해 나아가는 데 도움이 되는 환자와의 파트너십을 형성하지 못했다.

두 번째 시나리오는 MI 전략이 어떻게 변화대화를 이끌어 낼 수 있는지를 잘 보여주는 사례다. 일단 간호사가 환자와 친밀한 관계를 형성하고 나서는 환자가 자신의 장애물에 대해 편하게 이야기할 수 있었고 스트레스가 그 원인임을 밝힐 수 있었다. 간호사의 지지를 통해 환자는 과민성대장증후군의 증상을 줄이기 위한 노력으로 스트레스에 대처하는 방법을 선택할 수 있었다. 간호사는 지시적 역할을 취하지 않고 환자가 자신의 선택을 탐구하고 스스로 목표를 세우도록 격려했다. 행동변화를 추진하는 것은 매우 보람 있는 일이 될 수 있다.

## 실무기술(그림 8-2)

1. 환자를 위해서 변화촉진자가 되라. MI를 활용해서 환자들이 위장관계 질환의 교정가능한 요인을 변화시키도록 도움을 주도록 한다. 우리가 잘 듣기만 한다면 짧은 상호작용 속에도 지지와 안내를 제공할 기회는 얼마든지 있다. 환자가 명백하게 저항할 때, 양가감정을 경험할 때, 변화를 향해 한 걸음 나아갈 준비가 되었을 때를 놓치지 않는 것이 중요하다.

2. MI 기술은 모든 대화에서 사용할 수 있다. 변화할 수 있는 특정 행동에 대해 직접적으로 영향을 받지 않는 주제에 대해서도 대화가 있을 수 있다. 환자가 적절한 정보를 가지고 있을 때 손 씻기와 같은 간단한 행동은 변화시킬 수 있다. MI는 간호사로 하여금 듣게 하고, 정보를 공유하는 데 동의를 구하게 하며, 환자가 선택한 것을 수용하도록 격려한다.

3. 비만은 위장관과 다른 곳에 질환을 일으키는 주요한 요인이다. 비만은 선택이 아니지만 비만과 관련된 행동을 취할지 취하지 않을지는 선택할 수 있다. 이것이 많은 사람들이 직면한 문제다. MI는 환자들이 자신의 체중에 대한 감정을 탐색하고, 기여하는 요소를 평가하고, 체중을 조절하기 위해 필요한 변화를 할 수 있는 영역을 결정하도록 돕는다. 반드시 성취가 가능한 목표를 잡는 것이 중요하다. 강한 지지적 관계를 만들게 되면서 간호사는 환자가 편안해하고, 자신의 건강을 향상시켜 주는 변화를 만들 수 있도록 잠재적으로 도움을 줄 수 있다.

4. 일부 위장장애는 개선되지 않을 수 있다는 것을 염두에 두어라. 간경변증 환자

는 간이식 또는 죽음과 직면해 있다. 환자의 변화단계에 부정적으로 영향을 미치는 슬픔의 표현을 알아차리는 것이 중요하다. 환자의 목표가 평화로운 죽음일 수도 있다. 이는 간호사에게 환자의 감정을 탐색하거나 환자가 자기 자신 그리고 사랑하는 사람과 화해하도록 도와주기를 요구할 수 있다. MI는 이런 경우에도 역시 유용한 도구가 될 수 있다.

5. 사용 가능한 자원을 활용하라.
   - 미국 소화기학회(American College of Gastroenterology)
   - 미국 간협회(American Liver Association)
   - 미국 위장관학회(American College of Gastroenterology)
   - 미국 소화기질환 정보센터

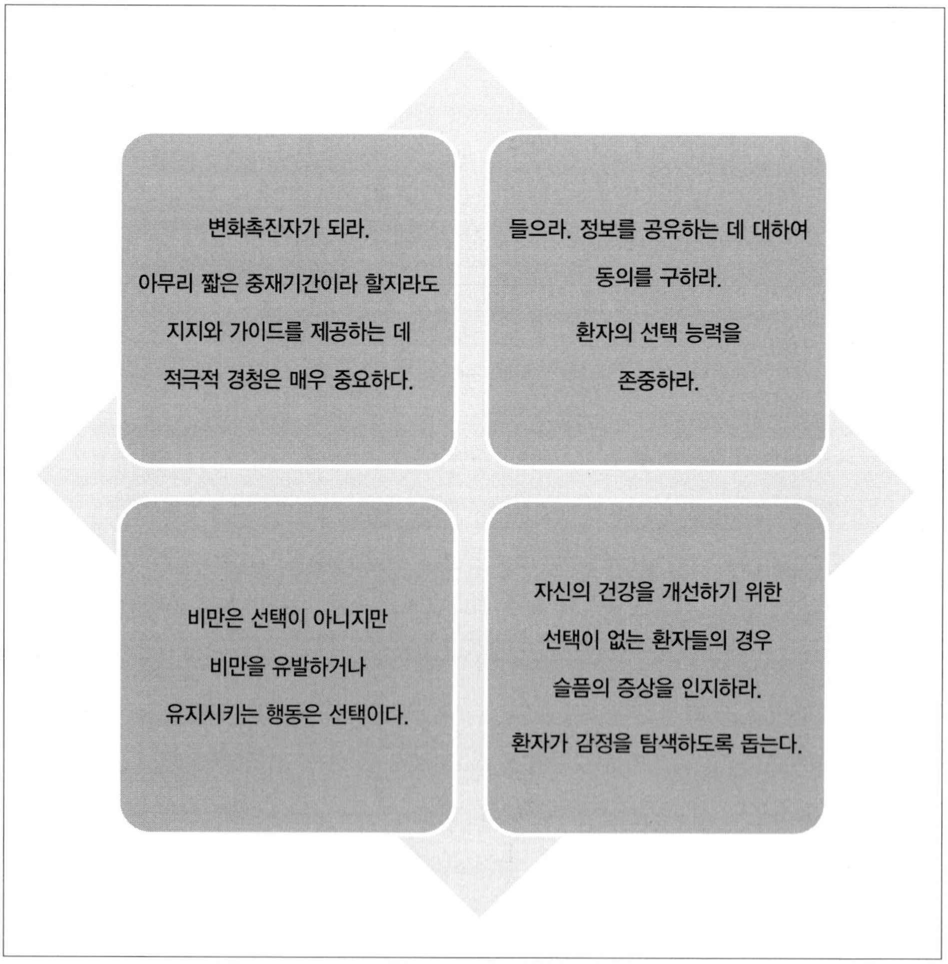
변화촉진자가 되라.
아무리 짧은 중재기간이라 할지라도
지지와 가이드를 제공하는 데
적극적 경청은 매우 중요하다.
들으라. 정보를 공유하는 데 대하여
동의를 구하라.
환자의 선택 능력을
존중하라.
비만은 선택이 아니지만
비만을 유발하거나
유지시키는 행동은 선택이다.
자신의 건강을 개선하기 위한
선택이 없는 환자들의 경우
슬픔의 증상을 인지하라.
환자가 감정을 탐색하도록 돕는다.

**그림 8-2 실무기술**

(National Digestive Diseases Information Clearinghouse)

- 미국 당뇨병, 소화기병, 신장병 연구소

(National Institute of Diabetes and Digestive and Kidney Diseases)

## 기억할 점

1. 미국에서 소화기계통의 질병은 흔하다. 간단하게는 손 씻기에서부터 식습관 변경, 알코올 소비방식 바꾸기, 카페인 섭취, 스트레스 관리에 이르기까지 행동수정이 필요하며, MI의 사용 가능성이 높다.
2. MI의 가능성을 탐색하고 효과를 증명하기 위해서 더 많은 연구가 필요하다. MI의 효과는 이미 영양상담, 체중관리 및 운동 분야에서 증명되었으며, 이 모든 영역은 위장장애로 고통받는 대부분의 사람들에게 도움을 줄 수 있다. 목표는 환자들의 증상을 다루는 방법을 찾는 데 도움을 주는 것이다. MI가 만성질환을 다루는 데에도 효과적일 수 있다는 것이 연구를 통해 입증되었다.
3. 가끔 환자가 틀에 박힌 생각에서 벗어나도록 도움을 줄 필요가 있다. "창의적인 대안은 환자가 목표를 성취하지 못하게 막는 일상생활의 장애물을 제거하는 데 도움이 될 수 있다"(Mason, 2006, p.11). 대인적 아이디어를 받아들이라. 간호사가 최고의 해결책이라고 믿는 것이 어떤 환자에겐 최선이 아닐 수도 있다. 환자의 창의성을 인정하고 자유로운 아이디어 탐색을 격려하라.
4. 종종 심리적 증상과 같은 다른 문제가 효과적인 의사소통과 행동변화의 장애물로 작용할 수 있다. MI 전략은 환자들이 이러한 문제를 표현하고 위장관계 질환을 더 쉽게 다루는 데 도움을 준다.

## 요약

이 장에서 우리는 소화계통 질병의 영향을 탐구하였다. 통계수치는 놀라운 것으로, Healthy People 2010 시작 계획에 덧붙여, 국가적 건강을 향상시키기 위한 추진력이 된다. 모든 건강문제에는 관리에 어려움을 주는 도전이 있다. 우리가 자가관리에 관심을 두고 그쪽으로 초점을 옮겨감에 따라서, MI는 필수적인 도구가 되었으며 간호사는 이를 사용하는 데 편안함을 느낄 수 있어야 한다. 환자와 대화하는 이러한 방식은 환자들의 관점을 더 깊이 파악할 수 있게 해 주며 환자들이 자가관리를 하는 데 도움을 준다. 간호사는 항상 의료정보를 제공하고 교육하는 기회를 가지게 될 것이다. 우리의 궁극적인 목적은 환자와 대화할 때 일관성이 있고 효과적인 방법을 사용하여, 성공적으로 질환을 관리하고, 보다 높은 삶의 질을 누리게 하는 데 있다. 더 많은 연구가 진행될수록 MI는 우리에게 행동변화를 촉진하는 혁신적 방법을 제시하는 데 선두에 있다는 것이 증명되고 있다.

## 참고문헌

Cash, B. (2005). Advances in functional gastrointestinal disorders. Retrieved June 21, 2009, from cme.medscape.com/viewarticle/515884_print.

Clark, M. & Slemmons, M. (2008). School programs to reduce the prevalence of obesity in children. *American Journal for Nurse Practitioners, 12*(10), 62-68.

Drossman, D., Talley, N., Leserman, J., Olden, K. & Barreiro, M. (1995). Sexual and physical abuse and gastrointestinal illness: Review and recommendations. *Annals of Internal Medicine, 123*(10), 782-794.

Glovsky, E. & Rose, G. (2007). Motivational interviewing-A unique approach to behavior change counseling. *Today's Dietitian, 9*(5), 50.

Guthrie, E. & Thomson, D. (2002). Abdominal pain and functional gastrointestinal disorders. *British Medical Journal, 325*(7366), 701-703.

Mason, C. (2006). Transalting science into patient care: The nurse practitioners' role. Clinical Advisor: A Supplement to the Clinical Advisor, December.

Motivational Interviewing in Genitourinary Health

09

# 요로생식기계 건강을 위한 동기강화상담

## 학습목표

1 대상자에게 나타나는 요로생식기계 질환의 영향을 기술할 수 있다.
2 요로생식기계의 합병증 관리를 가로막는 3가지 장애를 열거할 수 있다.
3 요로생식기계 건강 자가관리의 3가지 이점을 열거할 수 있다.
4 행동변화를 촉진하기 위해 동기강화상담을 적용할 수 있는 요로생식기계 건강의 3가지 영역을 기술할 수 있다.
5 저항과 변화대화에 직면했을 때 반영을 적절히 사용하는 법을 기술할 수 있다.

## 핵심용어

**골반염증성 질환** Pelvic inflammatory disease

**만성신부전** Chronic kidney disease

**말기신부전** End-stage renal disease, ESRD

**미국 당뇨병, 소화기계 질환 및 신장질환 연구소**
National Institute of Diabetes and Digestive and Kidney Disease, NIDDK

**미국 신장 및 요로계 질환 정보유통망**
National Kidney and Urologic Diseases Information Clearinghouse, NKUDIC

**사람면역결핍바이러스** Human immunodeficiencyvirus, HIV

**사람유두종바이러스** Human papilloma virus

**양성전립선비대증** Benign prostatic hyperplasia

**에이즈(후천성면역결핍증후군)** Acquired immunodeficiency syndrome, AIDS

**요로감염** Urinary tract infection

**하부요도증상** Lower urinary tract symptoms

## 서론

요로생식기계 질환에는 신장, 방광, 전립선질환, 부인과적 문제, 그리고 성병(STD)이 포함된다. 이 장에서는 요로생식기계 질환이 우리 건강에 미친 영향을 평가하기 위해 이들 질병의 유병률을 먼저 살펴볼 것이다. 이러한 많은 질병은 행동변화를 통해 예방 또는 개선이 가능하다. 이러한 인구집단에서 행동변화를 촉진하는 데 동기강화상담(Motivational Interviewing, MI)을 사용할 수 있는 기회가 많이 있다.

미국에서는 1999~2004년 말기신부전(ESRD)에 걸린 성인이 약 2,600만 명에 달했다. 2009년 말까지의 통계자료에 의하면 87만여 명의 환자들이 ESRD으로 치료를 받고 있으며, 치료비용은 400억 달러에 이르고 있다. 또한 2009년 말 현재 17만여 명이 신장이식을 받았다.

ESRD의 결과는 엄청나다. ESRD의 가장 흔한 원인은 당뇨와 고혈압이다. 이 두 가지의 질병을 조절함으로써 ESRD의 발병률은 크게 감소할 수 있을 것이다. 당뇨와 고혈압은 대부분 식이, 운동, 체중관리를 통해 예방 또는 조절이 가능하다(http://kidney.niddk.nih.gov/kudiseases/pubs/kustats/index.htm).

감염은 아주 흔하면서도 어떤 경우에는 예방가능하다. 2006년에 약 47만 9,000명의 환자가 감염 때문에 입원하였다. 2000년에는 1,900만 명의 외래환자가 감염으로 병원을 방문하였다. 2000년에 추정한 치료비용은 35억 달러였다. 우리는 종종 감염을 심각한 것으로 생각하지 않는데, 이는 대부분의 경우 수월하게 치료되기 때문이다. 그러나 감염은 치료의 용이성에도 불구하고 자주 발생하기 때문에 심각한 재정적 영향을 끼치고 있다. MI를 통해 환자로 하여금 요로감염의 흔한 원인과 행동을 인지하도록 도울 수 있을 것이다(http://kidney.niddk.nih.gov/kudiseases/pubs/kustats/index.htm).

야뇨증이나 요실금은 아동뿐만 아니라 성인에게도 영향을 미친다. 실제로 이 증상은 성인 인구집단에게 더욱 심각한 문제일 수 있다. 다음 통계적 정보는 성인 인구집단과 관련된 것이다. 1999~2000년에 60세 이상의 여성 38%, 남성 17%가 이 증상을 보였다고 한다. 20세 이상 성인 중에서 거의 5만 명이 입원했으며 약 450만 명이 병원을 방문하였다. 이 증상들은 생명을 위태롭게 하는 것과 같은 심각한 결과를 초래하지는 않지만, 대상자에게 재정적인 부담을 주고 정서적으로 악영향을 끼친다. MI는 이 증상에 대한 대처전략을 개선시킬 수 있는 방법이다(http://kidney.niddk.nih.gov/kudiseases/pubs/kustats/index.htm).

남성에게는 그들 고유의 질병이라 할 수 있는 전립선비대와 발기장애가 있다. 비대된 전립선은 양성전립선비대 또는 하부요도증상을 초래한다. 2000년에 50~79세 남성 중 650만 명이 치료를 고려할 정도로 병기가 진행되었다. 2000년에는 20세 이상 남성 중 1,200만 명이 의사를 방문하였다. 같은 해 전립선비대 문제로 인한 직접비용만 총 11억 달러였다. 발기장애는 어느 연령에나 발생할 수 있으나, 연령에 따라 이환율 또한 증가하며 당뇨 등으로 인한 2차적 문제임이 드러나기도 한다. 2000년에 20세 이상의 남성 중 6.2%가 이 증상을 보고하였다. 발기장애는 편하게 논의할 만한 주제가 아니기 때문에 MI를 활용할 때 이러한 대상자들에 대한 존중과 지지를 제공해야 한다(http://kidney.niddk.nih.gov/kudiseases/pubs/kustats/index.htm).

여성들만 경험하는 문제도 많다. 자궁내막증, 난소낭종, 불임 관련 문제, 그리고 폐경은 여성건강에 관련된 주제이다. Robert Wood Johnson 대학병원은 가임기 여성의 10~20%가 자궁내막증을 경험한다고 보고하였다. 자궁내막증은 여성불임의 주요 원인 중 하나이다. 골반염증성질환은 성병의 주요 합병증이며 역시 불임을 일으킬 수 있다. 매년 백만 명 이상의 여성이 골반염증성질환을 경험하고 있다. 클라미디아 감염은 가장 흔하게 보고되는 성병으로 75%가 무증상이어서 병원을 찾지 않을 수 있다. 이러한 통계를 보면 여성인구의 건강을 향상시키기 위해 이러한 영역에 초점을 맞출 필요성이 아주 높다고 할 수 있다. 난소암은 생식기의 다른 어떤 암보다 강력한 사망원인이다. 또한 여성인구에서 여섯 번째로 흔한 암종이다(http://www.rwjuh.edu/health_information/adult_gyneonc_stats.html).

성병을 완전히 예방하기에는 아직 극복할 점이 많다. 미국 질병관리본부에서는 매년 성병에 대한 통계자료를 갱신하여 발표한다. 앞서 서술하였듯이 클라미디아 감염은 가장 흔히 보고되는 성병이다. 2007년에만 110만 8,374건의 클라미디아 감염이 보고되었다. 남성보다 여성이 더 많이 진단받았으나 클라미디아 소변검사를 시작한 이후 남성환자도 그 수가 증가해왔다. 임질도 2007년에 35만 5,991건이 보고되었으며 전년도와 크게 다르지 않았다. 이 역시 남성보다는 여성에게 더 많았다. 선천성 매독 유병률 또한 증가 중인데 2007년에 430건이 보고되었다(CDC, 2008). MI는 행동변화에 유의한 영향을 미쳐 성병 이환율을 감소시킬 수 있다.

사람면역결핍바이러스(HIV)는 에이즈(AIDS) 이환율을 증가시켜 사망률 또한 높이기 때문에 특히 유의해야 할 성병이다. 에이즈는 예방이 가능한데도 방치했다가 큰 타격을 입는 안타까운 경우가 많다. 2007년 말까지 전체 33만 7,590건의 HIV가 미국 질병관리본부에 보고되었으며, 이 중 75%가 여성이고 657건이 아동이었다. 그 당시 에이즈 환자는 103만 832명이었다. 남성이 74%를 차지하였으며 아동은 87명이었다. 에이즈는 2007년에만 약 2백만 건의 사망을 초래하였다. 또한 에이즈로 인해 매일 약 5,500명이 사망하는 것으로 보고된다. 이 놀라운 통계는 예방과 행동변화의 필요성을 강조하며, 이는 MI 전술을 통해 성취할 수 있다(CDC, 2009).

Healthy People 2010은 요로생식기계 건강과 관련된 중점사업 영역을 선정하였는데, 만성신부전이 그 중 하나이다. 만성신부전은 당뇨와 같은 다른 진단으로 인해 야기될 수 있으며 말기신부전(ESRD)을 초래하는데, 이는 치료 가능성이 별로 없는 치명적인 질환이다. 성병이 우리 인구에게 미치는 영향으로 인해 HIV와 함께 이를 낮추기 위한 노력도 계속되고 있다. 젊은 여성의 자궁경부암 발병 위험을 낮추기 위해서는 사람유두종바이러스 예방접종 또한 중요하다. 2003~2004년에 미국 질병관리본부에서는 시설 거주자를 제외한 여성 중 26.8%의 유병률을 보고하였다. 상당한 비율의 사람유두종바이러스 감염을 가다실(Gardasil) 접종으로 예방할 수 있었다.

## 요로생식기계 질환 관리의 어려움

요로생식기계 건강문제가 있는 환자들을 돌보는 데에는 많은 도전이 있다. ESRD 환자를 생각해 보자. 오직 치료에 의해서만 수명이 연장되는 사람이며 삶의 질 또한 심각하게 떨어진다. 이 환자에게 행동변화를 촉진하도록 시도한다고 생각해 보자. 다음과 같은 많은 반응이 장애물로 놓일 것이다.

- "저는 투석하고 싶지 않습니다. 남은 제 인생을 즐기고 싶습니다."
- "술 마시는 게 뭐가 문젭니까? 어찌 되든 죽을 텐데."
- "제가 뭘 먹는지는 중요하지 않아요. 어차피 내 신장은 이미 망가져서 더 손상시킬 수도 없는데."
- "신장을 망가뜨린 문제를 해결하기엔 신경 써야 할 다른 문제가 너무 많습니다."

많은 환자가 비애와 인생 말기의 문제를 경험하고 있다. 그러나 환자의 건강증진을 위해 간호사가 초점을 두고 싶은 것은 그러한 문제가 아니다. 이 모순을 해결하기 위해서는 MI의 기본정신을 기억해야 한다. 간호사의 역할은 환자에게 최선의 것이 무엇인지 선택하는 것이 아니라 환자 자신이 무엇을 원하고 어떻게 달성할 것인지 결정하도록 돕는 것이다. 이는 환자가 부정적인 행동을 표현할 것을 미리 짐작하고 이를 받아들이는 데 있어서 비판단적이어야 함을 의미한다. 간호사가 노력을 멈추는 것이 오히려 환자의 건강을 향상시키고 남은 생을 즐기기 위해 필요한 변화일 수 있다. 죽음의 질은 삶의 질만큼 중요하기 때문이다.

만성 요로생식기계 문제는 환자가 관리하기 어려울 수 있으나, 그들의 질병과 관련하여 매일의 선택에 책임이 있는 유일한 사람은 환자 자신이다. "따라서 만성질환을 관리하지 않는 환자라도 관리에 관한 결정에 관여하는 셈이다"(Thomas-Hawkins &

Zazworsky, 2005). 개개인은 각각의 고유한 방식으로 세상을 이해하고 문제를 해결한다. 이것이 간호사가 환자를 알아나가고 신뢰감을 쌓아야 하는 이유이다. 우리의 고집을 버리고 환자 스스로 그 길을 안내하도록 하는 것은 쉽지 않다. 우리에게는 의자에 깊숙이 앉아 집중해서 환자의 말을 경청하고 가능할 때 그들이 원하는 방향으로 갈 수 있도록 부드럽게 안내할 수 있는 능력이 필요하다.

이 영역에서 극복해야 할 문제 중 하나는 환자와 간호사 모두에게 논의하기 껄끄러운 주제가 있다는 것이다. 간호사는 환자가 불편해하는 이슈에 대해서도 이야기할 수 있도록 열린 환경을 마련하여 불편감을 극복해야 한다. 마찬가지로 성적 건강에 대한 담론은 자연스러운 것이고 치료할 필요가 있다는 것을 알아야 한다. 발기장애, 불임, 성병과 같은 주제를 개방적으로 비판 없이 다룰 필요가 있다. 많은 사람들이 성병 진단을 받으면 창피해한다. 간호사는 환자가 성적 건강과 관련하여 긍정적 선택을 하는 데 필요한 자신감을 갖도록 힘을 북돋아주어야 한다.

환자와 함께 안전한 성생활에 대해 논의하는 데에는 여전히 장애가 있다. 이 영역에서는 지금까지 그다지 효과를 보지 못했기 때문에 최선의 접근방법과 시점을 알아내기가 쉽지 않다.

상담시간 제한 또한 장애가 된다. 우리는 기본적인 업무를 완수하기에 충분한 시간을 확보하기 위해 무척 애를 쓴다. 과업 하나를 더하거나 새로운 방식을 배우는 것이 부담스러워지기도 한다. 그러나 우리가 사는 세상이 변하듯이 우리 또한 변화해야 한다. MI는 변화에 대한 부담을 덜어주는 한 가지 방법이다. 일단 이 방법에 숙련되면 차이를 만들어내는 데 생각보다 많은 시간이 걸리지 않는다는 것을 알게 될 것이다.

## 자가관리의 장점

자가관리는 유익하면서도 필요하다. MI는 자기효능감을 장려함으로써 자가관리를 촉진하는 방법이다. 당뇨와 천식 같은 만성질환에 대한 자가관리 시도는 많이 있어 왔다. 자가관리 연구의 방법(method)이 다양하여 정확한 효과를 평가하기 어렵다(Thomas-Hawkins & Zazworsky, 2005). 우리가 아는 것은 돌봄 제공자들은 환자와 한정된 시간을 보내는 사람인 데 반해 환자는 매일 주어지는 과업을 수행해야 하는 사람이라는 점이다. 우리가 할 일은 그들에게 가능한 한 많은 지식과 자신감을 제공하고 효과적인 자가관리를 할 수 있도록 돕는 것이다. MI는 우리에게 이를 성취할 수 있게끔 하는 도구를 제공한다. "MI는 중독치료에 성공적으로 활용되어 왔으며, 병원과 지역사회의 많은 건강관리 영역에 적용할 수 있었다. MI는 당뇨, 심장질환, 만성신부전과 같은 만성질환의 영향을 관리하고 있는 이들을 치료하는 동시에 개선해야 하는 지점을 쉽게 찾을 수 있게 한다"(Ossman, 2004).

만성신부전 환자의 자가관리에 대한 논문에서 Thomas-Hawkins와 Zazworsky(2005)는 변화에 대한 환자의 이해와 준비를 사정하고 자기효능감 증진을 도울 필요가 있다고 하였다. 그들은 또한 지지의 필요성에 관해서도 언급하였다. 한 연구에서 "간호중재는 환자에게 자가관리 기술을 가르치고, 자가관리의 문제 영역을 확인하도록 돕고, 그들의 강점을 표현하도록 하는 것이다"(Thomas-Hawkins & Zazworsky, 2005). 이렇게 함으로써 그들은 자가관리에 대한 환자의 자신감 향상을 볼 수 있었다(Thomas-Hawkins & Zazworsky, 2005). 변화를 향해 홀로 발 디디는 것은 어렵다. 간호사의 지지는 행동변화를 촉진하는 결정적인 요인이 될 수 있다.

동기강화가 항상 간단한 것은 아니다. Karalis와 Wiesen(2007)은 신장질환자를 대상으로 한 MI 통합에 대해 고찰하였다. 그들은 환자 동기강화의 용이함을 강조하였고 MI의 정신과 함께 하도록 환자를 동기화하는 방법을 제공하였다(**그림 9-1**). 이는 말기 신부전 환자를 도울 수 있는 도구일 뿐만 아니라 다른 만성질환 환자들을 위해서도 적용할 수 있다. 저자들은 동기강화를 통해 지지하고 격려하면서 환자와 함께 일할 것을 제안하였다(Karalis & Wiesen, 2007).

많은 질환에 대하여 그러하듯이 MI는 다른 질환의 결과에 대해 교차효과가 있었다. 투석을 하는 동안에는 뇌혈관질환의 위험이 증가한다. 이러한 단계에서도 건강행동을 유지하는 것이 다른 합병증의 위험을 유의하게 감소시킬 수 있다. 만약 우리가 환자의 부정적 건강행동을 개선하도록 도울 수 있다면, 삶의 질 저하 또는 사망에까지 이르는 합병증의 위험을 현저히 감소시킬 수 있을 것이다(Sozio et al., 2009).

성적 건강이나 성병 영역에서 MI의 사용이 효과적인 것으로 나타났다. 한 연구에서는 효과 검증 연구가 충분하지 않다는 판단 아래 에이즈 환자를 돌보면서 MI를 적용한 연구를 수행하였다. 연구자들은 MI 훈련을 받았으며 환자와 함께 이를 실행하였다. 간호사는 그들의 역할과 MI의 사용에 더 큰 자신감을 갖게 되었다. 그들은 모든 사람이 변화를 원하지는 않는다는 것을 인지하도록 교육받았다. 또한 환자가 자신의 삶을 성찰하도록 돕는 것의 긍정적인 영향과 부정적인 행동을 변화시키는 것의 긍정적, 부정적 측면을 함께 평가하는 방법도 배웠다(Byrne, Watson, Butler & Accoroni, 2006).

| | |
|---|---|
| 환자가 미래의 전망을 창조하도록 돕는다. 그들은 무엇을 원하는가? | 일상적인 일에 환자가 재미와 다양성을 더하도록 해준다. 창의성을 격려한다. |
| 간호계획에 환자의 참여를 촉진한다. 그들의 선택을 존중한다. | 긍정적인 면을 찾아서 환자에게 알려준다. |
| 환자의 어떤 노력이라도 칭찬한다. | 환자와 함께 달성 가능한 목표를 만든다. |
| 환자가 나아진 점을 볼 수 있는 방법을 찾는다. 그 순간이 계속되도록 한다. | 환자들이 서로 지지하도록 격려한다. |
| 질문을 한 후에 환자가 어떻게 대답하는지 적극적으로 경청한다. | 격려를 제공하고 환자의 자신감을 표현하도록 해준다. |

**그림 9-1** 동기강화를 위한 지침

출처: Karalis, M. & Wiesen, K. (2007).

# 사례연구

다음 세 가지 사례연구는 MI 기술을 사용한 상호작용과 사용하지 않은 상호작용을 보여 준다. 각 사례연구에 이어서 기술 사용의 효과를 논의하였다.

## 사례연구 1

이 환자는 만성신부전 과거력이 있다. 환자의 당뇨는 잘 조절되지 않으며 이것이 신장 손상의 이유인 듯하다.

### MI가 아닌 상호작용

:: **간호사** "좋은 아침입니다. 오늘 기분이 어떠신가요?"

:: **환자** "괜찮은 것 같아요. 의사 선생님이 말하길 조만간 투석을 해야 할지도 모른다고 하더라고요."

:: **간호사** "유감입니다."

:: **환자** "제 생각에는 전 안 할 것 같아요."

:: **간호사** "이해가 안 됩니다. 더 오래 살고 싶으셔서 투석도 하고 싶어하시는 줄 알았는데요."

:: **환자** "전 오래 살고 싶지 않습니다. 남은 생을 잘 살고 싶을 뿐이에요. 투석을 하게 되는 건 좋은 인생이 아닌 것 같아요."

:: **간호사** "글쎄요, 투석 없이는 삶도 없습니다. 다시 한 번 생각해보시라고 권합니다. 환자분의 가족에게는 환자분이 필요합니다."

:: **환자** "제 가족은 돌보아줄 사람이 필요하지 그 반대가 아니에요. 가족이 나를 돌보게 되어서는 안 돼요."

:: **간호사** "투석에 대해 생각할 시간이 필요하시군요. 환자분을 이식명단에 올리겠어요."

:: **환자** "(끼어들며)내 말을 듣지 않는군요. 난 좋은 삶을 살았답니다. 이식을 원하지 않아요. 몇 년이 걸릴 수 있다는 걸 이미 알고 있고 투석도 원하지 않습니다. 난 가족들과 즐기고 때가 되면 평화롭게 가길 바랍니다. 난 구원받기를 원하지 않아요."

:: **간호사** "좋습니다. 말씀하신 대로 의사에게 전하겠습니다. 아마 직접 전화하실 겁니다."

### MI 상호작용

:: **간호사** "좋은 아침입니다. 기분이 어떠세요?"

:: **환자** "좋습니다. 곧 투석을 시작해야 한다고 의사가 말한 이후로 힘든 시간을 보냈습니다."

:: **간호사** "좀 더 얘기해 주세요."

:: **환자** "글쎄요, 그날이 올 거라는 건 알고 있었어요. 그저 막상 닥치면 어떤 기분일지 몰랐을 뿐이죠. 이런 일이 생겼을 때 내가 무엇을 원할지 정확히 알거라 생각했는데, 모르겠어요."

:: **간호사** "힘든 시간이고 큰 결정이죠."

:: **환자** "어떤 사람들은 선택할 것도 없으니 그냥 하라고 하죠. 하지만 난 정말 원하지 않아요."

:: **간호사** (침묵)

:: **환자** "생각하고 또 생각해 봤어요. 투석은 나를 위한 게 아니에요. 내 삶을 즐기고 싶어요. 내게는 삶의 질이 중요하지 오래 사는 것이 중요하지 않아요."(저항)

:: **간호사** "남은 시간을 좀 잃더라도 즐길 수 있기를 바라시는군요. 투석하면서는 삶을 즐길 수 없다고 느끼시는 것 같아요."

:: **환자** "아뇨, 그렇진 않아요. 투석 후에 얼마나 지치는지 알아요. 우리 아버지도 투석을 하셨는데 그런 식으로 사시는 걸 보는 게 무서웠어요. 내 남은 날을 자면서 보내고 싶지 않아요. 그걸 어떻게 삶이라고 할 수 있겠어요?"

:: **간호사** "이 상황에서 당신이 느끼는 투석의 장단점이 무엇인지 궁금하네요."

:: **환자** "글쎄요, 투석을 안했을 때의 장점은 가족과 시간을 더 가질 수 있다는 거지요. 투석에 시간이 많이 소요된다고 알고 있습니다. 그리고 내 자신이 더 평화로워지고, 가족 역시 더 편안함을 누릴 수 있을 거라고 생각합니다."

:: **간호사** (침묵)

:: **환자** "단점은 당연히 제가 더 빨리 죽을 거라는 거죠. 제가 죽어가는 모습을 상상하기 어렵네요. 투석 말고 더 오래 살 수 있는 방법이 있었으면 좋겠어요. 그리고 또 한 가지 단점은 제 가족이 저의 결정을 이해하고, 지지해주지 않을 것 같다는 거에요. 그들은 제가 투석을 하길 바랄 거에요."

:: **간호사** "환자분이 원하는 것과 가족분들이 원하는 것 간에 갈등이 있군요."

:: **환자** "네. 그게 내가 도움이 필요한 부분이죠. 가족이 내 결정을 받아들이도록 돕는 방법이 필요해요."

:: **간호사** "가족과의 대화가 어떻게 진행될 것 같으세요?"

:: **환자** "내 아들은 날 이해하고 내 말에 찬성할 유일한 사람이에요. 아내와 딸은 울면서 내게 애원할 겁니다."

:: **간호사** "아들은 당신의 의견을 존중해 주는 데 아내와 딸이 반대할까봐 두려우시군요."

:: **환자** "그들은 그럴 거에요. 그들은 매우 감정적인데다가 난 그들이 우는 걸 참을 수 없어요. 아들과 먼저 상의해야 내가 아내와 딸에게 말할 때 날 도와줄 거에요."

:: **간호사** "그거 좋은 생각이네요. 아들에게 도와달라고 부탁할 수 있겠어요."

:: **환자** "나와 함께 할 누군가가 있다는 건 큰 힘이 될 겁니다. 가족들이 궁금해하는 부분에 대해서는 선생님이 얘기해 주겠어요?"

:: **간호사** "물론입니다. 환자분이 이 상황을 극복하는 데 도움이 된다면 기꺼이 참여하겠습니다. 이 문제에 관해 충분히 많은 생각을 하셨고 저는 환자분의 선택을 지지합니다."

### 논의

앞선 두 시나리오는 매우 다른 결과를 보여준다. 말기신부전과 같은 삶의 변화를 직면하는 것은 절망적일 수 있다. 간호사는 건강 관점에서 상황을 개선시키는 데 필요한 것이 무엇인지 환자와 이야기를 나누거나 환자의 곁에서 함께하면서 환자가 선택을 할 때 지지와 격려를 제공할 수 있다.

첫 번째 시나리오는 MI 전술을 사용하지 않아 간호사가 투석을 강요하는 모양새가 되었다. 간호사는 모든 환자가 생명을 연장하기를 바란다고 가정하고 있다. 환자에 대해 우리 나름대로 가정하게 되면 저항을 초래하고 상담은 금방 종결되고 만다. 환자는 간호사가 자신의 말을 들어 주지 않는다는 느낌을 갖게 되고 간호사는 실망하게 된다.

반면 두 번째 시나리오에서는 간호사가 MI 기술을 사용하여 환자의 목표를 달성하기 위한 파트너십을 갖게 된다. 환자는 치료에 저항할 수 있으나, 신뢰감이 형성되었기 때문에 간호사와 의논하는 데 편안함을 느낄 수 있다. 환자와 간호사가 특정 행동을 변화시키려고 한 것은 아니었다. 대신 그들은 환자의 진단에서 야기된 문제를 다룰 수 있는 방법에 대하여 함께 논의하였다. 두 번째 시나리오의 끝부분을 보면 환자와 간호사가 함께 팀으로 작업한다는 느낌이 든다. 간호사는 판단을 생략하지 않았지만 환자의 선택을 더 잘 이해하기 위해 환자의 관점을 탐색하였다.

## 사례연구 2

환자는 성병 검사를 기다리는 중이다. 환자는 성병이 있는 파트너와 콘돔 없이 성행위를 하였기에 이로 인한 감염을 걱정하고 있다.

## MI가 아닌 상호작용

:: **간호사** "좋은 아침입니다. 오늘 검사 때문에 들르셨죠."

:: **환자** "네."

:: **간호사** "환자분의 위험평가를 봤고 검사를 하는 것이 좋겠다고 생각을 했습니다. 시작하기 전에 성병 예방법을 이야기했으면 합니다."

:: **환자** "글쎄요. 종종 콘돔을 사용했는데요."

:: **간호사** "콘돔은 성적 접촉이 있을 때마다 사용해야 합니다. 아니면 감염 위험을 피할 도리가 없습니다. 에이즈에 걸리는 게 얼마나 심각한 일인지 이해하십니까?"

:: **환자** "난 성병에 걸린 것 같지 않은데요. 그럴 수 있겠다고 걱정만 했을 뿐인데. 그리고 피임약도 먹습니다."

:: **간호사** "피임약은 임신을 예방하긴 하지만 성병에 대해서는 어떤 보호도 해주지 않습니다."

:: **환자** "글쎄요, 전혀 보호를 안 하는 것보다는 낫다고 생각하는데요."

:: **간호사** "불행히도 임신과 성병을 피하기 위한 안전한 성행위에 대해 배워 두지 않는다면 이건 아무 도움이 안 됩니다."

:: **환자** "알겠습니다."

:: **간호사** "이제 성병을 어떻게 예방할 수 있는지 얘기해 봅시다."

## MI 상호작용

:: **간호사** "좋은 아침입니다. 어떻게 도와드릴까요?"

:: **환자** "성병이 있는지 검사해 봐야 할 것 같아요."

:: **간호사** "그 부분을 돕게 되어 다행입니다. 보통은 환자분의 위험수준을 결정하기 위해 위험요소를 살펴보고 검사를 한 후 앞으로 취할 방법을 의논합니다."

:: **환자** "앞으로에 대해서는 걱정할 필요가 없어요. 저는 지금 남자친구가 한 명이고요, 위험은 없다고 생각합니다(저항)."

:: **간호사** "한 명과만 관계를 가지면 보호가 된다고 느끼시는군요."

:: **환자** "물론이죠. 우리가 서로와만 관계한다면 문제가 없지요."

:: **간호사** "남자친구도 검사를 받았거나 받을 계획이 있는지 궁금하네요."

:: **환자** "그가 원하지 않고, 저도 강요하지 않았어요. 그는 요즘에는 여자를 몇 명만 만났었고, 문란했던 시절은 꽤 오래 전 일이죠."

:: **간호사** "우리가 누군가를 만나고 있을 때에는 내가 유일한 사람이라 생각하고 그 사람의 과거에 대해서는 생각하고 싶지 않지요. 사실, 과거에 관계했던 사람도 또 그 전에 관계했던 사람이 있을 수 있고요. 병이 어떻게 전염되었는지 알아내기 어려울 수도 있습니다."

:: **환자** "그 말이 맞는 것 같네요. 남자친구한테는 난잡한 여자친구가 한 명 있었거든요. 얼마나 많은 성적 접촉이 있었을지 누가 알겠어요."

:: **간호사** "바로 그런 것이 우리가 위험요소를 찾을 때 종종 고려하지 못하는 요소입니다."

:: **환자** "남자친구에게 아무 병도 없다고 믿고 싶지만 모르죠, 진짜 그런지."(양가감정)

:: **간호사** "관계를 걱정없이 지속하고 싶은데 그가 성병이 있는지 없는지 모른다면 걱정이 되겠군요."

:: **환자** "물론이죠. 오늘 검사받고 싶고, 날 보호할 수 있는 방법도 들으면 좋겠네요."

:: **간호사** "돕게 되어 기쁩니다. 지금의 남자친구에게 이 상황에 어떻게 대처할 것인지 말해주세요."

:: **환자** "그에게 이야기하겠습니다. 그가 콘돔을 사용할 때만 성관계를 할 거고, 그가 검사를 받는 것이 나에게 정말로 중요하다고 말할래요."(변화대화)

:: **간호사** "남자친구에게 이 문제에 대해 어떻게 접근하실 계획인가요?"

:: **환자** "그에게 물어봐야겠습니다. 그리고 앞으로 콘돔 사용 없이 성관계를 할 것인지 물어볼 겁니다."

:: **간호사** "솔직하게 말하겠다니 좋은 생각입니다. 그가 질문이 있거나 검사받을 수 있도록 우리가 도울 일이 있다면 제게 전화하게 하세요."

## 논의

앞선 두 시나리오를 통해 MI가 아닌 대화와 MI 대화가 어떻게 다른가 비교할 수 있다. 첫 번째 시나리오에서 환자는 비난받는다는 생각에 뚜렷한 저항을 나타낸다. 간호사의 권위적인 태도는 효과적인 의사소통에 명백한 장애가 된다. 간호사는 분명히 예방법에 대해 논의하기를 원하고 있지만 환자가 지닌 불일치감에 대해 먼저 언급했어야 한다. 주제에 대한 환자의 지식이 부족할 때 간호사는 환자에게 정보를 제공하기 위해 먼저 허락을 구해야 한다. 일단 환자가 주제를 잘 이해하게 되면 간호사는 환자가 논의하고 싶어하는 주제로 나아갈 수 있다.

두 번째 시나리오는 MI 기법을 사용하며 환자를 존중하는 의사소통을 보여주었다. 간호사는 열린 질문을 하였으며 반영적 경청을 하였다. 간호사와 환자에게는 개방적 의사소통을 촉진할 수 있는 신뢰감이 있었다. 간호사는 환자가 검사받기를 원하는 이유와 지식 사이의 불일치감에 관한 정보를 제공할 수 있었다. 환자가 이때 받아들인 정보는 그녀가 앞으로 나아가는 데 도움이 되었다. 이 시나리오에서는 간호사와 환자의 관계가 성공적으로 발전할 수 있었다.

## 사례연구 3

환자는 정기 신체검진을 기다리는 중이다. 환자는 제2형 당뇨병과 고혈압 과거력이 있다. 최근 그는 발기장애로 고통받았다.

### MI가 아닌 상호작용

:: **간호사** "좋은 아침입니다. 그동안 어떻게 지내셨어요?"

:: **환자** "아주 좋았습니다."

:: **간호사** "신체검진 때문에 뵙네요. 걱정되는 게 있으신가요?"

:: **환자** "음, 문제가 하나 있는데요… 음, 발기에 문제가 있어요."

:: **간호사** "발기장애라 할 수 있는 문제이군요."

:: **환자** "예, 광고에서 그렇게 들은 것 같네요."

:: **간호사** "한 가지 여쭐게요, 당뇨병 조절은 어떠신가요?"

:: **환자** "그다지 잘 되진 않아요. 혈당수치 맞추는 데 어려움이 있어요."

:: **간호사** "당뇨병 조절이 우선인 것 같네요. 그렇지 않으면 이런 문제가 자꾸 생길 거에요."

:: **환자** "알아요. 노력하고 있어요."

:: **간호사** "당뇨병 담당의사를 만나 확실히 추후관리하시고요. 지금 옷을 벗고 준비하시면 의사가 곧 검진을 하러 올 겁니다."

### MI 상호작용

:: **간호사** "좋은 아침입니다. 기분이 어떠세요?"

:: **환자** "좋습니다, 아마도요."

:: **간호사** "신체검진하러 오신 걸로 알고 있습니다. 저에게 이야기하고 싶으신 걱정거리가 있으십니까?"

:: **환자** "글쎄요, 날 괴롭히는 한 가지가 있습니다만."

:: **간호사** (침묵)

:: **환자** "의사를 만나 비아그라를 좀 처방받고 싶었습니다. 그쪽으로 좀 문제가 있거든요."

:: **간호사** "많은 사람들이 발기장애로 고생하지요. 특히 당뇨병 환자는요. 그 문제가 얼마나 오래되었는지 여쭤봐도 될까요?"

:: **환자** "6개월 전부터 시작되었는데, 지금은 더 나빠졌어요."

:: **간호사** "문제였겠네요. 이제 뭔가 조치를 하고 싶어 하시는군요."

:: **환자** "네. 왜 내게 이런 일이 생기는지 알고 싶어요. 당뇨병 담당의사는 최근에 제 상태가 그다지 좋지 않다고 했거든요. 그것과 관련이 있을까요?"(변화대화)

:: **간호사** "관련이 있습니다. 당뇨병이 잘 조절되지 않으면 발기장애가 올 수 있습니다. 환자분 생각은 어떻습니까?"

:: **환자** "글쎄요, 그럴 수 있다고 교육받은 기억이 나네요. 내게 실제로 발생하리라고 생각하지는 않았던 것 같아요."

:: **간호사** "이 상황을 극복하기 위해 할 수 있는 것이 무엇이라고 생각하세요?"

:: **환자** "의사에게서 처방약을 얻고 싶어요. 하지만 당뇨병을 조절하는 것도 필요하네요."

:: **간호사** "즉각적인 해결을 원하시지만 동시에 당뇨병을 잘 조절해서 상황을 개선하고 싶으시군요."

:: **환자** "맞습니다."

:: **간호사** "시작이 좋네요. 약 처방과 관련해서는 의사와 상의하시고요, 당뇨병 조절과 관련해서는 제가 도와드리겠습니다."

:: **환자** "고맙습니다. 뭘 해야 할지 알았어요. 이제 하기만 하면 되겠네요."

### 논의

앞선 두 시나리오는 같은 만남에 대한 두 가지의 매우 다른 접근방법을 보여 준다. 첫 번째 시나리오에서 환자는 분명 발기장애에 대한 걱정을 간호사에게 들고 왔는데 간호사는 그것을 환자의 당뇨병 조절에 대한 대화로 바꾸어 버렸다. 또한 환자의 이야기를 듣지 않았으며 대화의 초점은 간호사 중심이었다. 간호사는 분명 환자의 마음에 무엇이 있는지 듣지 않고 있었으며, 환자의 염려를 완전히 무시하였다. 이 환자는 간호사로부터 무시당했기 때문에 이후에 의사와 그 문제에 접근하는 것도 편하지 않을 것이다.

두 번째 시나리오에서는 좀 더 효과적인 만남을 보여 주었다. 환자는 저항을 보이지 않았으며 그의 상황을 향상시킬 수 있다면 스스로 변화할 것이 분명했다. 간호사는 환자가 말하는 바를 듣고 환자가 대화를 주도하도록 하였으며, 그의 현재 문제와 당뇨병 관리 사이의 상관관계를 알아볼 수 있도록 도왔다. 그러자 현재 상황을 변화시키고 싶었던 환자는 열정적으로 당뇨병 관리에 변화를 만들고자 하였다. 모든 만남에서 저항에 직면하지는 않는다. 어떤 환자는 이미 숙고하는 과정을 거쳤기에 변화할 준비를 하고 당신에게 다가온다.

## 실무기술(그림 9-2)

1. 환자와 함께 걸으라. 그들로 하여금 만남의 속도와 목적지를 결정하게 하라. 이때 환자가 현재 상태에 만족하거나 변화에 준비되지 않을 수 있다. 우리가 저항에 직면할 때, 종종 우리가 말했던 것이 그들을 쫓아버리는 요인일 수 있다.

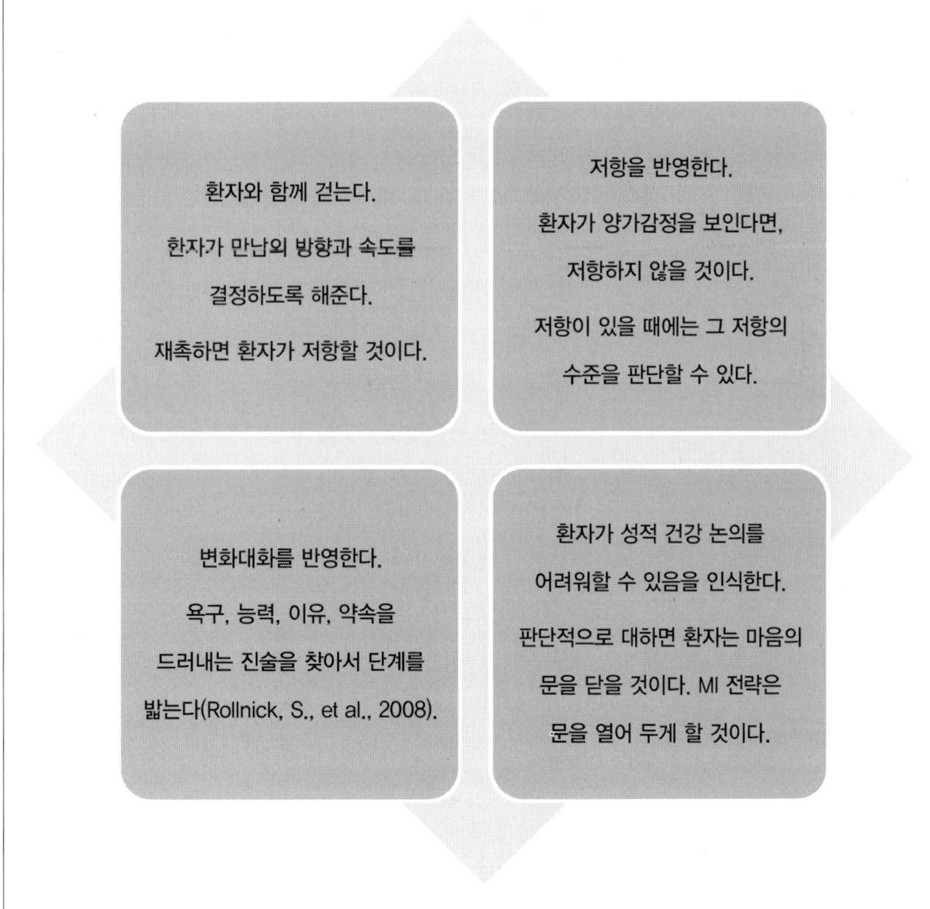


**그림 9-2** 실무기술

"변화를 격려하려는 당신의 바람은 당신을 설득–저항 함정에 빠뜨릴 수 있다. 설득하려 할수록 환자는 더 저항한다"(Rollnick, Miller & Butler, 2008, P. 148).

2. 말기신부전과 에이즈 환자는 질환의 말기 상태에 있기 때문에 행동변화에는 관심이 없을 수 있다. 이런 경우 '저항과 함께 구르고' 나아가 '저항을 반영하는' 것이 중요하다. "양가감정이 있는 사람은 내면적으로 갈등하고 있고 당신이 그것을 비판단적으로 반영해줄 때 종종 저항감을 날려버릴 수도 있다. 그렇지 못하더라도 당신은 환자의 저항에 대해 더 명확한 그림을 얻을 것이다"(Rollnick et al., 2008, p. 79).

3. 어떤 환자는 대화를 통해 행동변화의 방법을 구하러 온다. MI를 사용하여 간호사는 환자에게 주도권을 줄 수 있다. 간호사가 초점을 맞추고 싶은 더 중요한 영역이 있더라도, 환자가 변화에 대한 동기를 보일 때가 놓칠 수 없는 기회라는 것을 느낄 것이다. 변화대화를 유도하는 대신 "변화대화를 반영"하는 것이 맞다. "다른 말로 하면, 당신이 그것을 들었을 때 특히 반영하고 싶어지는 것이 변화대화다(변화 열망, 변화 능력, 변화 이유, 변화 필요성, 결심공약, 변화 실행하기의 진술)"(Rollnick et al., 2008, P. 80).

4. 성적 건강에 대해 의논할 때 환자가 경험할지도 모르는 불편감을 인지하는 것이 중요하다. 판단하지 말고 열린 의사소통을 격려하라. 환자는 간호사와 편한 관계일 때 가장 개방적이며 진짜 걱정을 털어놓는다. MI 전술은 치료적 의사소통에 흔히 장애물이 되는 문을 열고, 계속 열린 채로 둘 수 있게 돕는다.

5. 사용 가능한 자원을 활용하라.
   - 미국 산부인과학회
     (American College of Obstetricians and Gynecologist)
   - 미국 요로계협회(American Urological Association)
   - 미국 질병예방통제센터(Centers for Disease Control and Prevention)
   - 미국 당뇨 및 소화기계 질환 및 신장질환 연구소
     (National Institute of Diabetes and Digestive and Kidney Diseases)
   - 미국 보건원(National Institutes of Health)
   - 미국 신장 및 요로계 질환 정보유통망(National Kidney and Urologic Diseases Information Clearinghouse)
   - 미국 신장질환 교육 프로그램

(National Kidney Disease Education Program)

• 미국 신장재단(National Kidney Foundation)

## 기억할 점

1. 요로생식기계 질환은 여성질환, 남성질환, 성병에서부터 신장질환에 이르기까지 광범위한 질환을 포함한다. 이들 질환 중 어떤 것은 국민건강에 심각한 영향을 끼친다. 우리는 말기신부전과 에이즈 같은 질병으로 매일 수천의 생명을 잃는다. 예방에 초점을 둠으로써 이들 질병 관련 통계에 긍정적 영향을 끼칠 수 있다. MI 전술은 다른 많은 영역에도 유익할 수 있다.

2. 대화에 나타나는 문제는 또 다른 문제로 이어진다. 환자는 문제의 원인을 밝힘으로써 이익을 얻을 수도 있고 그의 현재 걱정에만 초점을 두고 싶어할 수도 있다. 환자가 문제의 원인에 초점을 맞출 준비가 되었는지 알아채는 것이 중요하다. 그러나 이때 '교정반사'의 함정에 걸려 대화의 방향을 바로잡고 싶어지기도 한다. 자기인식이 이러한 함정을 피하는 데 도움이 될 것이다.

3. Healthy People 2010은 HIV, 에이즈, 성병 영역에서 예방과 통제에 중점을 두고 있다. 부정적 건강행동이 이들 문제의 상당히 큰 원인이다. MI는 이 영역에서 행동변화를 촉진하는 데 효과적인 것으로 보인다. 도구를 적절히 활용하면 이들 질병의 유병률을 줄임으로써 Healthy People 2010의 궁극적 목표인 국민건강에 기여할 수 있을 것이다.

4. 변화하지 않는 것도 괜찮다. 환자에게 변화에 저항할 권리가 있음을 인정할 필요가 있다. 환자가 치료방침에 따르지 않고 자신의 처지를 바로 보지 못하는 것을 그냥 두기 어려울 것이다. 질병을 치료하지 않으려는 이러한 욕구를 이해하기는 어렵지만 우리는 대상자의 선택을 지지해 주어야 한다. 반면에 어떤 환자에게는 우리가 변화의 중요성을 밝혀줄 필요가 없다. 그들이 변화준비가 되어 찾아왔을 때 우리의 역할은 단순히 그들과 함께하면서 그들이 목표를 성취하는 방법을 찾도록 지지하는 것이다.

## 요약

이 장을 통하여 우리는 요로생식기계 건강을 관리하는 데 MI를 활용할 수 있는 다양한 방법을 살펴보았다. 우리는 질병예방, 자가관리, 치료영역에서 행동변화를 촉진하기 위한 도구를 사용할 수 있다. 성병과 에이즈가 국민건강에 엄청난 영향을 미치는 것을 생각할 때 Healthy People 2010이 이 영역에 초점을 두는 것은 놀랍지 않다. 만성신부전과 말기신부전 또한 Healthy People 2010의 중점 영역이다. 국민건강이라는 목표를 성취하기 위해 노력하면서, 우리는 더 건강한 나라를 확립하는 데 도움이 되는 MI의 도구로 무장되어 있다는 것에서 위안을 얻을 수 있다. Healthy People 2020을 향해 나아가면서 우리는 목표에 대한 자신감과 자기확신으로 새로운 10년을 시작할 수 있다.

## 참고문헌


Byrne, A., Watson, R., Butler, C. & Accoroni, A.(2006). Increasing the confidence of nursing staff to address the sexual health needs of people living with HIV: The use of motivational interviewing. *AIDS Care, 18*(5), 501-504.

Centers for Disease Control and Prevention [CDC]. (2008). *Sexually transmitted disease surveillance, 2007*. Atlanta, GA: U.S. Department of Health and Human Services.

Centers for Disease Control and Prevention [CDC]. (2009). *HIV/AIDS surveillance report, 2007* (volume 19). Atlanta, GA: U.S. Department of Health and Human Services.

Karalis, M. & Wiesen, K.(2007). Motivational interviewing. *Nephrology Nursing Journal, 34*(3), 336-338.

Ossman, S.(2004). Motivational interviewing: A process to encourage behavioral change. *Nephrology Nursing Journal*, May-June. Retrieved September 28, 2008, from http://findarticles.com/p/articles/mi_m0ICF/is_3_31/ai_n17207258/print?tag=artBody:col1.

Rollnick, S., Miller, W. & Butler, C. (2008). *Motivational interviewing in health in health care: Helping patients change behavior*. New York: The Guilford Press.

Sozio, S., Armstrong, P., Coresh, J., Jaar, B., Fink, N., Plantinga, L., Powe, N., Parekh, R. (2009). Cerebrovascular disease incidence, characteristics, and outcomes in patients initiating dialysis: The choices for healthy outcomes in caring for ESRD(CHOICE) study. *American Journal of Kidney Disease, 54*(3), 468-477.

Thomas-Hawkins, C. & Zazworsky, D. (2005). Self-management of chronic kidney disease. *American Journal of Nursing, 105*(10), 40-48.

Motivational Interviewing in Neurological Disorders

# 10

# 신경계 질환에 대한 동기강화상담

## 학습목표

1 대상자에게 나타나는 신경계 질환의 영향을 기술할 수 있다.
2 신경계 질환을 관리하는 데 있어서 3가지 장애를 열거할 수 있다.
3 신경계 질환을 자가관리하는 3가지 이점을 제시할 수 있다.
4 신경계 질환이 있는 환자와 상호작용하는 동안 동기강화상담 기술로부터 이익이 될 만한 3가지 상황을 기술할 수 있다.
5 가족이나 돌봄 제공자가 동기강화상담에 함께해야 할 3가지 상황을 기술할 수 있다.

## 핵심용어

**근이영양증** Muscular dystrophy
**근위축성 측색경화증** Amyotrophic lateral sclerosis, ALS
**다발성 경화증** Multiple sclerosis, MS
**미국 파킨슨병협회** American Parkinson Disease Association
**자폐 스펙트럼 장애** Autism spectrum disorders, ASD
**전반적 발달장애** Pervasive developmental disorder

## 서론

신경계 질환은 환자와 그 가족에게 파괴적일 수 있다. 이 질환이 끼치는 영향도 엄청나다. 질환 범위는 알츠하이머병과 파킨슨병, 다발성 경화증, 두통에서부터 통증에 이르기까지 다양하다. 다른 질환도 많으나, 이 장의 범위에 맞추어 가장 두드러지는 질환에만 초점을 맞추도록 하겠다. 이 몇몇 질환은 노인 인구집단에 주로 영향을 미치는 것으로 보이지만, 다른 질환처럼 젊은 성인과 아동의 삶에도 영향을 줄 수 있다.

파킨슨병은 진전, 보행, 움직임, 말하기에 어려움을 일으켜 종종 우울증을 촉발하기도 하는 1차성 운동장애이다. 미국 노인 1,000명당 10명이 이 질환으로 고통받는 것으로 추측된다. 이 질환은 65세 이상의 인구집단에서 흔히 나타난다. 미국에서 매년 약 6만 명이 진단받는다. 150만 명의 미국인이 파킨슨병에 걸렸으며, 이들 중 15%는 50세 이전에 판정을 받았다. 미국 파킨슨병협회는 50세 이전에 진단받은 이들을 위해 미국 청소년발병센터(National Young Onset Center)를 운영하고 있다. 그들은 젊은 인구집단에 발생할 수 있는 부가적 문제를 인지하고 있다. 이러한 통계는 2007년에 발표된 것을 모은 것이다. 이러한 파괴적인 질병이 동반하는 많은 신체적·심리사회적 문제를 언급할 필요가 분명하다(http://www.parkinson.org/Page.aspx?pid=225).

근위축성 측색경화증(ALS)은 예전에 '루게릭병'으로 불리던 신경근육질환이다. 이 점진적인 퇴행성 질환은 환자의 신체를 점차 마비시켜 기대수명이 진단 후 3~5년에 불과하다. ALS 환자는 평균 3만 명에 이르며 매년 5,600명이 진단을 받는다. 더 어린 인구집단에서는 여성보다 남성이 많이 진단받지만 연령이 증가할수록 남성 대 여성 비율이 비슷해진다. 불행하게도 ALS의 치료방법이 밝혀지지 않았기 때문에 치료초점은 증상관리에 두고 있다. 우울 또한 공통적인 증상인데 질병이 진행될수록 의사소통이 어렵고 독립성이 박탈되며, 소외감을 느끼기 때문이다(Farley, 2004).

약 3백만 명의 미국인들이 간질 및 발작 진단을 받는다. 여기에는 아동과 성인이 모두 포함된다. 이 질환을 관리하는 데 드는 비용이 약 155억 달러에 이른다. 매년 20만 명이 발작 진단을 받는데, 5세 미만이 75,000~10만 명에 이르며 발열과 관련된 것이다. 매년 약 20만 명이 간질 진단을 받는다. 최고위험군은 2세 이하와 65세 이상 인구집단이다. 또한 4만 5,000건이 15세 미만의 아동이다. 발작환자의 단지 70%만이 관해(remission) 상태로 호전되거나, 5년 이상의 약물치료로 발작이 없는 상태가 될 것으로 예상한다(http://www.epilepsyfoundation.org/about/statistics.cfm).

알츠하이머병은 미국에서 여섯 번째 사망원인이다. 이 질환에 대한 사회적 관심이 높아짐에 따라 경각심이 확산되고 있다. 530만 명이 알츠하이머병으로 고통받는 것으로 추산되며 매 70초마다 누군가 이 질환으로 진단받고 있다. 또한 관리와 치료에 매년 1,480억 달러가 소비된다. 알츠하이머병 환자는 인지기능 감소로 인해 24시간 내내 돌봐줄 사람이 필요하게 된다. 이 책을 집필하는 현재 약 990만 명이 무급으로 이들 환자에게 돌봄을 제공하고 있다. 그들은 가족이거나 친구일 것이다. 2008년에만 돌봄 제공자들이 무급으로 85억 시간을 제공하였으며, 이 질병의 관리비용으로 940억 달러가 드는 것으로 계산할 수 있다. 알츠하이머병은 노인인구에 1차적으로 나타나지만, 이를 정상적인 노화과정이라고 볼 수는 없다. 알츠하이머병 환자는 2030년까지 770만 명에 이를 것으로 예상된다. 이러한 통계에 기반하면 이들 환자를 위해서는 돌봄 제공자를 도울 수 있는 건강관리 인력 수급이 시급하다고 할 수 있다.

근이영양증은 점진적인 퇴행성 신경근육질환 중 하나이며, 다양한 형태를 지닌 유전 질환이라 볼 수 있다. 뒤센형 근이영양증(Duchenne muscular dystrophy)은 1차적으로 3~5세의 아동을 침범하여 빠르게 진행된다. 베커형 근이영양증(Becker muscular dystrophy)도 비슷하지만 비교적 천천히 진행된다. 안면견갑상완형 근이영양증 또한 십대에 발병하여 천천히 진행되며 말기 예후는 경한 증상에서부터 장애에 이르기까지 다양하다. 긴장성 근이영양증은 성인을 침범하여 백내장, 심질환, 내분비질환 등의 동반질환을 초래한다.

다른 형태의 근이영양증도 있다. 정확한 통계자료는 없지만 이 질환 역시 우리가 유의해야 할 심각한 신경계 질환이라고 할 수 있다. 근이영양증은 치료법도 없으며 환자와 그 가족은 안내와 도움을 구하는 간절한 시선으로 우리를 바라보고 있다. 이 질환의 관리에 있어서는 매일이 선택의 연속이 된다. 동기강화상담(Motivational Interviewing, MI)은 자기 자신을 돌볼 수 없게 될 환자를 대신해 선택을 해야만 하는 사람들을 도울 수 있다(http://www.ninds.nih.gov/disorders/md/md.htm).

미국 신경질환 및 뇌졸중연구소(National Institute of Neurological Disorders & Stroke)에 따르면, 미국에는 25만 명에서 35만 명에 이르는 다발성 경화증 환자가 있다. 매주 200명이 다발성 경화증 진단을 받는 것으로 추산된다. 대부분의 환자가 20세에서 40세 사이에 첫 증상을 보였다. 많은 신경계 질환과 마찬가지로 다발성 경화증 또한 진행성 질환이지만, 환자는 전형적으로 정상 기대 수명만큼 산다. 여성의 유병률이 훨씬 더 높은 것으로 보이며, 아동과 노인도 진단받는 경우가 있지만 매우 드문 일이다. 다발성 경화증 관리에 드는 비용은 수십억 달러에 이를 것으로 생각된다. 다발성 경화증은 피로, 통증, 근육약화증, 요로생식기계 장애, 그리고 언어장애, 시력장애, 인지장애, 우울과 같은 많은 증상을 동반한다. 이들 영역에서 MI를 활용하면 장점이 많을 것이다(http://www.ninds.nih.gov/disorders/multiple_sclerosis/detail_multiple_sclerosis.htm).

뇌 및 척수신경 손상은 매년 수없이 발생한다. 이러한 부상은 수의적, 불수의적 근육 움직임, 인지, 감각, 의사소통, 행동에 문제를 일으킨다. 환자 능력에 맞추어 건강을 개선시키고자 하는 노력은 환자와 돌봄 제공자 중심으로 이루어진다. 기록된 140만 건의 뇌손상 사례의 대부분은 경증이거나 뇌진탕으로 진단되었다. 매년 1만 1,000명이 척수신경 손상을 입는 것으로 추정된다. 가장 흔한 것은 교통사고와 스포츠 관련 손상이다. 미국 질병관리본부에 의하면 매년 최소 97억 달러가 척수손상 환자를 돌보는 데 소비된다. 미국에서는 약 20만 명이 척수손상으로 인한 장애를 지니고 있다. 이들의 대부분이 15~29세이다. 어떤 경우에는 영구적인 마비나 정신장애가 남을 수 있다(http://www.cdc.gov/TrumaticBrainInjury/physicians_tool_kit.html 과 http://www.dcd.gov/ncipc/factsheets/scifacts.htm).

자폐 스펙트럼 장애(ASD)는 지난 몇 년간 관심을 받아 온 질환군이다. 자폐증에서부터 아스퍼거 증후군에 이르기까지 질병의 범위가 넓어서 얼마나 많은 사람들이 ASD로 고통받고 있는지 판단하기 어렵다. 전반적 발달장애는 이 스펙트럼의 한 부분으로 레트 증후군(Rett's syndrome)과 아동기 해체성 질환의 하위범주로 더 세분화할 수 있다. 주로 생후 18개월 전후에 진단받는 경우가 많다. 2007년 자료에 의하면 8세 아동 150명 중 1명이 자폐 스펙트럼 장애가 있는 것으로 추산된다. 행동요법이 이러한 질환을 관리하는 데 중요하지만 이는 전체적인 치료의 한 부분일 뿐이다. MI는 고도의 기능을 갖춘 아동 또는 낮은 수준의 기능을 보이는 아동의 부모에게 상당한 도움을 줄 수 있다. 응용행동분석이 자폐 스펙트럼 장애에 흔히 적용하는 치료 형태이다. 이것은 상당히 시간 소모적인 치료방법으로 아동과 부모에게 매주 40시간의 헌신이 요구된다. 따라서 자폐 스펙트럼 장애 아동과 가족 전체에게 지대한 영향을 미치게 된다. 많은 아동은 시간 요인 때문에 순응하기 어려운 엄격한 치료방침과 구조가 필요하다. MI는 많은 경우에 치료 순응도를 향상시키는 데 효과적인 것으로 나타났다. 비록 이 특정 영역에 대해 연구가 이루어지지는 않았지만 상당한 효과가 있는 것으로 증명될 전망이다(http://www.cdc.gov/ncbddd/autism/overview.htm, http://autism.about.com/od/alllaboutaba/a/abaoverview_2.htm).

Healthy People 2010의 중점영역 중 몇 가지는 신경계 질환에도 적용할 수 있다. 여섯 번째 중점영역은 장애와 합병증에 대한 것이다. 신경계 질환은 장애의 중요한 원인이며 환자의 건강을 향상시키기 위해서는 다양한 중재가 요구된다.

반면 Healthy People 2010의 또 다른 중점영역인 예방접종의 안전성에 대해서는 많은 논쟁이 있었다. 예방접종이 자폐 스펙트럼 장애의 원인인가에 대한 논쟁은 예방접종을 통해 국민의 건강을 향상시키고자 하는 사업에는 분명 걸림돌이 된다. 반대되는 과학적 근거에도 불구하고 자녀에게 예방접종을 하지 않겠다고 결정한 부모들은 Healthy People 2010의 목표를 달성하는 데 영향을 미칠 것이다. 이 주제에 대한 논쟁을 다루는 것은 이 장의 범위를 벗어나는 일이지만, 질병예방과 건강증진을 위해 어떻게 일할 것이며, 이를 위해 극복해야 할 장애물은 무엇인지를 객관적으로 볼 필요가 있다(http://www.healthypeople.gov/About/hpfact.htm).

## 신경계 질환 관리의 어려움

신경계 질환 환자와 이들을 돌보는 실무자에게는 극복해야 할 문제가 많다. 신경계 질환은 환자 인생의 신체적·정서적·정적 측면을 모두 침범한다. 간호사가 강조할 영역과 환자의 결정을 도와줄 부분을 판단하기란 쉬운 일이 아니다. 이 특정 인구집단은 개선이 필요한 영역을 도출하기 위해 특히 더 부드럽게 안내해 주어야 한다. 우울이 동반되는 경우 환자가 자신의 문제에 직접 초점을 맞추는 데 어려움이 있다. 심리적 문제에 대해서는 앞으로 더 논의하겠지만 신경계 질환 환자에게 미치는 심각한 영향 때문에 여기에서도 언급해 두어야 한다. 도전이 되는 과업임에도 불구하고 MI 기술은 상담에 도움이 될 것으로 증명될 수 있다.

만성통증은 심각한 장애로 보아야 한다. 많은 이들이 통증을 완화하는 방법도 통증치료에 내성이 생긴다는 것도 모른다. 통증의 원인은 다양하며 서양 인구의 20~30%가 이로 인해 고통받는 것으로 알려졌다. 만성통증 환자의 통증 수준을 약물치료를 통해 30~40%까지 낮출 수 있는 것으로 밝혀졌다. 일반적인 통증치료는 약물치료나 물리치료로 시작한다. 이 방법으로 통증이 조절되지 않으면 환자가 통증 빈도나 정도에 영향을 미칠 만한 자신의 행동을 살펴보아야 할 수도 있다. 불행하게도 우리 사회는 의사에게 가기만 하면 통증을 낫게 할 방법을 알 수 있을 것이라고 믿는 분위기다. 환자의 특정 행동이 통증에 영향을 미칠 수 있다는 점을 이해하도록 환자를 돕다 보면 강한 저항에 부딪치기도 한다. 만성통증과 관련된 또 다른 장애물은 약물 및 알코올남용과 같은 부가적 문제를 일으키는 요소가 종종 있다는 점이다(Turk, Swanson & Tunks, 2008).

어떤 신경계 질환은 장애를 남겨 환자가 타인에게 의존해서 살게 만든다. 질병관리는 돌봄 제공자가 전담하게 된다. 그러다 보니 돌봄 제공자가 간호에 지쳐 버릴 수 있으며, 돌봄 제공자가 여러 명인 경우 간호의 일관성 유지가 어려워질 수도 있다. 환자가 일관성 있는 간호를 받기 위해서는 환자의 참여를 가능한 허용할 수 있는 적절한 방법을 찾아야 할 것이다.

## 자가관리의 장점

자가관리 기술을 촉진함으로써 많은 이익을 얻을 수 있다. 우리가 하는 모든 선택은 건강관리에 영향을 주며 예방과 건강행동에 관한 지식은 국민 전체의 건강에 영향을 미친다. 손상이 몇몇 신경계 질환과 관련되기에 뇌손상과 척수신경 손상을 감소시키기 위해서는 예방이 가장 중요하다. "손상 예방행동은 개인의 선택과 동기, 지식, 기술뿐만 아니라 기관, 경제, 환경, 사회 관련 요소에 의해서도 결정된다"(Gorin & Arnold, 2006, p. 370). 환자가 건강하지 못한 선택을 하지 않도록 예방하는 차원에서, 각각의 환자는 각자가 처한 환경에서 다양한 요인에 영향을 받는다는 것을 알아야 한다. "교육적·행동적 변화전략은 대부분 교육 또는 동기화를 통해 개인이 다르게 행동하도록 하여 부상의 가능성을 줄이는 것에 초점이 맞춰져 있다"(Gorin & Arnold, 2006, p. 373). MI를 통하여 간호사는 환자가 위험한 건강행동을 스스로 검증하고 손상 위험을 감소시킬 선택을 하도록 도울 수 있다.

MI는 상담스타일임을 기억하라. William Miller는 이 의사소통 방법이 동기화 문제를 언급하는 방법 이상이 되도록 고안하였다. 신경계 질환이 있는 환자는 많은 변화와 투쟁하게 될 것이다. 이러한 변화를 받아들여 환자로 하여금 변화와 함께할 수 있도록 적절한 행동을 취하게 할 책임이 있음을 기억해야 한다(Miller & Rollnick, 2002). 많은 신경계 질환 환자들은 일상간호에 대한 조절이 어려우므로 환자 스스로 참여할 수 있는 모든 영역에서 자가관리를 촉진해야 한다. 이것은 그들의 자기효능감과 자신감을 향상시키고, 결국 신경계 질환의 정서적 부작용을 감소시킬 것이다.

만성통증 관리에는 환자의 참여가 요구된다. MI는 만성통증의 자가관리를 촉진할 행동변화에 기여하는 것으로 밝혀졌다. 통증관리를 방해하는 많은 장애물이 있다. 치료적 의사소통을 통해 간호사는 환자가 통증을 조절할 수 없다고 믿는 몇 가지 이유를 도출할 수 있을 것이다. 예를 들면 개인적 신념, 진통제에 대한 두려움, 약물과 통증관리 서비스를 확보할 만한 재정적 자원의 부족이 있는데, 환자와 신뢰감을 형성함으로써 간호사는 최적의 통증관리를 어렵게 하는 다양한 행동을 찾아낼 수 있다. 환자의 통증이 지속될 때 그들은 "정서적 스트레스가 통증에 어떤 영향을 미치는지 알게 된다. 그러므로 그들은 만성통증이 있는 상태로 삶에 적응하도록 돕는 자가관리 기술을 배우고 사용할 수 있는 가능성을 받아들일 것이다"(Turk et al., 2008, p. 218).

한 연구에서는 암환자에 대한 만성통증의 영향을 살펴보았다(Fahey et al., 2008). 여기에도 MI가 사용되었는데 상담자에게 다음과 같은 실무방침을 전달하였다.

- 신념과 태도에 대해 물어본다.
- 환자가 불일치감과 문제를 인식하여 해결점을 찾도록 돕는다.
- 환자가 장애를 탐색하도록 격려한다.
- 정기적으로 환자의 준비수준을 사정하고 단계에 적절한 과업을 제안한다.
- 환자가 우선순위를 설정하고 이에 따른 계획을 세우도록 돕는다.
- 구체적 과업을 설정하고 추후사정을 확실히 한다.
- 의사소통에, 특히 환자가 말하는 것을 듣는 데 충분히 시간을 들인다.
- 말만 하지 말고 질문을 한다.

통증관리는 간호사의 태도 개선이 필요한 영역이다. 연구에 의해 아동환자와 통증관리를 의논하는 간호사는 거의 없다는 사실이 밝혀졌다. 통증관리도 우리의 역할이므로 우리는 통증과 그 관리에 대해서 물을 의무가 있다. 환자가 아동이더라도 마찬가지이다. MI는 이 인구집단에도 여전히 사용할 수 있으며 아동환자는 의사소통에 참여할 권리가 있다. 한 연구에서는 아동은 간호사의 공감을 필요로 한다고 밝혔다. "아동과 파트너십을 가지고 일하는 것은 연구뿐만 아니라 간호실무에도 긍정적인 영향을 미칠 수 있다"(Kortesluoma et al., 2008, p. 148). 이 연구에서는 신뢰감을 형성하고 정보를 도출하여 환자와 협력관계로 일하기 위해 충분한 시간을 두는 것이 중요하다고 강조한다.

환자가 거동이 어려우면 의사나 자조집단 방문 또는 교육을 받기 위한 외출이 힘들어진다. 이렇게 병에 대한 정보를 얻기 힘든 상황에서는 통증환자를 위한 자가관리 기술이 더욱 필요하다. 연구를 보면 간호사의 전화중재가 환자를 교육하고 동기강화하는 데 매우 효과적인 방법일 수 있다. 한 연구에서는 다발성 경화증 환자에 대한 MI를 이용한 전화 상호작용의 효과를 검증하였는데, "신체활동, 영적 성장, 스트레스 관리, 피로와 정신적 건강" 등 다양한 영역에서 평가하였다(Bombardier et al., 2008). MI 상호작용에 참여한 환자들은 이들 영역에서 더 유의한 향상을 보고하였다. 전체 150~200달러의 비용으로 다섯 번의 상담을 진행하여 비용효과적이었을 뿐만 아니라 환자의 삶의 질 또한 향상되었다(Bombardier et al., 2008).

Dilorio, Reisinger, Yeager 그리고 McCarty(2008)는 간질환자를 위한 자가관리 프로그램을 전화를 통해 실시하였다. 상담방법으로는 MI 기술을 사용하였는데 환자는 이 상담법에 매우 만족하였다. 이 연구를 통해 환자가 대화경로를 결정하도록 하는 MI 기법의 효과를 보여주었다. 환자는 만족감을 지니고 자가관리를 향상시키고자 하는 요구에 대해 의논할 수 있었다. 환자가 상담을 즐기는 자세로 임할 때 더 적극적으로 참여하게 되어 긍정적인 결과가 나타나는 것으로 보인다.

## 사례연구

다음 세 가지 사례연구는 신경계 질환 환자들에게 MI 기술을 사용할 때의 장점을 보여 준다. 이는 MI가 아닌 상호작용과 대비된다.

### 사례연구 1

환자는 만성통증으로 고통받아 왔다. 통증관리를 위해 모든 노력을 다 해 본 후 그는 도움을 청하러 간호사를 찾아왔다.

#### MI가 아닌 상호작용

:: **간호사** "좋은 아침입니다. 그동안 어떻게 지내셨습니까?"

:: **환자** "그다지 좋지 않았습니다. 통증은 점점 참을 수 없을 지경이고 그다지 오래 견딜 수 있을 것 같지가 않습니다."

:: **간호사** "지난 방문 때 의사가 새로운 진통제를 처방한 것으로 압니다. 아마 구할 수 있는 가장 강한 진통제 중의 하나일 거에요. 그게 도움이 안 된다니 놀랍습니다."

:: **환자** "의사가 말한 대로 먹지 않았을 수도 있지요."

:: **간호사** "글쎄요, 의사의 처방을 따르는 것은 중요합니다. 그렇지 않으면 나아지지 않습니다."

:: **환자** "그렇군요."

:: **간호사** "그럼 오늘 제가 무엇을 도와드릴 수 있을까요?"

:: **환자** "지금 당장은 떠올릴 수 없군요."

:: **간호사** "의사 처방대로 약을 복용하시길 권합니다. 그렇게만 하시면 바로 좋아질 것입니다."

#### MI 상호작용

:: **간호사** "좋은 아침입니다. 최근에 어떻게 지내셨습니까?"

:: **환자** "그다지 좋지 않았습니다. 통증을 조절할 수 없어요."

:: **간호사** "통증조절을 위해 시도하신 것에 대해 얘기해 주세요."

:: **환자** "글쎄요, 한동안 물리치료를 받았지만 이제 보험혜택이 바닥났고요. 가르쳐 준 대로 운동을 해 봤지만 운동하기가 힘들 정도로 통증이 심해요. 지난 방문 때 의사가 새로운 약을 주었지만 먹기 두려워요."(저항)

:: **간호사** "제가 정리를 해 보겠습니다. 보험회사에서 계획한 물리치료를 받으셨습니다. 그리고 알려 준 운동을 해 보려 했으나 통증이 너무 심해서 운동을 하지 못하셨고요. 의사가 처방해 준 약은 두려움 때문에 복용하지 못하셨군요. 그 두려움에 대해서 조금 더 이야기해 주실 수 있을까요?"

:: **환자** "저희 어머니께서는 진통제 중독이셨고, 저 역시 그렇게 될까봐 너무 겁이 나요. 처방된 많은 진통제가 정신을 흐리게 하는 것으로 알고 있는데 저는 맑은 정신이고 싶습니다. 통증이 너무 심해서 이미 정신이 흐린 저한테 말이 안 되는 이야기일 수도 있지만요……."(양가감정)

:: **간호사** "환자분은 분명 많은 생각을 하고 계시네요. 진통제를 먹을 때의 위험을 알고 계시지만 동시에 통증을 참고 버티는 데 대한 부정적인 면도 아시는 거죠."

:: **환자** "맞아요. 가장 하고 싶지 않은 것이 어머니가 경험했던 것을 반복하는 거에요."

:: **간호사** "진통제에 중독되고 싶지 않으신 거죠."

:: **환자** "그럼요. 그게 통증을 견디고 사는 것을 빼고는 나의 가장 큰 두려움일 거에요."

:: **간호사** "그 두려움이 지금 당장 가장 큰 장애물인 것 같네요. 과거에 두려움에 어떻게 대처하셨는지 경험을 들려주시겠어요?"

:: **환자** "모르겠어요. 난 더 많이 배울수록 덜 두려워지기 때문에 내가 할 수 있는 모든 것을 배우는 유형의 사람이라고 생각하거든요. 약물과 다른 선택에 대해서 좀 더 배워야 할 것 같아요. 약물에 대해 더 가르쳐 주시겠어요?"(변화대화)

:: **간호사** "기꺼이 돕겠습니다."

## 논의

앞선 두 시나리오는 유사한 환자–간호사 상호작용에 대한 두 가지 다른 접근법을 보여준다. 첫 번째 시나리오는 MI를 사용하지 않은 간단한 의사소통을 보여준다. 간호사는 추천된 약물용법에 대한 환자의 지속성 부족을 탐색하기 위한 정보를 좀 더 모으기 위해 노력하지 않는다. 간호사는 행동단계를 반복할 것을 선택하여 환자로 하여금 수동적이 되게 하고 걱정거리를 이야기하는 것을 불편하게 한다. 간호사는 가정을 통해 잘못된 재확신을 주었다. 이러한 전술은 행동변화를 촉진하는 데 도움이 되지 않는다.

두 번째 시나리오에서는 상황에 대한 환자의 관점을 검증하기 위해 MI 기술을 사용하였다. 비판단적으로 머무르며 개방질문과 반영을 사용함으로써 간호사는 그렇지 않았다면 공유하지 못했을 정보를 도출할 수 있었다. 간호사는 환자의 경험에 대해 배우는 데 관심을 두었다. 환자는 만성통증에 대처하는 동안 맞닥뜨린 장애물에 대해 개방하는 데 편안함을 느꼈다. 환자가 준비되었을 때 그는 자신의 선택지를 더 잘 이해하는 데 도움을 청했고 간호사는 정보를 공유하였기에 환자가 충분한 정보를 가지고 의사결정을 할 수 있게 해 주었다. 이 대화는 몇 가지 다른 방향으로 진행될 수 있었지만 간호사는 통증치료에 대한 환자의 두려움 문제를 탐색하도록 이끌었다. 이처럼 환자가 물리치료에 대한 보험 혜택이 부족한데 초점을 두었다면 환자는 간호사의 안내에 저항하고 간호사는 환자가 다른 방법을 탐색하는 것을 돕기 힘들었을 것이다.

## 사례연구 2

환자는 파킨슨병이 있다. 능력은 천천히 쇠퇴되어 왔으며 질병이 진행될수록 도움이 필요해졌다.

### MI가 아닌 상호작용

:: **간호사** "좋은 아침입니다. 최근에 어떻게 지내셨습니까?"

:: **환자** "오, 그다지 좋지 않아요. 점점 더 힘든 시간을 보내고 있어요."

:: **간호사** "힘든 시간을 보내고 계신다고 하셨는데, 걷기, 씻기, 옷 입기, 또는 다른 과업을 의미하시는 건가요?"

:: **환자** "제 말은, 매일 제가 목욕하거나 옷 갈아입을 때마다 남편에게 도움을 청해야 한다는 거에요."

:: **간호사** "그 부분에 대해서 의사에게 얘기해 보실 수 있습니다. 처방약은 모두 드시고 계신가요?"

:: **환자** "네."

:: **간호사** "치료는 받으러 다니시고요?"

:: **환자** "네."

:: **간호사** "다른 걱정거리가 있으신가요?"

:: **환자** "없는 것 같네요."

### MI 상호작용

:: **간호사** "좋은 아침입니다. 어떻게 지내셨습니까?"

:: **환자** "그다지 좋지 않아요. 점점 더 힘든 시간을 보내고 있어요."

:: **간호사** "무슨 의미인지 좀 더 말씀해 주세요."

:: **환자** "매일 씻고 옷 입는 데 남편 도움이 필요했어요."

:: **간호사** "환자분에게는 분명 어려우셨겠네요."

:: **환자** "아주 어려웠어요. 남편에게 아주 의존적이게 된 기분이에요."

:: **간호사** "지금까지는 모든 일을 스스로 돌보는 데 익숙하셨죠."

:: **환자** "네. 하지만 지금은 그렇게 할 수 없어요. 난 거의 포기했어요."(저항)

:: **간호사** "무력한 기분이시군요."

:: **환자** "네, 그래요. 지금까지는 어떤 것도 도움을 청한 적 없었거든요. 그의 도움이 필요하지 않을 일이 있을지 모르겠어요."

:: **간호사** "제가 보기엔 환자분은 거동해 보시려 애를 쓰시지만 할 수 있을지 확신하지 못 하시네요."

:: **환자** "네. 혼자 하고 싶지만 지금 당장 제가 스스로 할 수 있다는 생각이 들지 않아요."(양가감정)

:: **간호사** "많은 파킨슨병 환자들은 운동기능이 감소되면서 환자분과 같은 문제로 갈등을 겪곤 합니다. 다른 환자들은 이런 문제를 어떻게 극복했는지 들어보시겠어요?"

:: **환자** "정말 듣고 싶어요. 좀 더 독립적일 수 있다면 어떤 것이라도 시도해볼 거에요."(변화대화)

## 논의

앞선 두 시나리오는 비치료적 의사소통과 치료적 의사소통을 보여준다. 첫 번째 시나리오에는 걱정을 하고 있는 환자의 모습이 분명하게 나타난다. 간호사는 환자의 불만을 좀 더 사정한 후에 스스로의 계획을 진행시켰다. 이것은 환자의 운동능력을 향상시킬 활동에 관해 논의할 완벽한 기회였다. 그러나 그 대신 환자는 빠르게 대답하기 시작했으며 간호사에게 편안하게 정보를 주지 못했다. 시간제약으로 인한 이러한 상황은 우리의 실무현장에서 드문 일이 아니다. 환자가 정말로 말하고 싶은 것, 환자의 필요가 무엇인지를 놓치는 것이다. 환자가 자신의 생활양식을 향상시키도록 우리가 환자에게 전념할 시간을 좀 더 가진다면 차이를 만들 수 있다.

두 번째 시나리오는 MI가 어떻게 작용하는지를 묘사한다. 간호사는 환자가 대화의 방향을 지시하도록 허용하였다. 간호사는 저항, 양가감정에 이어 변화대화까지 환자와 함께 걸었다. 모든 환자가 각 단계를 거치는 것은 아니지만, 간호사는 환자가 그

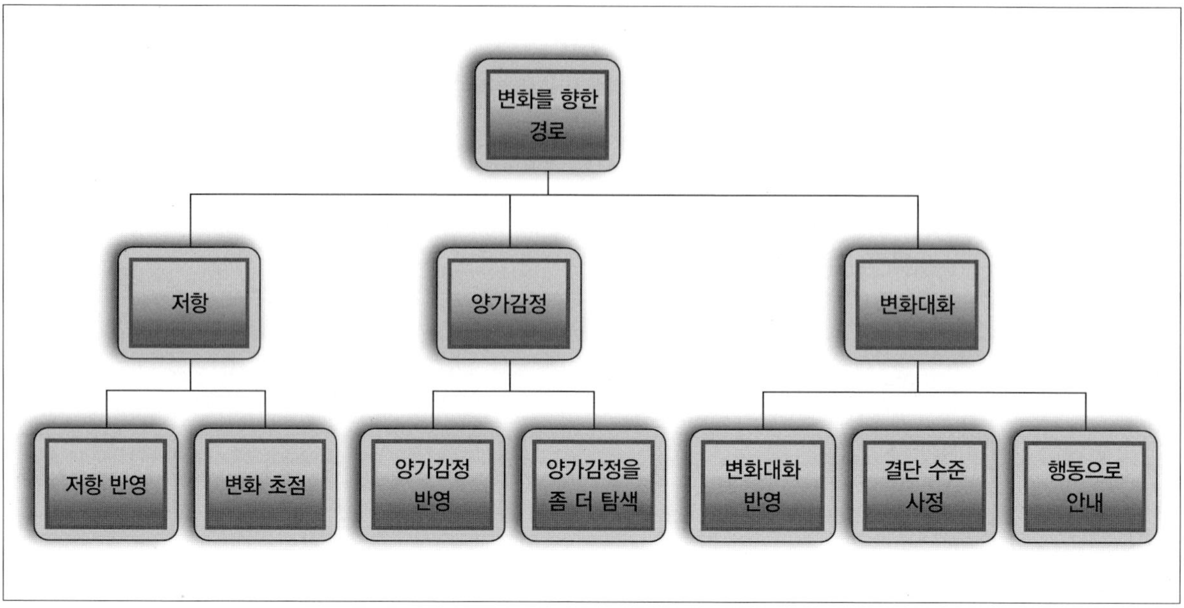


**그림 10-1 변화를 향한 경로**

순간 어디에 있는지에 근거하여 반응할 준비가 되어 있어야 한다(**그림 10-1**). 환자는 무력감에 대해 편안하게 얘기하였으며 이것은 간호사도 주목했던 화제였다. MI를 활용하여 간호사는 환자의 독립성을 증가시킬 수 있는 도구에 대한 환자의 요구를 끌어낼 수 있었다. 일단 요구가 확인되면, 간호사는 환자가 할 일을 얘기해 주기보다 도움이 될 정보를 공유하고자 허락을 구했다. 이 만남은 환자와 간호사가 대화를 하고 있음을 보여준 반면 첫 번째 시나리오는 질문일 뿐이었다.

## 사례연구 3

환자는 다발성 경화증이 있고 약물로는 최대 효과를 보지 못하고 있다. 약물을 바꾸면 상태가 더 악화될까 걱정하고 있으며 이에 대해 간호사와 의논하기를 원한다.

### MI가 아닌 상호작용

:: **간호사** "좋은 아침입니다. 오늘 기분이 어떠십니까?"

:: **환자** "괜찮습니다."

:: **간호사** "환자분의 약물에 대해 몇 분간 얘기 좀 하지요."

:: **환자** "좋습니다."

:: **간호사** "환자분은 아만타딘(Amantadine)을 투약하고 계시는 걸로 압니다. 맞습니까?"

:: **환자** "네, 그렇습니다. 약물이 생각만큼 효과가 없어요. 의사 말로는 약을 먹으면 몇 가지 증상이 나아져야 한다는데 오히려 악화되는 것 같습니다."

:: **간호사** "어떤 증상이 있으신데요?"

:: **환자** "손에 허약감이 심해지고 시력도 나빠지는 것 같습니다. 의사 말로는 약을 먹고 지금쯤 좋아져야 한다는데요."

:: **간호사** "투약을 시작하는 시점이라 조금 더 시간을 두고 기다려야 합니다."

:: **환자** "알겠습니다."

## MI 상호작용

:: **간호사** "좋은 아침입니다. 오늘 기분이 어떠세요?"

:: **한자** "좋습니다."

:: **간호사** "좀 더 좋아지시려면 뭘 할 수 있을까요?"

:: **환자** "모르겠습니다. 의사가 약물을 좀 주었는데 제 증상은 나아지기는커녕 점점 나빠집니다."

:: **간호사** "지금쯤은 나아지길 바라고 계셨군요."

:: **환자** "네. 왜 약물이 효과가 없는지 이해가 안 됩니다. 필요하면 다른 약물을 더 줄 수 있다고 의사가 말했지만, 모르겠습니다."

:: **간호사** "증상이 조절되도록 딱 맞는 약물의 용량과 조합을 찾는 게 어려울 수 있습니다. 이게 환자분에게는 분명 실망스러웠을 겁니다."

:: **환자** "정말 실망스럽습니다. 빨리 고쳐지길 원하면서도, 너무 많은 약물은 원하지 않아서……. 무엇보다도 부작용 문제가 있으니까요."(양가감정)

:: **간호사** "약물이 효과가 있기를 기다리는 동안 막다른 골목에 다다른 기분이신데다가, 부작용 때문에 다른 약을 추가하는 것도 망설이시는 거군요. 제가 어떻게 도와 드릴까요?"

:: **환자** "들어 주시는 것만으로도 도움이 됩니다. 제가 약에 대해서 더 이해하고 초조해지지 않도록, 어떤 효과가 있을지에 대해서 말해 주세요."

:: **간호사** "약물을 드시면서 안정되는 동안 환자분이 할 수 있는 일과 약물에 대해 이야기 나눈다면 기쁘겠습니다."

:: **환자** "그거 괜찮겠네요. 나 스스로 할 수 있는 게 있다면 알고 싶습니다."(변화대화)

### 논의

이 두 시나리오에서는 환자가 약물이 생각만큼 효과적이지 않다는 걱정거리를 간호사에게 표현한다. 첫 번째 시나리오에서 간호사는 환자의 걱정을 무시하였으며 시간이 좀 걸릴 것이라고 말함으로써 환자를 진정시켰다. 이 환자는 약물을 정확하게 투약하지 않았을 수도 있고 약물의 효과를 이해하지 못했을 수도 있으며 다발성 경화증을 새롭게 진단받은 불안 때문에 괴로운 것일 수도 있다. 간호사는 환자의 걱정을 좀 더 이해하기 위해 심층적으로 사정해 보거나 정보를 더 도출하는 데 시간을 할애하지 않았다. 간호사가 환자 말을 더 들어 주고 환자가 경험하고 있는 양가감정을 해결하도록 했다면 환자를 더 효과적으로 도울 수 있었을 것이다.

두 번째 시나리오는 MI 기술을 사용할 때 상호작용이 어떻게 진행될 수 있는지 보여준다. 간호사는 환자에게 무엇이 필요한지 질문하였다. 환자의 걱정거리가 명확했기에 간호사는 이를 쉽게 파악할 수 있었다. 간호사는 미리 결정한 계획이 없었으며 환자가 대화의 경로를 결정하도록 허용하였다. 간호사는 환자에게 단순히 어떻게 도울 수 있겠는지 물어보았고, 이것이 환자가 걱정을 말할 수 있게 문을 열어 주었다. 간호사가 환자에게 어떤 강요도 하지 않았기에 환자는 어떤 저항도 하지 않았다. 환자는 약물에 대해 양가감정이 있었지만, 간호사의 안내로 그 양가감정을 해소할 수 있었다.

## 실무기술(그림 10-2)

1. 환자가 수동적으로 변하는 때를 알아채는 것이 중요하다. 바로 이때가 간호사가 좀 더 효과적으로 접근방법을 변화시켜야 할 지점이다. 간호사가 대화를 통제하고 환자에게 할 일을 말하면, 환자는 짧은 답변을 하면서 수동적으로 반응할 것이다. 또한 환자가 하고 있는 말을 간호사가 듣지 않을 때도 환자는 수동적으로 변할 것이다. 목표는 환자가 자기발견을 하고, 선택목록을 탐색하며, 어떤 행동을 취해야 할지 결정하는 것을 도울 수 있도록 환자로부터 정보를 이끌어내는 것이다(Rollnick, Miller & Butler, 2008).

2. 신경계 질환을 지닌 일부 환자들은 타인에게 의존해야 일상을 유지할 수 있다. 가능한 한 환자 스스로 의사결정을 할 수 있도록 하는 것이 중요하다. 마찬가지로 환자를 돌보는 데 어려움을 겪는 돌봄 제공자의 참여 역시 중요하다. 환자의 삶의 질을 향상시키거나, 위험요소를 최소한으로 낮추어 현재 건강상태를 유지하기 위해서라도 간호사는 이들 모두를 참여시켜야 한다.

3. 신경계 질환은 흔히 동반질환을 초래한다. 상담 동안 환자는 신경계 질환에 대한 직접간호보다는 다른 문제에 대해 더 많이 걱정할 수 있다. 환자에게 있을 수 있는 다른 문제에 대해 아는 것이 매우 중요하다. 당신이 이 쟁점을 알면 환자와의 대화에서 초점이 될 수 있는 몇 가지 주제에 대해 준비가 될 것이다.

4. 상호작용이 대화처럼 부드럽게 진행될 때도 있다. 어떤 경우에는 간호사가 어떻게 최선의 반응을 할 것인지 결정해야 한다. 완벽한 해답은 없으며 매 상황에 접근하는 데에는 늘 한 가지 이상의 방법이 있다. **그림 10-1**에 명시된 대로, 환자가 저항을 표현할 때 간호사는 저항을 반영하거나, 반영, 은유, 부가적 열린 질문 또는 단순한 침묵을 통해 초점을 변화시킬 수 있다. 환자가 양가감정을 느

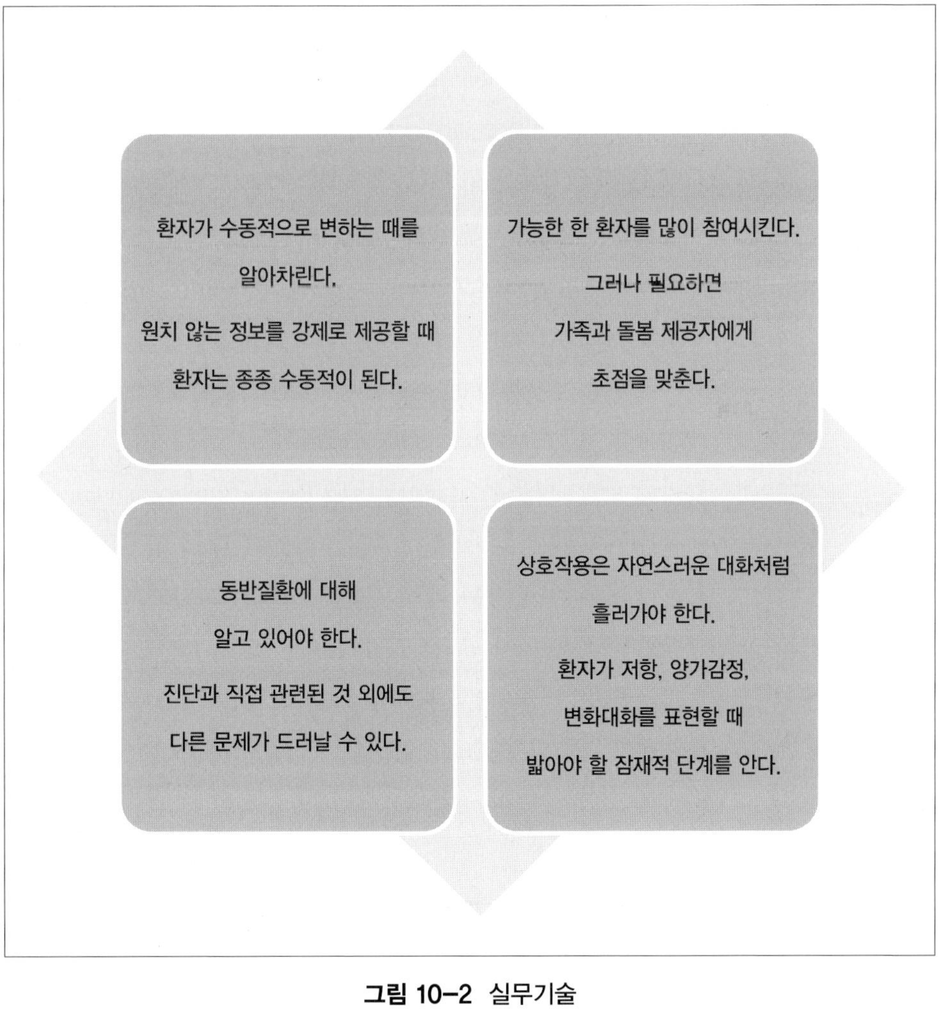


**그림 10-2** 실무기술

낄 때는 열린 질문과 반영을 통해 이를 좀 더 탐색해 볼 수 있다. 변화대화의 진술이 도전의 끝이라고 가정하는 것으로는 안전하지 않다. 환자가 변화에 대한 관심을 보인다고 해서 변화할 준비가 된 것은 아니다. 변화하고자 하는 결단에 대해 더 탐색할 필요가 있다. 모든 만남은 희미하게 밝혀진 경로를 따라가는 새로운 모험이며, 환자가 가고 싶은 곳을 향한 길을 찾기 위해 우리의 모든 감각을 사용하기를 요구한다.

**5.** 사용 가능한 자원을 활용하라.

- 알츠하이머병협회(Alzheimer's Association)
- 미국 신경학아카데미(American Academy of Neurology)
- 미국 자가면역 관련질환협회
(American Autoimmune Related Diseases Association)
- 미국 파킨슨병협회(American Parkinson Disease Association)
- 미국 소아협회(American Pediatric Association)
- 미국 신경학협회(American Neurological Association)
- 루게릭병협회(Amyotrophic Lateral Sclerosis Association)
- 국제행동분석협회(Association for Behavioral Analysis International)
- 미국 자폐증협회(Autism Society of America)
- 미국 자폐증연구재단(Autism Speaks)
- 미국 뇌손상협회(Brain Injury Association of America)
- 뇌손상재단(Brain Trauma Foundation)
- 미국 질병예방통제센터(Centers for Disease Control and Prevention)
- 아동신경계협회(Child Neurology Society)
- 크리스토퍼와 데이나 리브 재단(Christopher and Dana Reeve Foundation)
- 간질재단(Epilepsy Foundation)
- 미국 다발성 경화증협회(Multiple Sclerosis Association of America)
- 다발성 경화증재단(Multiple Sclerosis Foundation)
- 근육이영양증협회(Muscular Dystrophy Association)
- 미국 손상예방 및 관리본부
(National Center for Injury Prevention & Control)
- 미국 선천성 장애 및 발달장애본부
(National Center on Birth Defects and Developmental Disabilities)

- 미국 아동건강 및 인간발달협회
  (National Institute of Child Health and Human Development)
- 미국 신경계 질환협회(National Institute of Neurological Disorders)
- 미국 다발성 경화증협회(National Multiple Sclerosis Society)
- 미국 파킨슨병재단(National Parkinson Foundation)
- 미국 척수신경손상협회(National Spinal Cord Injury Association)
- 척수손상연합(Spinal Cord Society)
- 파킨슨병 연구를 위한 마이클 제이 폭스 재단
  (The Michael J. Fox Foundation for Parkinson's Research)

## 기억할 점

1. 신경계 질환은 환자나 그 가족, 돌봄 제공자, 나아가 지역사회에도 심각한 영향을 미친다. 삶의 질은 눈에 띄게 떨어지며 간호사로서 우리의 역할은 질병예방과 건강증진을 통해 환자가 삶의 질을 높일 수 있도록 돕는 것이다. MI는 우리가 이를 성취하도록 도울 수 있는 도구이다.

2. 연구에 의하면 MI는 만성질환, 다발성 경화증, 만성통증 관리, 간질영역에서 효과적인 것으로 증명되었다. 이러한 연구결과는 다른 신경계 질환에도 적용할 수 있다. 좀 더 많은 연구가 필요하지만, 선행연구에 의하면 행동변화를 촉진하는 데 있어서 MI의 미래는 밝다.

3. 불이행(nonadherence)과 불순응(noncompliance)은 부정적 의미를 퍼뜨린다. 우리가 인지하고 있어야 할 것은 이러한 꼬리표가 붙은 환자라도 투약처방을 따르지 않는 나름의 이유가 있다는 것이다. 그들은 다만 지식이 부족한 것뿐일 수도 있다. 정보를 나누고자 허락을 구하는 것은 존중을 보여 주며, 경청은 환자의 마음을 열어 준다. 재정적 어려움, 종교적 신념, 방해가 되는 다른 장애, 두려움, 부정과 같이 제안을 따르지 않을 다른 이유도 여럿 있다. 환자가 그 장애물을 탐색하여 자신의 추론에 대해 객관적 관점을 취하도록 허락하라. 개인적인 판단은 피하도록 하라. 적절한 안내를 통해 환자는 자신의 관점이나 행동을 변화시킬 필요가 있는지 결정할 수 있다.

4. Healthy People 2010의 목표를 따르기 위하여, 우리는 손상을 예방하고 예방접종에 관한 정확한 정보를 제공하는 데 중점을 두고 일해야 한다. 환자와의

상담은 우리에게 이러한 목적을 위해 일할 수 있는 기회를 준다. 뇌손상과 척수손상과 같은 외상이 우리 건강에 미치는 영향을 인지하는 것은 우리가 적절한 시기에 상담에 예방을 통합하는 것을 도울 것이다.

## 요약

본 장에서는 신경계 건강의 쟁점뿐만 아니라 MI를 통해 환자와의 상호작용을 개선시킬 수 있는 방법을 다루었다. 우리는 이 특별한 인구집단이 건강을 유지하고 위험요소를 낮추며 삶의 질을 향상시키도록 돕기 위해 노력한다. 더 많은 연구를 수행할수록 그 결과는 이미 증명된 것, 즉 MI가 행동변화를 촉진하고, 환자가 의사결정하는 데 적극적 역할을 하도록 도우며, 더 건강한 국가를 향해 몇 단계 더 나아가도록 해줄 수 있는 효과적인 도구라는 것을 지지한다.

## 참고문헌

Alzheimer's Association. (2009). 2009 Alzheimer's disease facts and figures: Executive summary.

Bombardier, C., Cunniffe, M., Wadhwani, R., Gibbons, L., Blake, K. & Kraft, G.(2008). The efficacy of telephone counseling for health promotion in people with multiple sclerosis: A randomized controlled trial. Archives of Physical Medicine and Rehabilitation, 89, 1849-1856.

Dilorio, C., Reisinger, E., Yeager, K. & McCarty, F. (2008). A telephone-based self-management program for people with epilepsy. *Epilepsy & Behavior, 14*, 232-236.

Fahey, K., Rao, S., Douglas, M., Thomas, M., Elliott, J. & Miaskowski, C. (2008). Nurse coaching to explore and modify patient attitudinal barriers interfering with effective cancer pain management. Oncology Nursing Forum, 35(2), 233-240.

Farley, T. (2004). Amyotrophic lateral sclerosis. Arkansas Spinal Cord Commission. August.

Gorin, S. & Arnold, J. (2006). *Health promotion in practice*. San Francisco: Jossey-Bass.

Kortesluoma, R., Nikkonen, M. & Serlo, W. (2008). "You just have to make the pain go away."- Children's experience of pain management. *Pain Management Nursing, 9*(4), 143-149.

Miller, W. & Rollnick, S. (2002). *Motivational interviewing: Preparing people for change* (2nd ed.). New York: The Guilford Press.

Rollnick, S., Miller, W. & Butler, C. (2008). *Motivational interviewing in health care: Helping patients change behavior*. New York: The Guilford Press.

Turk, D., Swanson, K. & Tunks, E. (2008). Psychological approaches in the treatment of chronic pain patients–When pills, scalpels, and needles are not enough.

Motivational Interviewing in Musculoskeletal Disorders

# 11

# 근골격계 질환에 대한 동기강화상담

## 학습목표

1 근골격계 질환이 건강에 미치는 3가지 영향에 대해 논의할 수 있다.
2 근골격계 질환관리에서 3가지 문제를 식별할 수 있다.
3 근골격계 질환에서 자가관리의 3가지 장점을 나열할 수 있다.
4 근골격계 질환관리에 있어서 효과적인 3가지 동기강화상담 방법을 보고할 수 있다.
5 변화에 대한 약속 또는 변화에 대한 준비도를 결정하기 위해 리커트 척도 또는 척도자를 적절하게 사용할 수 있다.

## 핵심용어

**골관절염** Osteoarthritis

**골형성부전증** Osteogenesis Imperfecta

**류마티스관절염** Rheumatoid arthritis, RA

**미국 직업안전위생연구소** National Institute for Occupational Safety and Health

# 서론

근골격계 질환은 뼈, 관절, 결합조직 질환을 포함한다. 이 질환은 다양하고 만성통증과 같은 문제로 인해 복잡해질 수 있다. 많은 사람들은 단순한 염좌나 좌상과 같은 근골격계 질환에 의해서도 일상적 삶에 영향을 받고 있다. 뼈와 관절질환은 다른 어떤 질병보다도 일상적인 활동에 악영향을 끼친다. 운동능력 감소나 부동으로 인해 폐렴, 욕창, 통증, 운동범위 감소, 체중증가와 같은 다른 문제가 많이 야기될 수 있다. 근골격계 질환으로 고통을 받아보지 않았다면 불편함 없이 움직이는 능력은 지극히 당연한 것이라고 생각하기 쉽다.

2005년 국립건강통계센터는 다음과 같은 통계분석 결과를 발표했다(http://www.onepatients.us/theFacts/needForCare02.cfm).

- 6,200만 미국 성인들은 요통으로 고통받는다.
- 3,230만 미국 성인들은 목통증으로 고통받는다.
- 5,890만 미국 성인들은 만성관절통증으로 고통받는다.
- 4,690만 미국 성인들은 관절염 진단을 받는다.
- 뼈와 관절통증으로 인한 처방약이 1998~2004년 사이에 50%까지 증가했다.
- 뼈통증과 관절염으로 인한 손실은 일수로 계산할 경우 4억 3,700만 일이 된다.

영향을 받는 인구의 수를 볼 때 근골격계 건강 유지의 중요성은 명백하다. 업무차질로 인한 비용은 우리가 근골격계 건강을 증진시켜야 한다고 생각하는 좋은 지표가 된다. 고려해야 할 또 다른 비용은 약물치료, 의사방문, 물리치료와 작업치료 비용이다. 근골격계 질환과 결합조직 질환에 대한 정보는 이 책의 다른 영역에 나오는 연구내용과 비교할 때 제한적이지만, 근골격계 질환은 삶의 질에 상당한 영향을 끼친다. 적절한 교육, 자가관리 도구, 지원이 없으면 환자는 틀림없이 불필요한 고통을 받을 것이다. 우리는 근골격계 질환과 결합조직 질환의 다양성에 대한 통계를 계속적으로 제공하고 있다.

골다공증이 생기면 골절의 위험이 높아지고 뼈가 부러지기 쉽다. 대략 천만 명의 미국인이 골다공증이고 3,400만 명의 사람들은 골다공증의 전단계인 낮은 골밀도를 나타내고 있다. 여성이 남성보다 골다공증의 위험이 더 높다. 이 질병은 어느 연령에서나 발생할 수 있고, 매년 150만명 이상이 골다공증으로 인한 골절을 일으킨다. 이로 인해서 해마다 140억 달러의 의료비용이 지출되고 있는 것으로 추정된다(http://www.niams.nih.gov/Health_Info/Bone/Osteoporosis/default.asp).

관절염은 관절 주변이나 안쪽에 부종, 강직, 통증을 유발하는 질환을 의미한다. 가장 흔한 관절염의 형태는 골관절염이지만, 류마티스관절염, 섬유근육통, 낭창 또한 이 질환의 범위에 포함된다. 낭창과 류마티스관절염은 관절뿐만 아니라 다른 여러 기관에도 영향을 미친다. 대략 미국 성인 5명 중 1명은 관절염을 앓고 있다. 2030년이 되는 해에는 6,700만 명의 성인들이 관절염 진단을 받고, 결과적으로 3분의 1 이상이 이동성의 제한으로 고통을 받을 것이라고 추정된다. 250명 중 1명의 어린이들이 또한 영향을 받을 것이다. 관절염은 신체장애의 흔한 원인이고, 업무 관련 제한과 밀접하게 연관된다. 2003년에 작업 관련 손실은 대략 470억 달러였다. 같은 해, 관절염의 직접비용은 810억 달러에 달했다. 관절염은 국가건강에 중요한 영향을 미치는 질환이다(http://www.cdc.gov/nccdphp/publications/aag/arthritis.htm).

류마티스관절염은 이동성을 심각하게 제한할 수 있는 관절의 염증성 질환이다. 약 130만 명의 사람들이 류마티스관절염일 것으로 추정한다. 전체 유병률은 감소하고 있지만, 진단을 받는 노년층의 수는 증가하고 있다. 이 질환도 여성이 남성보다 2~3배 더 많이 발견된다. 앞에 언급했듯이, 이 질환은 관절뿐만 아니라 피로에도 영향을 미칠 수 있다. 예를 들면 빈혈과 같은 적혈구 세포의 문제 또는 세포의 생산 감소, 빈혈, 눈과 입의 건조, 목통증 등과 관련된 문제가 있다. 드물게 다른 증상들이 더 나타나며, 문제를 더 복잡하게 만드는 요인으로 류마티스관절염을 치료하기 위해 사용되는 약물의 잠재적 부작용 등이 있다(http://www.niams.nih.gov/Health_Info/Rheumatic_Disease/default.asp).

골관절염의 원인은 관절 사이에 있는 연골의 손상으로, 2,700만 명의 미국인들이 이 증상을 보이고 있다. 이 증상은 대개 40대 이상에게서 느린 속도로 나타난다. 류마티스관절염과 관련된 1인당 비용은 매년 5,700달러가 드는 것으로 추정된다. 영향을 받는 국민들의 수를 고려했을 때 이것은 비용이 많이 드는 질병이다. 일부 위험요인은 수정이 가능하지 않더라도, 체중감소와 일상적인 운동을 통해 골관절염의 위험을 어느 정도 줄일 수 있다(Arthritis Foundation, 2008).

파제트병은 평균보다 뼈가 더 크게 자라 약해지는 것이 원인이 되는 질환을 말한다. 이 뼈는 기형이 되거나 골절이 되기 쉽다. 일반적으로 우리 신체에서 한 개로 이루어진 뼈에만 발생하는데, 골반, 척추, 다리, 두개골이 여기에 해당한다. 대략 백만 명의 미국인들이 이 질병으로 고통받고 있다. 이 병은 45~74세에 이르는 장년층과 노년층에 흔히 발생한다. 남성이 여성보다 이 병에 더 많이 걸린다. 파제트병에 걸린 많은 사람들은 골관절염도 앓게 된다. 이 병을 예방하는 방법은 발견되지 않았기 때문에 현재는 관리에 초점을 두고 있다(http://www.niams.nih.gov/Health_Info/Bone/Pagets/default.asp).

골형성부전증은 뼈가 잘 부러지는 유전적 질환이다. 지금까지 골형성부전증의 8가지 형태가 확인되었다. 이러한 유형은 일반적으로 골절이 발생할 때와 가벼운 증상에서부터 중증까지 경우에 따라 다르다. 가벼운 증상은 골절이 많이 일어나지 않으나, 중증은 매우 치명적이다. 일부 경우에는 자궁에 골절이 발생한다. 일부 어린이들은 심각한 뼈 기형 때문에 사망하고, 호흡기관에도 영향을 미친다. 유병률 통계는 나와 있지 않지만, 대략 2만 명에서 5만 명의 미국인들이 고통을 받고 있다고 추정된다(http://www.niams.nih.gov/Health_Info/Bone/Osteogenesis_Imperfecta/default.asp).

다발성 근육통은 근골격계 통증과 강직과 관련된 류마티스질환이다. 일반적으로 목, 어깨와 엉덩부위에 영향을 주며, 50대 이상에게 주로 나타난다. 이 증상은 대부분 1~2년 이내에 회복되며 이 증상은 코르티코스테로이드(corticosteroid)로 조절할 수 있다. 종종 다발성 근육통과 거대세포동맥염이 동시에 발생한다. 이는 측두부, 다른 머리 부위, 목, 팔동맥의 염증을 불러 온다. 동맥이 좁아져 피흐름이 막히고, 이로 인해 시력약화나 중풍 같은 더 심각한 문제가 생긴다. 50대 이상에서 십만 명당 200명 정도가 거대세포동맥염의 영향을 받는 것으로 추정된다(http://niams.nih.gov/Health_Info/Polymyalgia/default.asp).

섬유근육통은 근골격계와 결합조직의 민감성과 통증을 일으키는 또 다른 만성질환이다. 이는 관절을 침투하거나 염증을 일으키지 않는다. 불행히도 이 질환은 피로, 수면장애, 아침에 관절이 뻣뻣해지는 증상, 생리통, 기억력 문제, 두통, 과민성대장증후군, 빛과 소리에 대한 민감성을 유발한다. 미국에서 18세 이상 500만 명의 사람들이 이 증상으로 진단받는다고 추정된다. 섬유근육통 환자의 대략 80~90%가 여성이다. 대부분의 사람들이 중년기에 진단을 받지만, 종종 더 빠른 시기에 발병하기도 한다. 심지어 어린이에게 발생하기도 한다. 문헌에 따르면 일부 류마티스질환자들이 섬유근육통 질환에 대해 위험성이 더 높다고 한다. 이 질환은 치료하기 힘들며, 적절한 치료방법을 발견할 때까지 통증과 피로를 경험하게 된다. 이 질환에 대해 상담할 때는 10장에서 언급한 만성통증 문제를 다루어야 한다(http://www.niams.nih.gov/Health_Info/Fibromyalgia/default.asp).

근골격계 질환의 주요 증상으로 흔히 통증이 나타나고, 일부 신체장애의 형태가 나타나기도 한다. 근골격계 질환을 겪는 환자들은 의료진에게 제대로 이해받고 치료받지 못하는 경우가 많다. 만성 근골격계 증상으로 인해서 일찍 은퇴하거나 장기병가를 내는 사람이 60% 정도로 추정된다. 지난 5년간, 미국에서 근골격계 질환자들의 비용으로 2,540억 달러가 쓰였다. 개인에게 미치는 영향과 함께, 경제적 영향, 일하는 데 어려움을 주는 불능상태, 국가건강의 미래 때문에 우리는 근골격계 장애에 동반되는 통증에 관심을 가지게 되었다. 건강관리합동위원회(JCAHO)는 통증을 다섯 번째 활력징후로 지정하였다. 이는 근골격계 통증에 대한 적절한 치료, 철저한 사정, 이해를 증가시키는 데 도움을 주었다. "Bone and Joint Decade 2000–2010(류마티스 관절염 정책 지원)를 통한 노력으로 전 세계의 정부, 국제연합(UN), 세계보건기구(WHO), 세계은행에서 근골격계 질환이 건강에 미치는 지대한 영향을 인식하기 시작하였다(Walsh et al., 2008, p.1830)". 이런 접근은 근골격계 문제를 가진 환자들의 급성 및 만성통증을 돌보는 표준간호를 제공해 주었으며, 통증관리에 대해 강조하였다(**그림 11-1**). 예방활동 향상, 사정, 관리, 평가가 필요하고, 이러한 접근은 그것을 위한 방법을 제공한다.

근골격계 부상은 아주 흔하다. 2만 5,000명 이상의 미국인들이 하루에 한번은 발

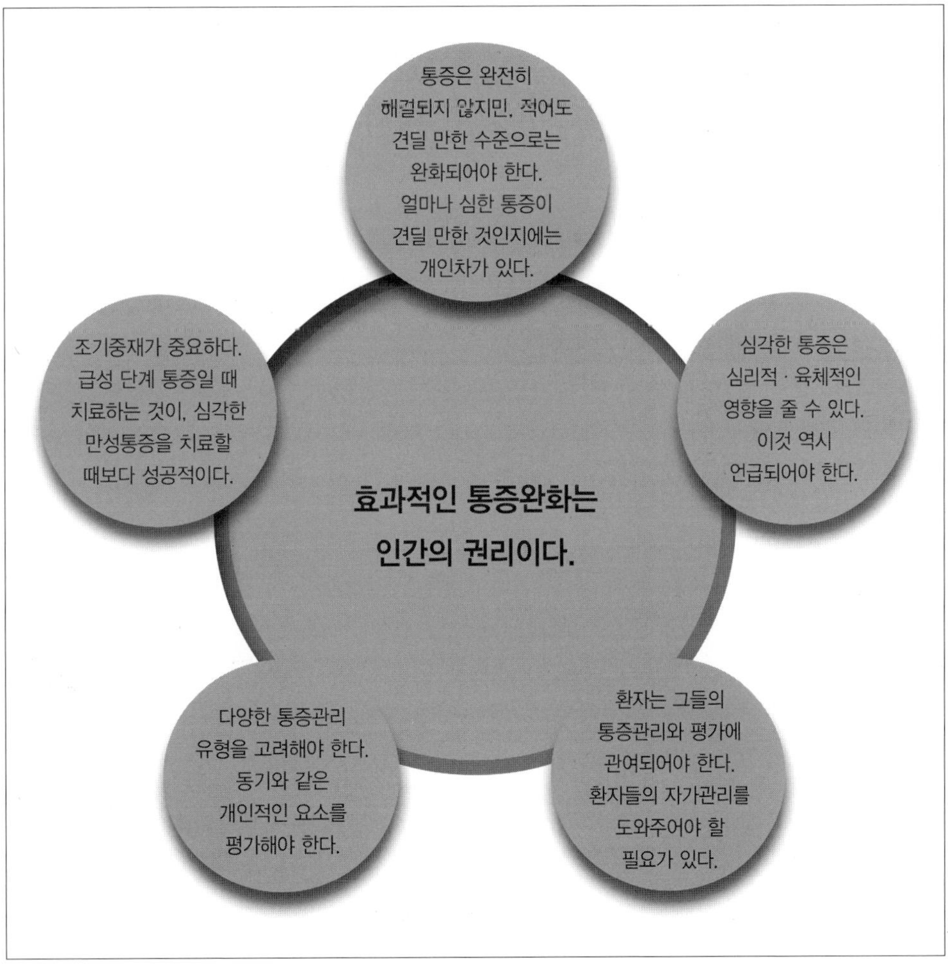


**그림 11-1** The Bone and Joint Decade 2000–2010 중요계획

출처: Walsh, N., et al. (2008).

목을 삔다고 추정될 정도이다. 미국 직업안전위생연구소는 대부분의 근골격계 부상이 지나친 노력과 반복되는 움직임의 결과로 발생한다고 밝혔다. 부상은 스포츠, 업무, 사고와 같은 원인에 의해 발생할 수 있다. 이 통계에 대한 자세한 수치는 나와 있지 않다. 중요한 점은 부상을 예방할 수 있다는 것이다(http://cdc.gov/niosh/docs/97-141/, http://www.niams.nih.gov/Health_Info/Sprains_Strains/default.asp).

더 건강한 나라를 이룬다는 목표를 위해 Healthy People 2010은 관절염, 골다공증, 만성적인 등통증, 직업안전과 건강영역을 관심분야로 지정하였다. 또한 근골격계 부상과 연관될 수 있는 상해 및 폭력예방 분야도 관심분야로 지정하였다. 부상은 보호장비, 안전한 근무지와 놀이공간 조성, 장비의 적절한 사용과 같은 다양한 조치를 통해 예방할 수 있다. 2006년 대략 2,100만 명의 사람들이 근무지에서 다치거나 병에 걸렸는데, 전부는 아니지만 많은 경우 예방할 수 있었다. 의료인으로써 우리의 역할은 근골격계 질환의 발생 정도를 줄이기 위해 예방에 주력하는 것이다. 장애 및 장애로 인한 2차적 상태는 Healthy People 2010에서 또 하나의 관심영역이다. 근골격계 질환은 활동불능을 가져오는 이유이며, 일부 환자에게는 2차적 상태로 욕창, 비만, 폐렴, 통증증가, 운동능력의 감소 등이 나타날 수 있다(National Center for Health Statistics, 2009 : http://www.healthypeople.gov/About/hpfact.htm).

## 근골격계 질환 관리의 어려움

질병이나 장애를 관리하는 데는 어려움이 있을 수 있다. 근골격계 질환자들을 관리하는 데 있어서 첫 번째 도전은 흔히 질환이 잘못 인지된다는 데 있다. 환자가 의사를 찾아가게 되는 가장 흔한 문제로써 통증은 중요하게 생각되지 못한다. 통증은 환자가 느끼는 것이고, 개인적인 통증의 역치는 타인과 비교할 필요가 없다. 통증을 호소하며 약을 찾는 환자들의 경우 투약용량이 더 늘어나며, 이것은 현장 실무자에게는 어려운 상황이 될 수 있다. 환자가 자신의 통증에 대해서 정직하게 말할 때 우리는 어떻게 그것을 알 수 있을까? 그들의 통증이 약물로 조절할 필요가 있는 수준이라는 것을 우리는 어떻게 알 수 있을까? 우리는 환자와 유대감을 형성하여 환자들이 우리에게 신뢰를 가지고 우리도 그들에게 신뢰를 쌓도록 해야 한다. 일단 친밀감과 유대감이 형성되면, 더 효과적인 관계가 되어 통증관리가 잘 이루어질 것이다.

환자는 종종 자신의 통증을 설명하기 어려워한다. 통증의 위치가 연골, 근육, 뼈, 힘줄 또는 인대라면 통증의 정확한 위치를 찾고 발견하는 것이 어려울 수 있다. 위치, 발생시기, 지속적인지 또는 간헐적인지, 찌르는 듯한지 아니면 무딘 느낌인지, 완화 또는 악화요소가 있는지와 같은 통증에 대한 특성을 철저히 사정해야 한다. 심한 통증을 보이는 환자의 경우 조기치료하게 되면 합병증을 예방할 수 있다. 환자가 근골격계 질환을 진단받은 후 초기에 증상을 다루지 않는다면 통증을 감소시키거나 조절하기가 어려워질 수 있다.

또 다른 문제점은 운동감소로부터 오는 합병증이다. 침대에 오래 누워 있어서 생기는 욕창, 운동부족으로 인한 비만, 근육손실, 소화능력 감소, 운동부족으로 생기는 피로감, 관절강직으로 인한 통증 등이 이에 해당된다. 이러한 문제 중 하나가 환자에게 우선순위가 될 수 있고, 동기강화상담(Motivational Interviewing, MI)의 사용은 이런 문제 일부를 극복하는 데 도움을 줄 수 있다.

## 자가관리의 장점

자가관리의 기술은 하나 이상의 근골격계 질환이 있는 모든 환자에게 중요하다. 통증관리, 운동계획 혹은 치료에 대한 참여는 환자에게 독립성을 주고 자신감을 높일 수 있다. 자신감이 증가하면 치료참여가 증가하는 경우가 종종 있다. Healthy People 2010에 의하면 자가관리를 배우는 것은 개인에게만 중요한 것이 아니라, 설정한 목표를 달성하는 데에도 도움을 준다. 특히 관절염 자가관리와 관련하여 다음 세 가지 목표가 있다.

1. 관절염 교육
2. 체중상담
3. 신체적 활동상담

관절염협회와 질병통제예방센터가 함께 노력한 결과 운동, 수영, 자조그룹 프로그램이 제공되었다. 2002년과 2003년에 체중과 신체활동 상담 분야가 진행되었지만, 관절염 교육은 성공적이지 못했다. "교육은 관절염을 가진 사람이 성공적인 자가관리를 위해 거쳐야만 하는 관문이다(Koehn & Esdaile, 2008, p. 397)".

관절염 혹은 다른 만성질환 진단을 받았을 때, 환자들은 무엇을 해야 하는지를 완전히 이해하지 못하며, 자신의 상태를 좋아지게 하기 위해 어떤 수단을 사용해야 하는지를 모른다. 환자가 자신과 같은 조건을 가진 가족들의 돌봄을 받을 수도 있고 또는 이 분야에서 지식배경이 많이 있는 사람들로부터 간호를 받을 수 있다는 것을 기억하라. MI를 할 때, 우리는 환자의 현재 지식을 평가하고, 환자들이 어느 부분의 지식이 부족한지에 대해 안내할 수 있다. 자가관리를 하는 사람을 지지하는 방법에는 정보제공이 포함된다. MI의 안내 스타일을 유지하면서 정보는 환자의 동의하에 제공해야 한다(Rollnick, Miller & Butler, 2008).

한 연구에서는 관절염 환자의 자가관리를 관찰하면서 환자의 자가관리 참여 수준에는 여러 단계가 있다는 것을 알게 되었다. 이것은 환자 각자가 여러 변화단계에 머물러 있기 때문이다. 변화에 대한 초이론적 모형이 이 연구에 사용되었다. 환자들을 평가해서 전숙고단계, 숙고단계, 준비단계, 준비 전 행동단계, 준비된 유지단계 그룹으로 나눈다. 이 연구의 결과는 환자의 자가관리 기술 향상을 성공적으로 이루기 위해서는 환자가 얼마나 준비가 되었는지를 평가할 필요가 있음을 보여 주었다(Keefe et al., 2002). 실무에서 MI를 사용함으로써 우리는 그렇게 할 수 있다. "첫 번째 단계는 변화의 중요성에 대해 묻는 것이고, 만약 답이 적절해 보이면 숫자로 된 점수를 이끌어낸다"(Rollnick et al., 2008, p. 60). 이것은 리커트 척도의 1에서부터 10까지의 숫자를 포함하는 준비도 척도다. 이 척도는 정보의 풍부함을 표현한다. 환자가 숫자를 말하면, 당신은 환자들이 어디에 있는지에 대한 기본개념을 가질 수 있지만 왜 정말 거기에 있는지는 알 수 없다. 환자에게 왜 낮은 척도점수에 머물러 있는지 질문하면 환자의 단계, 환자가 생각하는 장애물 또는 환자들이 이미 하고 있는 행동에 대한 힌트를 끌어낼 수 있다. 또 다른 접근은 그들에게 어떻게 하면 척도의 점수를 더 높은 쪽으로 올려줄 수 있을지에 대해 묻는 것이다. 환자들이 어디에 있고, 어디에 있고 싶어 하고, 그곳에 가기 위해 무엇을 견뎌야 하는지에 대한 사려 깊은 생각을 갖도록 도움을 준다.

건강증진은 간호사 역할에서 중요한 부분이다. 건강생활증진은 근골격계 질환자의 건강을 향상시킬 수 있다. 건강증진을 위한 권장사항에는 다음과 같은 것이 있다(Bergman, 2007).

- 신체적 활동과 근육의 힘 기르기
- 금연하기
- 표준체중 유지하기
- 칼슘과 비타민 D 식이 권장
- 안전한 근무환경 및 활동

각각의 분야는 자가관리 교육에 포함될 수 있다.

약 먹기 순응도는 흔한 문제이지만 자가관리에서 큰 부분을 차지하는 문제이다. Elliott(2008)는 류마티스관절염의 치료를 위한 투약 순응도를 연구하였다. 연구자는 투약 순응도가 50% 미만이라고 언급했다. 그 이유는 다양하나 그 중 명백한 것은 증상이 조절되지 않기 때문이라는 점이다. 약은 류마티스관절염을 고치는 것은 아니지만 증상을 호전시키고 질병의 진행을 지연시키는 데 도움이 될 것이다. 여기서 보고하기를 "지식만으로는 지속적 행동변화를 만들어 낼 수 없기 때문에 교육적 중재는 행동변화에 있어서 제한적인 효과를 갖는다"(Elliott, 2008, p. 14). 단순히 지식을 제공하는 것은 행동변화를 촉진시키지 않을 것이다. MI는 건강제공자로 하여금 장애물을 조사하고, 환자가 가진 선택권을 탐색하고, 장단점을 따져 보고, 최고의 선택을 결정하게끔 한다. 환자는 자신의 행동이 스스로에게 해가 된다는 것을 알게 될 때 기꺼이 행동을 변화시킨다. 약에 대한 정보를 제공함으로써 우리는 그들의 현재 재정적 상태, 건강, 심리사회적인 상황에 근거하여 무엇이 필요한지, 언제 그들이 스스로 결정을 해야 할지 알려 주는 것이다.

섬유근육통과 섬유근육통증후군의 일부분이 되는 다양한 질환을 소개한 2개의 저널이 있다(Sarzi-Puttini, Buskila, Carrabba, Doria & Atzeni, 2008; Yunus, 2007). 이 질환은 근골격계 통증이 흔히 과민성 대장증후군, 만성피로, 두통, 기분장애와 같은 다른 건강문제를 동반하기 때문에 표준화된 치료가 없다는 점에서 흥미롭다. 두 저널에서는 환자의 전반적인 상태에 영향을 미치는 생물학적, 심리사회적인 요인이 있는 개인으로써 환자를 치료하는 것이 중요하다고 강조한다. 또한 이 질환의 복잡성 때문에 진단이 어떤 것이던지 관계없이, 각각의 환자들을 매번 만날 때마다 접근이 개별화되어야 함을 주장한다. 여기서 추천하는 자가관리 기술은 운동, 물리치료, 스트레스 관리, 바이오피드백, 투약 등이다. MI를 활용하여 이러한 선택을 탐색하고, 환자들이 원하는 것과 노력할 것을 결정할 수 있다(Sarzi-Puttini et al., 2008; Yunus, 2007).

## 사례연구

다음 사례연구는 다양한 근골격계 질환으로 고통받는 환자들을 대상으로 MI가 아닌 상호작용과 MI 상호작용의 차이를 보여 주고 있다.

### 사례연구 1

환자는 반복적인 무릎부상을 겪고 있다. 환자는 이러한 부상의 원인이 되는 활동을 되풀이하고 있다.

## MI가 아닌 상호작용

:: **간호사** “좋은 아침입니다. 오늘 기분은 어떠세요?”

:: **환자** “음, 사실 무릎 때문에 여기 오는 데 지쳤어요.”

:: **간호사** “또 다쳤다는 말인가요?”

:: **환자** “네.”

:: **간호사** “이번엔 어떻게 된 일인가요?”

:: **환자** “음, 친구하고 축구를 하던 중에 태클당하고 삐었어요.”

:: **간호사** “불과 2주 전에 마지막 부상이었던 것 같은데요. 무릎이 치유될 시간을 가지도록 무릎을 쉬게 해 주셔야 해요.”

:: **환자** “나아지는 걸 느꼈어요. 그래서 문제가 될 것이라고 생각하지 않았어요.”

:: **간호사** “4주 동안 무릎을 쉬게 하라는 의사의 권고사항을 따라야 해요. 그리고 다시 활동을 하기 전에 재검토받아야 합니다. 무릎에 영구적인 손상이 있을 수 있다는 것을 알아야 합니다.”

:: **환자** “그건 몰랐어요. 무릎을 쓰지 않도록 해 볼게요.”

## MI 상호작용

:: **간호사** “좋은 아침이에요. 오늘 기분은 좀 어떠세요?”

:: **환자** “좋지 않아요. 무릎부상에 지쳤어요.”

:: **간호사** “같은 부상으로 2주 전에 여기 왔던 걸로 아는데요. 무슨 일이 있었는지 말씀해 주시겠어요?”

:: **환자** “음, 의사 선생님이 저에게 말씀하신 대로 하니 기분이 나아졌어요. 그래서 어제 친구들과 축구를 했는데 태클당했어요. 넘어졌을 때 삐었고 지금은 걷기가 힘들어요.”

:: **간호사** “많은 사람들이 좀 더 좋아졌다고 느끼면 치유가 되었다고 생각해요. 하지만 항상 그런 것은 아니에요. 활동을 너무 빨리 시작하면 흔히 증상이 재발하지요. 여기에 대해 어떻게 생각하세요?”

:: **환자** “음, 전 정말 나았다고 느꼈는데. 제가 왜 완치되었다고 생각했을까요?”(저항)

:: **간호사** “많은 상황에서, 기분이 나아지는 것은 우리의 몸이 치유되었다는 뜻이에요. 하지만 관절을 다쳤을 때는 그렇게 쉽지가 않아요. 관절 안의 치유과정을 볼 수 없기 때문에 쉽지 않은 것 같아요.”

:: **환자** "제 무릎이 완치되지 않았다는 말인가요?"

:: **간호사** "그게 바로 또 다른 부상이 생긴 이유가 될 수 있고, 또 그럴 가능성이 높습니다."

:: **환자** "저희 엄마는 축구를 그만해야 한다고 말씀하셨지만 전 그렇게 하지 않을 거예요."

:: **간호사** (침묵)

:: **환자** "저는 축구를 정말 좋아하고 축구 밖에 재미있는 게 없어요."(양가감정)

:: **간호사** "축구를 좋아하고 계속해서 하고 싶어하지만, 그것 때문에 앞으로 다시는 축구나 다른 스포츠를 못하게 만드는 부상을 입을 수 있어요."

:: **환자** "그렇게는 생각해 보지 않았어요. 또 다른 부상을 예방하기 위해선 무엇을 해야 하나요?"(변화대화)

:: **간호사** "원하신다면 도움이 될 수 있는 몇 가지에 대해서 알아볼게요."

:: **환자** "네, 부탁드립니다. 다시는 축구를 하지 못할 거라는 생각은 하고 싶지 않아요."

:: **간호사** "1에서 10까지의 숫자로 따진다면, 또 다른 부상을 예방하기 위해 얼마나 노력을 기울이고 계신가요?"

:: **환자** "9 또는 10이요."

:: **간호사** "굉장히 의욕이 있으시네요."

:: **환자** "네, 또 다른 부상을 당하지 않겠다고 결심했어요."

## 논의

위의 두 개의 시나리오에서 환자는 치료 권고사항을 따르지 않았고, 그래서 무릎에 반복적인 부상을 입었다. 첫 번째 시나리오에서 간호사는 비판적이었고, 환자는 방어적이었다. 그리고 환자는 무릎이 다소 좋아졌다고 느꼈을 때에도 계속해서 휴식을 취해야 한다는 것에 대해서 알지 못했다. 환자들은 종종 자가관리에 대한 지시를 오해할 수 있다. 정보를 제공한 후에 환자의 이해도를 평가하는 것은 매우 중요하다.

두 번째 시나리오에서 간호사는 환자에게 직접적인 대화를 하도록 허락했다. 환자는 축구를 포기하는 것에 대해 양가감정이 있었는데 부상이 반복되는 것은 원치 않았다. 간호사는 환자가 부상을 예방하는 데 얼마나 동기화되어 있는지를 알기 위해 리커트 척도를 사용했다. 환자가 높은 점수를 말했을 때, 간호사는 동기를 향상시키거나 더 높은 점수로 이동을 해야 할 필요가 없음을 알았다. 이 환자는 부상위험을 줄이기 위한 행동변화에 대해 완전히 준비가 되었다.

## 사례연구 2

이 사례의 류마티스관절염 환자는 증상이 갑자기 재발하는 것에 대해 고통스러워하고, 통증경감을 원하고 있다.

### MI가 아닌 상호작용

:: **간호사** "좋은 아침입니다. 지난 방문 이후로 어떻게 지내셨나요?"

:: **환자** "잘 지내고 있었어요. 그리고 지난 주에 관절이 너무 부풀어 오르고 통증이 있었어요."

:: **간호사** "그래요. 일상생활이나 투약에 어떤 변화가 있었나요?"

:: **환자** "음, 통증 때문에 지금은 그렇게 활동적이지 못해요. 또 약이 저를 힘들게 한다는 것을 알았어요."

:: **간호사** "그래서 지금은 그 약을 먹지 않으시나요?"

:: **환자** "네, 견딜 수가 없어요. 저를 이렇게 아프지 않게 하는 것이 필요해요."

:: **간호사** "관절염 치료약은 부작용이 많아요. 하지만 의사에게 거기에 대해서 이야기하도록 해 드릴께요."

:: **환자** "네."

:: **간호사** "자, 운동에 대해 얘기해 볼게요. 만약 운동을 계속할 수 있다면 도움이 많이 될 거에요."

:: **환자** "그래요."

:: **간호사** "최소한 하루에 30분씩은 운동하시길 권유합니다. 수영이나 자전거 타기 같은 거요."

:: **환자** "통증이 너무 많이 생기지 않는다면 해 보도록 하겠습니다."

:: **간호사** "운동이 통증관리에 진짜로 도움이 될 수 있다는 것을 이해하는 것이 중요합니다."

:: **환자** "네."

### MI 상호작용

:: **간호사** "좋은 아침입니다. 그동안 어떻게 지내셨어요?"

:: **환자** "그렇게 좋진 않았어요. 통증이 더 많이 있었고 제 관절이 또 다시 부었거든요."

:: **간호사** "일상생활에서 어떤 변화가 있었는지 말해 주실 수 있나요?"

:: **환자** "음, 저는 운동을 좋아하지만 통증이 너무 심해서 그동안 했던 것처럼 매일 운동을 할 수 없었어요. 그리고 그 약은 저를 너무 힘들게 했어요."

:: **간호사** "운동에 제한을 받으셨고 약에 대한 부작용으로 인해 힘든 시간을 보내셨군요."

:: **환자** "맞아요. 끔찍한 복부경련과 두통이 있었어요. 그래서 약을 그만 먹었어요. 지금은 그 증상이 나아졌지만, 다시 관절이 붓고 통증이 생겼어요. 도저히 이겨낼 수가 없어요!"(양가감정)

:: **간호사** "매우 좌절하셨군요."

:: **환자** "네, 그래요. 나아지면 좋겠어요."(변화대화)

:: **간호사** "의사 선생님께서 권장하시는 다른 약을 드셔 보세요. 그리고 집에서 관리하는 데 도움이 될 것도 몇 가지 있을 거에요."

:: **환자** "제가 무엇을 할 수 있는지 듣고 싶어요."

:: **간호사** "물리치료사는 통증과 이동성을 관리하는 데 도움이 되는 방법을 몇 가지 제공할 수 있습니다. 운동과 수중치료 같은 방법도 좋을 수 있고요. 수영장이 있나면 집에서도 하실 수가 있습니다."

:: **환자** "수영장 있어요. 한 번 해 볼게요."

:: **간호사** "1부터 10까지 숫자 중에서 고른다면 행동변화를 하는 데 얼마나 의욕적이십니까?"

:: **환자** "솔직하게 6 또는 7이라고 말하고 싶네요."

:: **간호사** "어느 정도의 동기는 있군요. 무엇 때문에 3이나 4가 아닌 6 또는 7이라고 하셨나요?"

:: **환자** "음, 말씀해 주신 것을 시도해 보고 싶어요. 하지만 통증 때문에 제가 얼마나 잘 할 수 있는지 모르겠어요."

:: **간호사** "8 또는 9로 갈 수 있기 위해서는 무엇을 하면 좋을까요?"

:: **환자** "통증을 줄이는 거요! 만약 의사 선생님이 통증을 줄여 줄 방법을 알려 주신다면 저는 좀 더 일상적으로 운동을 할 수 있을 거에요."

## 논의

위의 두 개 시나리오에서, 환자와 간호사는 류마티스관절염의 통증관리에 대한 문제를 다루고 있다. 앞에서 언급한 대로 약물 순응도가 떨어지는 일은 흔하다. 첫 번째 시나리오에서 간호사는 환자의 고민을 더 탐색하지 않았고, 환자의 통증이 움직임을 제한한다는 사실을 무시하였다. 게다가 간호사는 환자에게 통증이 있음에도 불구하고 환자에게 운동을 하라고 강요했다. 환자는 수동적이 되었고 집에 가서 운동을 할 것 같지 않은 반응을 보였다. 환자는 집에 가서 통증으로 계속 고통스러워할 것으로 보인다.

두 번째 시나리오에서 간호사는 환자가 직면한 장애물에 대해 더 잘 이해하기 위해서 많은 정보를 끌어내고 있다. 그들은 약물치료에 대해 논의했고 간호사는 약물치료에 또 다른 선택이 있음을 설명했다. 또한 간호사는 도움이 될 또 다른 방법을 제공했고 환자는 운동성을 증가시키기 위해 수영장을 이용하는 것을 시도해 볼 만한 가치가 있다고 생각했다. 간호사는 환자가 얼마나 변화에 대해 동기화되어 있는지 잘 이해하기 위해서 리커트 척도를 사용하였고, 통증관리가 환자의 목표에 도달하는 데 도움이 되리라는 것을 알게 되었다. 다양한 상황에서 리커트 척도를 활용할 수 있으며 이 시나리오도 효과적인 사용 예를 보여 주고 있다.

## 사례연구 3

환자는 섬유근육통으로 인한 만성피로 및 우울증뿐만 아니라 근골격계 통증으로도 고통을 받고 있다.

### MI가 아닌 상호작용

:: **간호사** “좋은 아침입니다. 오늘은 좀 어떠세요?”

:: **환자** “괜찮은 것 같아요.”

:: **간호사** “섬유근육통으로 오신 걸로 아는데 좀 어떠셨나요?”

:: **환자** “안 아픈 데가 없어요.”

:: **간호사** “유감이네요. 그 불편을 다루기 위해 무엇을 했는지 말씀해 주시겠어요?”

:: **환자** “아무 것도요. 아무 것도 도움이 될 것 같지 않아요. 포기했어요.”

:: **간호사** “포기할 거 없어요. 상태가 나아지게 도와줄 것이 많이 있어요.”

:: **환자** “어떤 거요?”

:: **간호사** “투약…….”

:: **환자** “도움이 되지 않아요.”

:: **간호사** “물리치료…….”

:: **환자** “시도해 봤는데 제 보험혜택이 모두 만료되었어요.”

:: **간호사** “마사지…….”

:: **환자** “그럴 여유가 없고 마사지할 시간도 없어요.”

:: **간호사** “운동…….”

:: **환자** "제정신입니까? 나는 거의 움직이지 않고 운동도 거의 하지 않아요."

:: **간호사** "많은 시도를 해 보신 것 같네요. 아마 의사 선생님께 환자분을 위한 몇 가지 아이디어가 있을 거에요."

## MI 상호작용

:: **간호사** "좋은 아침이에요. 좀 어떠세요?"

:: **환자** "괜찮은 것 같아요."

:: **간호사** "좋아지거나 그 이상의 상태가 되기 위해서 어떻게 해야 할까요?"

:: **환자** "그저 항상 최악이었어요. 온몸이 아파요."

:: **간호사** "통증은 대부분 참을 수 없죠."

:: **환자** "진짜 참을 수 없어요. 그냥 참을 수가 없어요."

:: **간호사** "무기력함을 느끼시는 것 같아요."

:: **환자** "그게 바로 제가 느끼는 감정이에요."

:: **간호사** "섬유근육통을 가진 많은 사람들이 그렇게 느껴요. 그것이 어떻게 영향을 미치는지 좀 더 말씀해 주시겠어요?"

:: **환자** "음, 정말 피곤한데 잠을 잘 수가 없어요. 움식일 때도 아프고 누우려고 할 때 언제나 아파요. 전 누워서 울고만 싶어요."

:: **간호사** "섬유근육통과 함께 흔히 오는 만성피로도 있으셨다고 기억해요. 지치고 만성피로가 있는 경우에 우울해질 수 있어요. 그것에 대해서 어떻게 생각하시나요?"

:: **환자** "제가 우울하냐고 물으시는 거라면, 그렇다고 말해야 할 것 같네요. 항상 울고 싶고 희망이 없다고 느껴요. 더 이상 아무 힘도 없는 것 같은 느낌이 들어요."

:: **간호사** "그것에 대해서 조금만 더 얘기해 주세요."

:: **환자** "하루에 최소한 세 번은 울어요. 어떤 때엔 말할 수 없는 이유도 있어요. 아마 통증 때문인 것 같은데, 어떤 때엔 그냥 울음이 터져 나와요. 제 남편은 제가 미쳤다고 생각해요."

:: **간호사** "미쳤다는 그 단어가 당신에겐 어떤 의미인가요?"

:: **환자** "제 감정이 조절불능이라는 뜻이죠. 전 조절불능이에요……."

:: **간호사** "지금 상황을 조절불능이라고 느끼는군요."

:: **환자** "글쎄요. 그리고 제가 이 상태로 얼마나 더 살 수 있는지 모르겠어요."

:: **간호사** "그렇게 살 수밖에 없는 것은 아니에요. 만약 변할 수 있는 것이 있다면 무엇이 있을까요?"

:: **환자** "제가 조절불능이라고 느끼지 않는 것입니다."

:: **간호사** "어떻게 이 상황을 개선할 수 있는지에 대한 생각이 궁금하네요."

:: **환자** "잘 모르겠어요. 섬유근육통 통증과 함께 우울증도 치료할 수 있다는 약에 대해서 읽었어요. 의사 선생님과 이것에 대해서 얘기를 나누고 싶어요."

:: **간호사** "네, 심발타(Cymbalta)가 두 가지 증상에 효과적인 것이 발견되었어요. 그것이 좋은 출발점이 될 수 있겠네요."

:: **환자** "그게 제가 지금 알고 있는 유일한 방법이죠."

:: **간호사** "저는 같은 상황에 놓인 환자들로부터 여러 가지 증상이 한꺼번에 나타났을 때 도움이 되는 방법을 배웠어요. 제가 환자분과 이것을 공유해도 괜찮을까요?"

:: **환자** "정말 그러고 싶어요. 저는 지금 얻을 수 있는 모든 도움이 필요해요."

## 논의

위의 두 개의 시나리오에서 환자는 섬유근육통 및 흔히 동반되는 다른 장애와 엮인 다양한 문제를 보여 준다. 첫 번째 시나리오에서 환자는 집에서 근골격계 통증을 관리하는 데 사용했던 방법을 하나도 신뢰할 수 없어 지쳐 있었다. 환자는 간호사가 포기하고 문제를 의사에게 넘길 때까지 모든 선택지에 저항을 표현했다. 일반적으로 간호사가 환자와 논의할 수 있는 주제였지만, 간호사는 저항과 맞닥뜨렸고 후퇴를 선택했다.

두 번째 시나리오에서는, 간호사가 섬유근육통에 대해서 환자와 이야기했을 뿐만 아니라 흔한 동반질환인 우울증을 겪고 있는지 확인하기 위해 환자에게 충분한 정보를 끌어냈다. 간호사는 환자가 이런 발견을 통해 통증뿐만 아니라 우울에 대해서 언급하는 것도 중요하다고 느끼도록 도와준다. 간호사는 비판단적인 태도를 유지했으며 이는 환자가 우울증상에 대하여 마음을 열고 증상의 조합이 삶에 어떻게 영향을 주고 있는지를 깨닫게 했다. 환자는 이미 상황을 해결할 방법을 결정했고 이에 대해 의사와 함께 논의할 생각을 가지고 있다.

간호사는 환자가 겪은 감정에 대한 지지를 제공하고 환자의 동의하에 증상을 완화시킬 수 있는 추가적인 방법을 알려 주었다. MI는 삶의 질을 떨어뜨리는 동시에 다루기 어려운 환자의 문제를 끌어내기 때문에 이러한 상호작용에서 매우 유용하다.

## 실무기술(그림 11-2)

1. 근골격계 질환자가 통증으로 고통을 받는다는 것을 알아차리는 것은 중요하다. 이 통증이 실재하는 것인지에 관해서는 의견이 분분하지만, 최선의 치료방법은 분명 환자의 참여이다. 모든 환자는 통증관리에 대한 권리를 가지고 있다. 통증이 적절히 관리되지 않았을 때, 환자는 도움을 구하기 위해 반복해서 찾아오게 된다. Bone and Joint Decade 2000–2010(Walsh et al., 2008)에서 언급했듯이, 환자들은 통증 자가관리에 있어 건강제공자로부터 도움을 얻을 필요가 있다. 통증을 모두 해결할 수는 없어도 환자가 참을 수 있는 수준의 통증이 되도록 해 주어야 한다.

2. 리커트 척도 또는 측정자의 사용은 간호현장에서 새로운 일이 아니다. 우리는 환자의 통증단계를 평가할 때 종종 이러한 척도를 사용한다. "MI에서 측정자를 사용하는 데는 두 가지 목적이 있다. 이는 환자의 동기를 보여 줄뿐만 아니라 변화대화를 이끌어낸다"(Rollnick et al., 2008, p.58). 이것은 이 장에 제시된 사례연구에서 증명되었다. 측정자를 적절히 사용하면 그동안 몰랐던 정보를 환자에게서 들을 수 있다. 이런 정보는 그 깊이 때문에 간호사가 환자의 문제를 더 잘 탐색하는 데 유용하다. 또한 이 도구를 통해 환자는 자신의 문제를 더 탐구할 수 있고 문제를 다른 관점에서 생각할 수 있다.

3. 근골격계 질환자는 종종 이동성이 감소되어 고통을 받는다. 독립성 손실은 환자와 가족에게 상당한 충격을 줄 수 있다. 직장에서의 영향도 역시 놀라웠다. 2001년 치명적이지 않은 부상과 질병의 경우 평균 6일 결근이 발생한 것에 비해 근골격계 질환의 경우 평균 8일 결근한 것으로 나타났다. 예방이 우선순위가 되면서, 1992년 784,145건에서 2001년 522,528건으로 사례가 감소했다. 이것은 예방을 통해 우리나라의 건강을 향상시킬 수 있다는 좋은 예이다(http://www.cdc.gov/niosh/nas/mining/pdfs/2004-146.pdf).

4. 환자들이 변화단계의 연속선상 어디쯤에 있는지를 인식하는 것은 환자들이 어디에 있었고, 어디로 갈 것인지에 대한 통찰력을 제공한다. 예를 들어 환자가 자신의 상태에 대해 선택을 고려하지 않는다면, 이 환자는 인식 전단계에 있으며 선택을 탐구해야 할 필요가 있는 것이다. 환자는 이미 변화하려는 생각을 했겠지만 아직 어느 경로를 취할지 결정하지 않았다. "MI와 변화단계 사이의 가장 명백한 연관성은 MI가 초기단계에 있는 환자에게 사용하기에 뛰어난 상담 스타일이라는 점이다(Miller & Rollnick, 2002, p. 202).

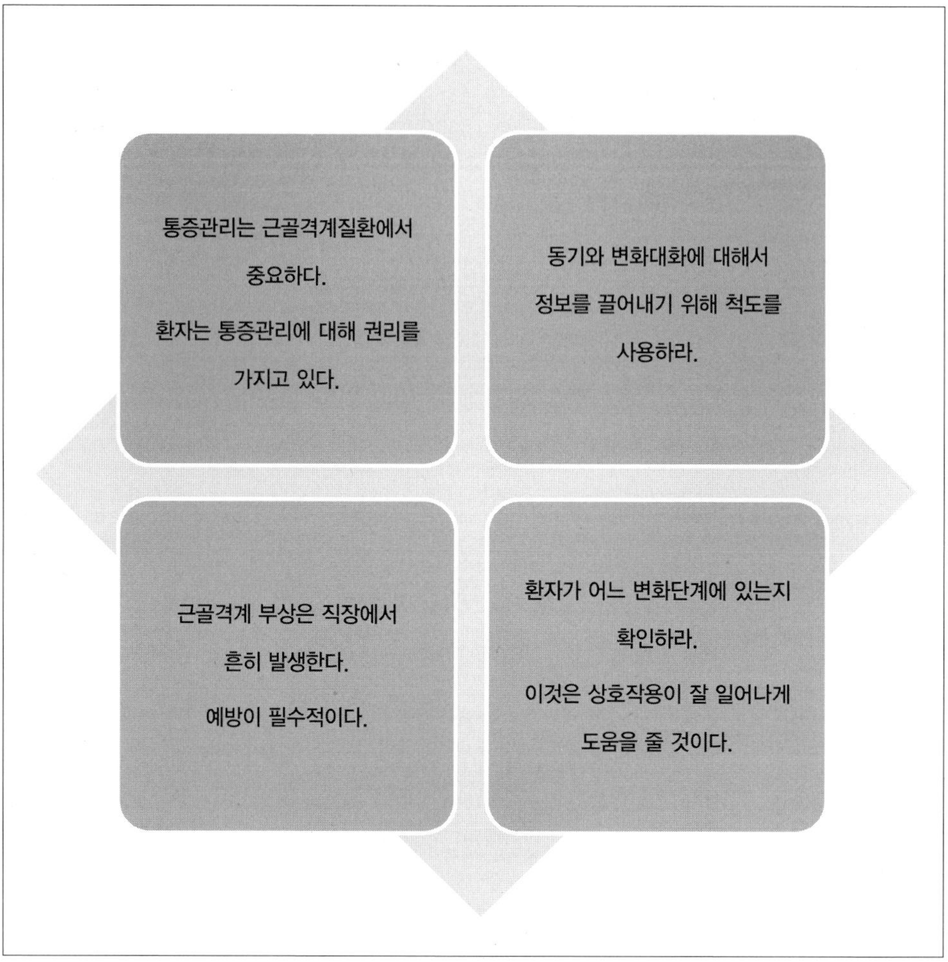


**그림 11-2** 실무기술

5. 사용 가능한 자원을 활용하라.
    - 미국 정형외과학회(American Academy of Orthopaedic Surgeons)
    - 미국 류마티스학회(American College of Rheumatology)
    - 스포츠의학을 위한 미국 정형외과학회
      (American Orthopedic Society for Sports Medicine)
    - 미국 정골의학협회(American Osteopathic Association)
    - 미국 물리치료협회(American Physical Therapy Association)
    - 관절염협회(Arthritis Foundation)
    - 골다공증과 관련 뼈질환을 위한 국민연합
      (National Coalition for Osteoporosis and Related Bone Disease)

- 미국 직업안전위생연구소
  (National Institute for Occupational Safety and Health)
- 미국 관절염, 근골격, 피부질환 연구소
  (National Institute of Arthritis and Musculoskeletal and Skin Diseases)
- 미국 골다공증재단(National Osteoporosis Foundation)
- 미국 작업치료재단(The American Occupational Therapy Association, Inc.)
- 미국 건강연구소 산하 골다공증과 관련 뼈질환 국립자료센터
  (The National Institute of Health Osteoporosis and Related Bone Disease National Resource Center)
- 2004 근로자 건강 자료집(Worker Health Chartbook 2004)

## 기억할 점

1. 근골격계 질환은 국가건강에 상당한 영향을 미친다. 개인이나 가족뿐만 아니라 직장도 영향을 받으며 연쇄반응의 하나로 미국의 건강 및 재정상태에도 큰 타격을 준다. Healthy People 2010과 Bone and Joint Decade 2000–2010에서 명시했듯이 예방이야말로 최선책이라 할 수 있다. 이 두 새로운 계획은 근골격계 부상의 발생 정도를 줄이고 자가관리를 증가시켜 주는 원동력이다.

2. 관절염은 근골격계 질환의 가장 흔한 유형으로 다양한 형태로 나타난다. 질병통제예방센터에 따르면 이 질환은 미국에서 장애의 가장 흔한 원인이다. "질병통제예방센터는 관절염협회, 미국 만성질병관리자협회(the National Association of chronic Disease Directors, NACDD), 주에서 운영하는 관절염 프로그램 지도자 및 다른 파트너들과 함께 관절염 환자들의 삶의 질을 향상시키기 위해 일하고 있다(http://www.cdc.gov/nccdphp/publications/aag/arthritis.htm)."

3. MI는 근골격계 질환으로 고통받는 사람들을 위한 효과적인 상담방법이다. 이동성, 운동, 칼슘과 비타민 D 섭취, 금연, 약물치료는 근골격계 질환 관련 상담의 주요 주제이다.

4. 간호사는 교육자이다. 우리는 동의하에 환자를 교육하여 객관적인 판단을 내릴 수 있는 지식을 갖게 해야 한다. 또한 정보를 공유하자는 우리의 제안을 거절하는 환자도 존중해야 한다. 환자가 이미 알고 있는 정보를 또 제공하지 않기 위해서 환자가 무엇을 알고 있는지 먼저 평가하는 것이 중요하다. 환자가 이미 알고 있는 정보를 다시 교육하는 것은 환자들이 마치 간호사가 우위에 있는 것처럼 느끼게 만들

수 있으며, 이는 환자와 파트너십을 가지고 함께 하는 MI의 개념에 반대되는 것이다.

## 요약

미국에서 수백만의 사람이 근골격계 질환의 영향을 받고 있고, 새로운 진단과 부상을 통해 환자의 수는 매일 더 늘어나고 있다. 예방을 통해 사례 수를 많이 감소시킬 수 있다 하더라도 이미 고통을 받고 있는 환자들에게 초점을 맞춰야 한다. 우리는 자가관리 기술을 향상시키고, 교육과 상담을 제공하며, 변화에 준비된 환자들을 지지해 줄 수 있다. 근골격계 질환에 대한 MI의 효과를 증명하는 추가적인 연구가 더 필요하다. MI의 지속적인 사용과 이에 대한 심화연구는 앞으로도 유용한 정보를 제공하게 될 것이다.

## 참고문헌


Arthritis Foundation. (2008). News from the arthritis foundation: Osteoarthritis fact sheet. Atlanta, GA: Arthritis Foundation.

Bergman, S. (2007). Public health perspective -How to improve the musculoskeletal health of the population. *Best Practice & Research Clinical Rheumatology, 21*(1), 191-204.

Elliott, R. (2008). Poor adherence to medication in adults with rheumatoid arthritis. Disease Management Health Outcomes, 16(1), 13-29.

Keefe, F., Lefebvre, J., Kerns, R., Rosenberg, R., Beaupre, P., Prochaska, J., Prochaska, J. O. & Caldwell, D. (2000). Understanding the adoption of arthritis self-management: Stages of change profiles among arthritis patients. *Pain, 87*(3), 303-313.

Koehn, C. & Esdaile, J. (2008). Patients education and self-management of musculoskeletal diseases. *Best Practice and Research Clinical Rheumatology, 22*(3), 395-405.

National Center for Health statistics. (2009). Health, United States, 2008. Hyattsville, MD: U. S. Department of Health and Human Services, Centers for Disease Control and Prevention, pages 9-17.

Rollnick, S., Miller, M. & Butler, C. (2008). *Motivational interviewing in health care: Helping patients change behavior.* New York: The Guilford Press.

Sarzi-Puttini, P. & Buskila, D., Carrabba, M., Doria, A. & Atzeni, F. (2008). Treatment strategy in fibromyalgia syndrome: Where are we now? *Seminars in Arthritis & Rheumatism, 37,* 353-365.

Walsh, N., Brooks, P., Hazes, J., Walsh, R., Dreinhofer, K., Woolf, A., Akesson, K. & Lidgren, L. (2008). Standards of care for acute and chronic musculoskeletal pain: The bone and joint decade (2000-2010). *Archives of Physical Medicine and Rehabiltation, 89,* 1830-1845.

Yunus, M. (2007). Fibromyalgia and overlapping disorders: The unifying concept of central sensitivity syndromes. *Seminars in Arthritis & Rheumatism, 36,* 339-356.

Motivational Interviewing in Mental Health Disorders

# 12

# 정신건강장애에 대한 동기강화상담

## 학습목표

1 정신건강 문제가 삶에 주는 3가지 영향을 설명할 수 있다.

2 정신건강을 관리하는 데 겪는 3가지 어려움을 설명할 수 있다.

3 정신건강장애를 자가관리하여 얻을 수 있는 3가지 이점을 설명할 수 있다.

4 동기강화상담이 정신건강장애 관리를 어떻게 개선시키는지 설명할 수 있다.

5 미국 약물남용 및 정신건강관리국에서 정신건강 관리시스템에서 개선이 필요하다고 한 3가지 영역을 확인할 수 있다.

## 핵심용어

**강박장애** Obsessive–compulsive disorder

**미국 중독 및 약물남용센터** National Center on Addiction and Substance Abuse

**미국 정신의학회 정신장애진단 통계편람 제4판**
Diagnostic and Statistical Manual of Mental Disorders, fourth edition

**약물남용 및 정신건강보호국**
Substance Abuse & Mental Health Services Administration, SAMHSA

**주요우울장애** Major depressive disorder, MDD

**주의력결핍과잉행동장애** Attention deficit hyperactivity disorder

# 서론

정신건강장애는 미국에서 중요하다. 2004년 미국 인구조사국은 약 5,800만 명의 사람들에게 정신건강장애가 있다고 추정하였다. 이 사람들 중 45%는 적어도 두 가지의 정신건강장애를 가지고 있다. 이러한 정신건강장애의 범위는 가벼운 것에서 심각한 것까지 다양하다. 정신건강장애의 진단은 미국정신의학회 정신장애진단 및 통계편람 제4판(DSM-IV)에 근거하여 내려진다(http://nimh.nih.gov/health/publications/the-numbers-count-mental-disorders-in-america/index.shtml). 이 장에서는 지면 제한상 알코올, 약물남용, 우울증, 조울증, 불안, 강박장애, 식이장애, 주의력결핍과잉행동장애와 같은 장애에 한해서 살펴보도록 하겠다. 그 외에 거론해야 할 필요가 있는 수많은 다른 장애가 있는데, 이 장애는 비이성적 사고, 망상, 환각, 혹은 피해망상을 동반한다. 자활능력이 결여된 환자로 구성된 이 집단은 가족과 함께 하는 동기강화상담(Motivational Interviewing, MI)을 필요로 하는 것으로 보인다.

기분장애는 주요우울장애(major depressive disorder, MDD), 기분부전장애(dysthymia), 그리고 양극성장애를 포함한다. 기분장애는 18세 이상의 미국인 약 2,090만 명에게 나타나는 것으로 추정된다. 평균 발병연령은 30세로 우울증이 공통적으로 수반된다(http://nmh.nih.gov/health/publications/the-numbers-coung-mental-disorders-in-america/index.shtml). 기분장애를 겪고 있는 사람들은 부정적인 낙인(stigma)이 찍히는 것을 감수해야 했지만, 최근 들어 홍보에 따른 사회적 인식 향상으로 인해 이러한 편견은 줄어들고 있다.

주요우울장애와 기분부전장애는 밀접하게 관련되어 있다. 기분부전장애는 가벼운 우울증이라 할 수 있는 만성질환이며 주요우울장애는 보다 심각한 질환이다. 두 질환 모두 미국에 널리 퍼져 있는데, 매년 1,480만 명의 성인이 주요우울장애를 겪는다. 기분부전장애는 해마다 330만 명의 성인들에게 나타난다. 우울증의 유형에 속하는 이 두 질환의 평균 발병연령은 모두 30대 초반이다. 남성보다는 여성이 주요우울장애를 더 많이 겪는다. 그러나 어떠한 성별집단이 기분부전장애에 영향을 더 많이 받는지는 밝혀지지 않았다(http://nmh.nih.gov/health/publications/the-numbers-coung-mental-disorders-in-america/index.shtml).

한때 조울장애(manic-depressive disorder)로 불린 양극성장애(bipolar disorder)는 조증과 우울증 상태 사이에서 왔다 갔다 하는 것을 말한다. 양극성장애의 평균 발병연령은 25세이며, 해마다 미국 성인 570만 명이 이 장애의 영향을 받는 것으로 추정된다. 양극성장애에는 다른 여러 문제가 수반되는데, 특히 환자가 조증상태로 변하기 시작할 때는 자살위험이 증가한다. 왜냐하면 우울증을 앓고 있는 동안 떠올린 자살에 대한 생각을 실행으로 옮길 수 있는 에너지를 갖게 되기 때문이다(http://nmh.nih.gov/health/publications/the-numbers-coung-mental-disorders-in-america/index.shtml).

자살은 비록 정신건강장애는 아니지만 정신건강장애의 산물이다. 90% 이상의 자살이 정신건강장애 진단을 받은 집단에서 일어난다. 2004년 미국에서 자살은 3만 2,439건으로 추정된다. 여성들이 남성보다 자살을 더 많이 시도하지만, 남성들이 자살에 더 많이 성공한다. 2006년에는 자해로 인한 응급실 방문이 59만 4,000건에 달했다(http://www.cdc.gov/nchs/faststats/suicide.htm, http://nmh.nih.gov/health/publications/the-numbers-coung-mental-disorders-in-america/index.shtml).

강박장애(OCD)는 어린 시절에 시작되지만, 보통 평균 19세까지 진단받지 않는다. 미국에는 강박장애에 걸린 성인 220만 명이 있는 것으로 추정된다. 많은 정신건강장애들처럼 그 범위는 경미한 것부터 심각한 것까지 다양하다. 경미한 질환은 보통 진단되지 않고 일상생활을 방해하지도 않는다. 그러나 몇몇 질환은 일상업무를 수행하는 능력을 심각하게 제한한다(http://nmh.nih.gov/health/publications/the-numbers-coung-mental-disorders-in-america/index.shtml).

불안은 보통 우울장애와 관련되어 있다. 또한 많은 만성질환자에게도 나타나는데, 이는 질병의 예측불가능성과 같은 미지에 대한 두려움이 불안을 촉발하기 때문이다. 불안은 가장 단순한 업무수행조차 어렵게 만들고 수면, 일상생활활동, 대인관계에 지장을 줄 수 있다. 질병통제예방센터(Centers for Disease Control and Prevention, CDC)는 2006년 인구의 11.3%가 일생중 한 번은 불안을 겪었음을 호소했다고 보고하였다. 이에 동반되는 공통질환에는 심혈관질환, 당뇨병, 천식, 비만, 과도한 음주, 흡연, 신체활동 장애가 있다.

주의력결핍과잉행동장애(ADHD)는 미국에서 점점 심각한 문제가 되고 있다. 질병통제예방센터는 2007년 3~17세의 어린이 중 대략 450만 명이 주의력결핍과잉행동장애로 진단받았다고 보고하였다. 여자아동들보다는 남자아동들이 주의력결핍과잉행동장애로 더 많이 진단받았다. 이 질환은 어린이들의 사회적 관계, 학교교육, 전반적인 감정상태와 같은 삶의 많은 영역에 어려움을 주며 가족에게 주는 충격 또한 심각하다(http://www.cdc.gov/nchs/fastasts/adhd.htm).

식이장애는 환자, 가족, 의료종사자들에게 많은 어려움을 준다. 2004~2006년 사이에 매년 식이장애가 기록된 퇴원진단이 약 3만 2,000건이었다. 2003~2006년에 식이장애로 인한 개인병원, 외래병동, 응급실을 방문횟수는 평균 61만 1,700건이었다. 2005년에는 식이장애로 인한 사망이 56명이었다. 식이장애가 원인 중 하나가 되어 죽음에 이른 사람이 78명이었지만, 식이장애가 사망의 1차적 원인으로 기록되지는 않았다. 식이장애는 실제로 사망에 이르게 하는 많은 건강문제를 야기하기 때문에 이러한 통계는 정확하지 않다고 볼 수 있다. 대부분의 경우 식이장애 환자들은 25세 이하였다.

알코올과 약물남용은 미국에서 계속해서 진행 중인 문제다. 이 문제는 젊은 사람들과 나이 든 사람 모두에게 영향을 미치며 인종이나 경제적인 배경과는 관련이 없다. 2006년 통계에 따르면 61%의 성인이 지난 1년 사이 음주경험이 있었고, 그중 20%는 적어도 1년 중 하루에는 5잔 혹은 그 이상을 마셨다. 과도한 알코올섭취로 인해 매년 약 7만 5,000명이 사망한다. 알코올이 청소년들에게 주는 영향 또한 걱정스러운 수준이다. 다음의 2007년 통계는 이런 이슈에 대한 통찰을 제공한다.

- 26%의 고등학생이 가끔 과음이나 폭음을 했다.
- 11%의 고등학생이 지난 30일 사이에 음주운전을 했다.
- 29%의 고등학생이 음주운전을 한 사람의 차를 탔다고 보고했다.

2006년 사고나 살인을 제외한 알코올 관련 사망자는 2만 2,073명이었고, 알코올성 간질환으로 1만 3,050명의 사망자가 발생했다(http://www.cdc.gov/nchs/fastats/alcohol.htm, http://www.cdc.gov/HealthyYouth.alcoholdrug/).

불법마약 사용은 미국에서 점점 커지는 또 하나의 문제로 18~25세의 연령대에서 많이 발생한다. 질병통제예방센터 조사에 따르면 불행히도 12세, 심지어 그보다 더 어린 아동들이 불법마약을 경험하거나 이에 중독되어 있었다. 불법마약의 범위는 마리화나에서 코카인, 헤로인에 이르며 약물사용은 처방약을 비롯하여 처방전 없이 살 수 있는 약품의 비의료적인 사용도 포함한다. 2006년에 12세 이상의 인구 중 8.3%는 지난 달 한 번 이상 불법약물의 몇 가지 형태를 사용하였고 6%는 지난달 사이에 마리화나를 피웠다. 불법마약을 하는 대부분의 사람은 젊은 세대에 속한다. 마리화나의 사용은 1999년부터 2007년까지 27%에서 20%로 감소했다. 코카인 사용은 1991년 2%, 2007년에는 3%로 증가했다. 2007년 불법마약의 사용률은 헤로인의 경우 1990년부터 2007년까지 2%로 유지되었고, 메타암페타민은 4%, 환각유발제는 8%, 흡입제는 13%, 엑스터시는 6%로 보고되었다. 불법적인 약물사용은 전체적으로 감소해 왔다. 흥미로운 것은 여가(recreation)를 위해 처방전을 받은 약과 처방전 없이도 살 수 있는 약품(over-the-counter drugs)의 사용은 증가한 것이다. 처방전을 받은 약물은 2006년 210만 명의 십대들에 의해 남용되었다. 처방전 없이 살 수 있는 약품의 사용에 대한 통계자료는 구할 수 없었다(National Center for Health Statistics, 2009; http://www.cdc.gov/HealthyYouth/alcoholdrug/).

Healthy People 2010은 정신건강장애와 관련된 문제의 심각성을 염두에 두었다.

Healthy People 2010에서 중점을 둔 부분은 정신건강과 정신장애이며, 이와 더불어 약물과 알코올 모두를 포함하는 약물남용에도 중점을 두고 있다. 우리가 보다 건강한 나라가 되려는 만큼 예방은 반드시 필요하다. 윌리엄 밀러(William Miller)는 중독환자들의 치료를 향상시키고 궁극적으로는 중독의 재발을 예방하기 위해 MI를 발전시켰다. 이미 몇몇 약물의 남용이 줄어들고 있는데 여기에는 다양한 이유가 있음이 틀림없다. 우리는 MI를 통해 제공되는 도구를 사용함으로써 모든 통계를 개선하여 더 건강한 나라를 만들 수 있기를 바란다.

## 정신건강장애 관리의 어려움

정신건강장애의 치료에서 나타나는 어려움은 끝이 없다. 정신건강장애에는 보통 부정적인 낙인이 찍히기 때문에 많은 이들이 치료를 받지 못한다. 정신건강장애 환자는 자신의 공동체 내의 다른 사람들이 자신에 대해 어떻게 생각할지에 대해 걱정해야 할 뿐만 아니라 자신을 이해하지 못하는 가족구성원과 친구들도 상대해야 한다. 많은 사람들은 의지만 있다면 자신의 생각과 행동을 통제할 수 있다고 믿는다. 이는 어느 정도 사실이나 정신건강장애는 이와는 다르게 뇌 속에 화학적 이상이 생긴 것이고 경험해 보지 못한 사람들은 이해하기 힘들다.

정신건강관리에 대한 접근성은 제한되어 있다. 보험이 있는 사람들의 경우라도 보험이 보장되는 범위는 일정한 횟수의 방문으로 제한되어 있다. 이러한 방문이 모두 이루어지고 나면 환자는 서비스에 따른 비용전액을 지불해야 하거나 치료를 받지 못한다. 많은 사람들이 의료보장을 전혀 받지 못하며 서비스 또한 제한된다. 정신의료제공자들은 돌보아야 할 수많은 대기자의 명단을 가지고 있다. 이 장애가 생명을 위협하는 것은 아니지만, 기능을 손상시키고 삶의 질을 떨어뜨리는 증상을 앓고 있는 사람들에게는 아주 절망스러운 일이다.

정신건강장애를 관리하는 데 따르는 또 다른 어려움은 보통 이러한 장애가 신체적 장애를 동반한다는 것이다. 많은 의료종사자들은 우선 신체적 문제에 집중하거나 신체적 증상을 정신장애의 일부로 생각하지 않는 경향이 있다. 그러나 우울증과 같은 경우 흔히 다양한 신체적 증상을 야기한다. 일반의와 의논할 때는 이 증상이 우울장애와 관련되어 있다고 가정하기가 더 쉬울 것이다. 종종 우울증으로 인한 첫 증상은 신체적 원인을 배제한 후에 뒤따른다. 신체적, 정신적 증상이 함께 나타날 때 어떤 것이 다른 것의 원인이 되는가를 결정하기란 어려울 것이다. 신체적, 정신적 건강 모두에 대해 잘 이해하고 있는 의료종사자는 보기 드물다.

정신건강장애의 가장 큰 위협은 자살이다. 수많은 환자들이 정신적인 질환의 압박으로 인해 목숨을 끊는다. 이들 중 많은 사람이 노숙자이며, 자신의 가족을 비롯한 사랑하는 사람과 직장을 잃고 삶의 질이 낮아졌다. 많은 사람들이 절망으로 인해 자신이 선택할 수 있는 것은 자살뿐이라고 느끼는 지경에 이른다.

중독의 경우 자신에게 문제가 있다고 인정하는 데 어려움이 있다. 중독을 부인하는 현상이 공통적으로 나타나는데, 이렇게 문제를 인식하지 못할 때 행동을 변화시키기란 어려운 일이다. 중독은 보통 반복되며 어떤 특정한 계기가 생기면 재발하는 경향이 있다. 개개인의 약물복용 촉발요인은 모두 다르며, 약물 또는 알코올 복용 시 자신만의 세계에 숨어 버리곤 한다.

약물남용 및 정신건강보호국(SAMHSA)은 우리의 정신건강 시스템에 많은 어려움이 있다는 것을 인식하고 있다. 연방 정신건강 행동지침(Federal Mental Health Action Agenda)은 "이 나라의 정신건강 서비스 제공 시스템의 형식과 기능을 변경하여 정신질환을 앓고 있는 성인과 정서적 장애가 있는 아동, 그 가족구성원들과 같은 개인을 시스템의 가장 핵심에 두기 위해" 만들어졌다(http://samhsa.gov/Federalactionagenda/NFC_FMHAA.aspx). 연방 정신건강 행동지침은 어떤 행동을 취해야 하는지, 누가 행동에 착수할 책임이 있는지에 대해 상세한 규정을 두고 있다. 이러한 계획의 목표에 대해서는 **그림 12-1**에서 살펴보자. 이것은 우리의 정신건강 진료시스템을 바꾸는 첫 번째 단계이다. 이 계획을 따라 나아갈 때 어려움이 사라지지는 않아도 줄어들게 될 것이다.

## 자가관리의 장점

정신건강장애 자가관리 능력은 변화를 가져오고 유지시키는 데 필요한 자신감을 줄 수 있다. 정신건강 관련된 위기를 겪는 상황에서의 목표는 환자가 안정되고 이성적인 방식으로 생각하고 행동하도록 도움을 주는 것이다. 자가관리(self-management)는 위기를 겪고 있는 때에는 실현될 수 없다. 일단 환자가 자가치료(self-care)에 능동적으로 참여할 수 있게 되면 자가관리를 지지해 주는 것이 중요하다. 이것이 그들의 자신감과 자기효능감을 형성한다. 자기효능감을 상실한 환자들은 치료권고를 따르지 않는 것으로 보인다. "스스로에게 낙인을 찍는 정신질환자들은 치료에 대한 개인적 권한부여(personal empowerment)가 지극히 낮아 결국 치료 참여율이 줄어들었다고 보고되는 경향이 있다. 이런 이유 때문에 자기낙인(self-stigma)에 맞서고 권한부여를 촉진하는 개입은 상태를 개선시키는 것으로 보인다"(O'Donohue & Levensky, 2006, p. 388).

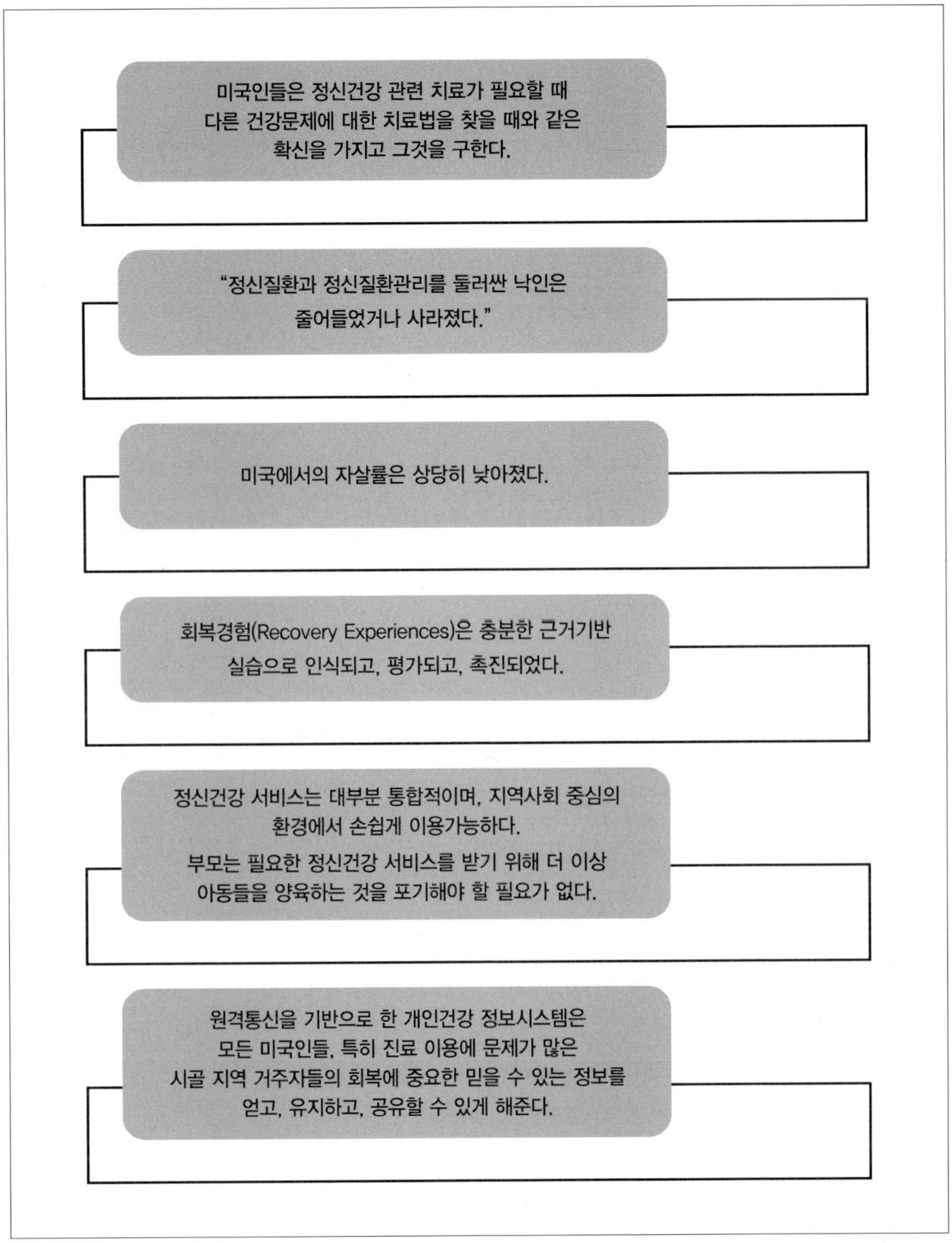


**그림 12-1 연방 정신건강 행동지침**

출처: http://samhsa.gov/Federalactionagenda/NFC_FMHAA.aspx

정신건강 증진(mental health promotion)에 크게 주력하는 경향이 존재한다. 정신건강 증진의 목표는 상황에 대한 통제력을 증진시키고, 회복능력을 갖게 하고, 정신건강장애 속에서 삶을 관리할 수 있는 능력을 향상시키는 것이다. 보통 정신건강 시스템을 통해 제공받는 것은 충분치가 않다. 환자는 홀로 자신의 길을 따라 걷는다. 아무도 저마다의 환자들이 겪은 경험을 정확하게 똑같이 경험할 수 없다. 우리가 환자를 돕는 사람으로서 할 수 있는 일은 환자가 했던 경험의 가치를 향상시키는 것을 도와주는 것이다(Young & Hayes, 2002). "어떤 사람이 치료를 할 때 함께 참여하는 또 다른 사람이 내린 결정에 자신은 책임이 없다는 것을 받아들이는 것은 일종의 신념에 따른 행동이며, 이는 최종적으로 아무도 다른 사람에게 무엇이 '최선'인지 알 수 없다는 것을 의미한다"(Kent, 2004, p. 41). 이러한 이유 때문에 자가관리를 증진하는 것이 중요하다고 할 수 있다.

Miller와 Rollnick(2002)은 중독에 빠진 사람들이 특히 양가감정으로 인해 어려움을 겪는다는 사실을 발견했다. "음주, 알코올중독, 식욕이상항진증, 병적인 도박과 같은 문제로 고심하고 있는 사람은 보통 자신의 행동과 관련된 위험, 손실, 피해에 대해 인식한다. 그러나 여러 가지 다양한 이유로 인해 그들은 이 중독성 있는 행동에 상당히 애착을 갖고 매력을 느낀다(Miller & Rollnick, 2002, p. 14). 양가감정의 해결은 자제력을 키우고, 자가관리를 향상시키는 데 있어 중요한 단계이다. 의사결정과 관련하여 능동적이지 않은 환자들은 궁극적으로 자신의 미래에 영향을 줄 수 있는 지속적이고 효과적인 변화를 일으키지 못하는 것으로 보인다. 자가관리는 환자에게 더 많은 책임감을 부여한다. 여기서 말하는 환자란 어떤 일이 현실적으로 이루어질지, 그리고 변화에 중요한 것이 무엇인지를 아는 사람을 뜻한다(Wagner & McMahon, 2004).

어떤 경우에는 자가관리가 최선의 방법이 아니며, 의료서비스 제공자가 주도하는 치료가 필요하다. 이는 논쟁의 여지가 있는 부분이다. 어떤 사람이 의사결정을 할 권한이 있는지 없는지를 결정하는 것은 윤리에 관련된 문제이기도 하다. 한 연구에서는 입원하여 강제영양 처치를 받는 거식증 환자의 사례를 조사했다. 한쪽에서는 이 환자들이 왜곡된 신체상을 갖고 있기 때문에 자신의 건강에 관한 의사결정을 할 정신적인 능력이 없다고 주장했다. 이러한 논리대로라면 알코올중독 환자들은 궁극적으로 그들의 목숨이 위험에 처해 있기 때문에 그들 모두 치료를 받아야만 한다고 주장할 수 있을 것이다. 이러한 논의는 이 장의 범위를 벗어나지만 언급할 필요는 있다. 왜냐하면 이는 정신건강장애 관리를 복잡하게 만들기 때문이다(Thiels, 2008).

우리는 환자가 자신의 치료에 참여할 수 있는 것이 행동변화의 성공률을 높인다는 것을 알고 있다. 정신건강장애를 앓는다는 사실이 환자가 자신의 치료에 참여하는 것을 막을 수는 없다. 자가관리는 장애 혹은 타인과의 차이에도 불구하고 증진되어야만 한다. 자신감이 높아지면 잠재력을 발휘하지 못하도록 우리를 붙들고 있는 부분을 개선시키려는 동기를 부여받을 수 있다.

# 사례연구

다음 사례연구는 정신건강장애를 겪고 있는 환자와 MI를 할 때 유용한 전략을 보여준다. 이와 반대로 일부 사례연구는 MI 기술을 사용하지 않는 상호작용을 보여준다.

## 사례연구 1

이 환자는 거식증을 앓고 있으며, 수년에 걸쳐 상담을 받고 있다. 환자는 오늘도 상담을 받기 위해 병원에 왔다.

### MI가 아닌 상호작용

:: **간호사** "좋은 아침이에요. 오늘 기분은 어때요?"

:: **환자** "좋아요."

:: **간호사** "자, 몸무게가 그대로 유지되고 있어요?"

:: **환자** "잘 모르겠어요."

:: **간호사** "식이행동 관리가 잘 되고 있는 것 같으신가요?"

:: **환자** "네, 그런 것 같아요."

:: **간호사** "운동은 했나요?"

:: **환자** "네."

:: **간호사** "얼마나 자주 하셨어요?"

:: **환자** "한 주에 두어 번 정도일거에요. 아마."

:: **간호사** "운동으로는 뭘 했어요?"

:: **환자** "달리기를 했어요."

:: **간호사** "억지로 구토하려 한 적은 있나요?"

:: **환자** "아니요, 절대 그런 짓은 하지 않았어요."

:: **간호사** "변비약이나 이뇨제를 복용했나요?"

:: **환자** "아니요."

:: **간호사** "네, 잘하고 계신 것 같네요. 잘했어요."

## MI 상호작용

:: **간호사** "좋은 아침이에요. 오늘 기분은 어때요?"

:: **환자** "좋아요."

:: **간호사** "아직 치료를 받고 계신 걸로 알고 있어요. 치료는 어떤가요?"

:: **환자** "괜찮은 것 같아요. 어떤 날은 아주 기분 좋게 치료를 마치고 갈 때도 있고, 또 어떤 날은 치료받기 전보다 더 기분이 나빠져서 돌아갈 때도 있어요."

:: **간호사** "거기에 대해 좀 더 말해 주세요."

:: **환자** "음. 가끔 몸무게에 관한 문제에 완전히 빠져들 때가 있어요. 그러면 나는 그걸 멈추고 싶어요. 그런데 제가 치료를 받으러 갈 때, 이따금 제게 변화를 위한 계획을 세우라고 해요. 그럼 저는 제가 뭘 다르게 할 수 있을지 생각할 수가 없어요."(양가감정)

:: **간호사** "변화를 원하는 마음과 어떻게 변화할 수 있을지에 대해 계획을 세우는 데 너무 압도된 기분 사이에서 갈피를 잡지 못하시는 건가요?"

:: **환자** "네, 심지어 어디서부터 시작을 해야 할지도 모르겠어요."

:: **간호사** "보통 하루 일과가 어떤지를 제게 알려주시겠어요?"

:: **환자** "음, 보통 좀 일찍 일어나요. 그리고는 불안해져요. 그래서 달리기를 하러 가요. 다시 돌아오면 단백질 셰이크를 조금 마셔요. 그리곤 일하러 갈 준비를 해요. 그런데 거울을 볼 때, 제가 아닌 것 같은 사람을 보는 느낌이 들어 우울해져요."

:: **간호사** (침묵)

:: **환자** "나는 보통 별 문제없이 일을 해요. 왜냐하면 너무 바쁘기 때문이죠. 하지만 일이 끝나고 계획된 일이 없으면 힘든 시간을 보내요. 다시 초조해지지요. 그러면 나는 뛰러 나가야 하죠. 보통 집에 가면 샤워를 하고, 야채 한 그릇을 먹고, 빨리 침대로 가요."

:: **간호사** "바쁘거나 산만해질 때는 잘 하시는 것 같아요. 그런데 조금이라도 자유로운 시간이 생기면 초조해지시는 것 같아요. 왜 초조해지시는 것 같나요?"

:: **환자** "저 스스로와 싸우고 있는 것 같아요. 먹는 것, 운동, 외모에 대한 갈등을 겪고 있고, 그런 것이 저를 압도하고 있어요. 이렇게 살 수 없다는 걸 알고 있지만, 이런 생각을 도저히 그만둘 수가 없어요."

:: **간호사** "틀림없이 끔찍한 느낌일 것 같네요."

:: **환자** "맞아요. 그게 제가 달리기를 하는 이유에요. 제 머릿속에 있는 생각에서 도피하려는 거죠."

:: **간호사** "달리기 외에 다른 방법을 생각해 보신 적 있나요?"

:: **환자** "음. 저도 운동하는 걸 제한해야 된다는 걸 알고 있어요. 뭔가 글을 쓰려고 생각을 해 봤었어요."

:: **간호사** "어떤 걸 쓰려고 하시는 거죠?"

:: **환자** "나는 늘 책을 쓰고 싶었어요. 많은 아이디어가 있는데, 쓸 시간이 없었어요."

:: **간호사** "꿈이 있으시네요."

:: **환자** "네, 그렇게 말씀하셔도 될 것 같네요."

:: **간호사** "그 꿈을 이루는 걸 방해하는 것이 뭐라고 생각하세요?"

:: **환자** "두려움이요."

:: **간호사** (침묵)

:: **환자** "나는 못 할까봐 두려워요. 거식증 때문에 너무 아프게 되어서 그걸 마무리할 수 없을까 봐 두려워요."

:: **간호사** "거식증으로 죽게 될까 봐 두려우신 거군요."

:: **환자** "그렇죠. 그걸 알고 있어요."

:: **간호사** "당신은 꿈을 이룰 수 있어요."

:: **환자** "할 수 있죠. 이전에는 제 앞길에 방해가 될 그 어떤 것도 내버려 두지 않았어요. 그러니 거식증이 제 꿈을 이루는 것을 막는 것을 내버려 둘 이유가 없죠."(변화대화)

:: **간호사** "전심전력을 다한다면 그 꿈을 이룰 수 있을 거라 확신해요."

:: **환자** "감사합니다."

## 논의

앞의 두 시나리오에 등장한 환자는 수년간 조절이 잘 되지 않는 식이장애를 앓고 있다. 첫 번째 시나리오에서 간호사는 환자가 자신의 대답을 상세히 말할 수 없게 직접적으로 질문하고 있다. 환자는 간호사에게 제한된 정보를 제공하고 있고, 간호사가 듣기 원한다고 생각한 사항만 알려 주고 있다. 식이장애를 가진 환자들은 속임수를 쓸 수 있고, 이렇게 직접적인 질문에는 완전히 솔직하게 대답하지 못한다. 또한 이때는 라포를 형성하거나 신뢰를 얻기 위해 쏟은 시간이 없었다. 이는 정신건강장애를 가진 환자와 상호작용을 할 때 아주 중요하다. 왜냐하면 신뢰가 중요한 사안이기 때문이다. 이러한 상호작용으로는 환자와 가까워지고 정보를 얻거나, 혹은 변화를 위한 환자의 준비상태를 알아내기가 힘들다.

두 번째 시나리오에서 간호사는 라포를 형성하고 자신이 하는 행동에 대한 환자의 감정에 대해 관심을 보인다. 일과에 대한 질문은 환자의 한계와 변화에 대한 욕구를 통찰할 수 있는 정보를 나눌 수 있도록 만든다. 간호사의 지도에 따라 환자는 부정적인 행동을 대체할 수 있는 대안을 찾을 수 있었다. 간호사는 환자를 지지했고 환자에 대한 신뢰를 표현했다. 결국 환자의 자신감이 높아졌다. MI는 환자가 자신의 상황을 평가하고 가능성 있는 해결책을 찾아내도록 도움을 주는 효과적인 도구이다 (Rollnick, Miller & Butler, 2008).

## 사례연구 2

이 환자는 우울증을 겪고 있고 자살충동을 나타낸다.

### MI가 아닌 상호작용

:: **간호사** "좋은 아침이에요. 오늘 기분이 어때요?"

:: **환자** "계속해서 살 수가 없을 것 같아요. 그냥 모든 걸 끝내고 싶어요."

:: **간호사** "무슨 일이 있었는지 말해 주세요."

:: **환자** "나는 그저 계속해서 살아갈 힘이 없어요. 직장도 잃었어요. 인간관계는 악화됐고, 어떤 해결책도 찾을 수 없어요."

:: **간호사** "분명히 아직 하실 일이 많이 있어요. 상담가나 정신과 의사와 상담한 적 있으신가요?"

:: **환자** "아니오."

:: **간호사** "상담가에게 전화해서 진료예약을 할 수 있을지 알아 보세요."

:: **환자** "좋아요."

:: **간호사** "자, 그럼 제가 오늘 도와드릴 것이 있나요?"

:: **환자** "아니오. 그렇지 않아요."

### MI 상호작용

:: **간호사** "좋은 아침이에요. 어떻게 지내요?"

:: **환자** "더 이상 견딜 수가 없어요. 계속해서 살 수가 없을 것 같아요."

:: **간호사** "희망이 없다고 생각하시는군요."

:: **환자** "네 그래요. 나는 해고됐어요. 관계는 다 끝났어요. 제가 무너져 내리는 것 같아요."

:: **간호사** "생각이 정말 많으시군요."

:: **환자** "정말 그러네요."

:: **간호사** "지금 당장 스스로에게 해를 입힐 수 있을 것 같다고 느끼나요?"

:: **환자** "그 점에 대해 생각해 봤어요. 툭 터놓고 얘기할게요. 그 어떤 것도 시도하지는 않았지만 그것에 대해 생각해 왔어요."

:: **간호사** "환자분의 삶은 살 만한 가치가 있다는 걸 깨달으셨군요."

:: **환자** "아니요. 제 삶은 엉망이고, 외로워요."

:: **간호사** "그러면 뭐가 자살하지 못하게 만드나요?"

:: **환자** "나는 정말로 죽고 싶지 않아요."

:: **간호사** "삶은 살아가야 할 가치가 있어요. 당신은 가치가 있어요."

:: **환자** "잘 모르겠어요. 마음에 심한 상처를 입어서, 더 이상 이런 감정을 느끼고 싶지 않아요. 하지만 자살하고 싶지는 않아요."(양가감정)

:: **간호사** "환자분 마음속에 싸움을 하는 두 악마가 있는 것 같네요."

:: **환자** "그런 느낌이죠."

:: **간호사** "이런 감정을 전에도 느꼈던 때가 있었는지 말해 주세요."

:: **환자** "음, 10년 전이었을 거에요. 대학 졸업을 하고 정말로 우울했어요. 미래와 책임감에 완전히 압도되었다는 생각이 들어요."

:: **간호사** "그 시간을 어떻게 헤쳐 나가셨나요?"

:: **환자** "글을 쓰기 시작했어요."

:: **간호사** "조금 더 말씀해 주세요."

:: **환자** "제가 어떻게 느끼는지에 대해 글을 썼어요. 그리고는 제가 쓴 글을 다시 봤을 때, 제가 얼마나 비이성적이었는지를 깨달았어요. 심지어 지금도 나는 내 생각이 비이성적이라는 것을 알아요. 직장을 잃는 것과 관계가 깨진 것은 죽을 만한 일이 아니에요."

:: **간호사** "글을 통해서 명확한 사실을 발견하셨군요."

:: **환자** "네, 그랬어요. 다시 글을 써야겠어요."

:: **간호사** "좋은 계획인 것 같아요. 어떻게 진행되는지를 듣고 싶네요. 다음 주에 다시 와주시겠어요?"

:: **환자** "네, 물론이죠."

### 논의

앞의 두 시나리오에 나오는 환자는 우울증을 겪고 있으며, 분명히 자신에게 해를 입힐 수 있는 위험에 처해 있다. 첫 번째 시나리오에서 간호사는 이러한 문제에 대해 고심하는 대신 상담자에게 이 문제를 넘기려고 했다. 이러한 상황에 처한 환자는 즉각적인 주의를 필요로 한다. 간호사는 이 상황에 대해 환자와 이야기할 수 있어야 하고 이에 대해 고심할 준비가 되어 있어야 한다.

두 번째 시나리오에서 간호사는 환자의 자살에 대한 감정을 솔직하게 얘기하고, 또 다른 대안에 대해 고찰할 수 있도록 격려해 주었다. 또한 능동적인 경청과 반영, 개방적 질문을 함으로써 환자와 치료적 관계를 형성한다. 간호사는 지금과 비슷한 상황이 존재했는지를 살펴보게 했고 과거에 어떤 것이 효과가 있었는가를 평가하게 했다. 환자는 과거의 비슷한 상황에서 효과가 있었던 방법을 다시 실행해 보기로 결정했으며 상담을 끝내고 희망을 가진 채 돌아갔다. MI를 적절하게 활용할 때 환자는 희망과 열정, 활기를 찾고 동기를 부여받은 채 상담을 마치고 떠날 수 있을 것이다. 간호사는 환자가 무엇을 해야 할지 말해 주지 않고 다만 환자가 가장 효과적인 것이라 믿는 해결책을 찾을 수 있도록 도와주었다.

## 사례연구 3

환자는 회복 중인 알코올의존자인데 술을 다시 마시고 있다.

### MI가 아닌 상호작용

:: **간호사** "좋은 아침이에요. 어떻게 지냈나요?"

:: **환자** "이미 제가 다시 술을 마시고 있다는 것을 알고 계시죠."

:: **간호사** "네, 알고 있었어요. 그런데 술을 끊기 위해서 정말 힘들게 노력하셨잖아요."

:: **환자** "네, 하지만 나는 더 이상 신경 쓰지 않을래요."

:: **간호사** "알코올 섭취에 따른 부정적인 결과에 대해서 모두 얘기한 걸로 알고 있는데요. 다시 얘기할까요?"

:: **환자** "아니오. 저도 다 알고 있어요. 다시 듣고 싶지 않네요."

:: **간호사** "그렇다면 음주의 부정적인 면을 다 아시는 거네요. 그런데 왜 다시 술을 드시죠?"

:: **환자** "모르겠어요. 그게 절 편안하게 만들어 주는 것 같아요. 어떤 얘기를 하셔도 바뀌지 않을 거에요."

:: **간호사** "아마도 지금은 거기에 대해 얘기하고 싶지 않으신 것 같군요. 다음 주에 다시 얘기해요."

:: **환자** "좋으실 대로요. 나는 지금이나 그때나 변하는 건 별로 없다고 생각해요."

:: **간호사** "좋아요. 그럼 술에 가까이 가지 않도록 최선을 다하세요. 이전에도 잘 하셨으니, 다시 잘 해낼 수 있을 거라 확신해요."

:: **환자** "곧 알게 되겠죠."

## MI 상호작용

:: **간호사** "좋은 아침이에요. 어떻게 지냈나요?"

:: **환자** "내가 다시 술을 마시고 있다는 것을 분명 이미 알고 있다고 믿어요."

:: **간호사** "정말 흥미로운 여행을 하셨나 보네요. 오늘은 무엇 때문에 여기 오시게 된거죠?"

:: **환자** "음, 나는 정말 괜찮았어요. 1년 동안 술을 마시지 않았어요. 그런데 제 아버지께서 병이 걸리셨고, 나는 아버지를 우리 가족과 함께 머물게 했죠, 그래서 우린 그를 도울 수 있었어요."

:: **간호사** (침묵)

:: **환자** "그런데 옛날과 같은 일이 시작됐죠. 그는 나에게 내가 얼마나 멍청하고 가치가 없는지 얘기했어요. 술 취한 사람에 지나지 않는다구요."

:: **간호사** "환자분은 아버님이 그런 얘기를 할 때 그걸 믿는군요."

:: **환자** "그러지 않으려고 노력했죠, 그러나 너무 힘들었어요. 나는 아버지가 제 자신과 제가 오른 위치를 자랑스러워하실 거라 생각했죠. 그러나 그는 제가 패배자라고 말했죠. 저 역시 아버지가 저를 생각하는 것처럼 되어버린 것 같아요."

:: **간호사** "아버님이 당신을 비방하게 내버려 두셨군요."

:: **환자** "제가 내버려 뒀죠, 그렇죠? 나는 그걸 그런 식으로 생각하지 않았어요."

:: **간호사** "부모님은 당신을 칭찬해 줘야 해요, 비방하는 것이 아니라."

:: **환자** "아버지는 저를 어떻게 칭찬해 줘야 하는지 모르세요. 그러나 나 역시 아버지가 더 이상 나를 비방하도록 내버려 두지 않아야 해요."(양가감정)

:: **간호사** "맞아요. 당신은 선택권이 있어요."

:: **환자** "수년 동안 반복된 일을 변화시키기는 힘들어요."

:: **간호사** "힘들죠. 하지만 불가능이란 없어요."

:: **환자** "그 말이 옳아요. 이렇게 살 수는 없어요. 나는 아버지가 말씀하신 걸 믿지 말아야 해요. 제 자신을 믿을 수 있어요."

:: **간호사** "아시겠지만, 당신은 할 수 있어요. 이미 해냈어요."

:: **환자** "아시다시피 나는 술을 끊을 겁니다. 더 이상 술 마시는 게 좋지 않아요."(변화대화)

:: **간호사** "사람들은 여러 가지 이유로 술을 마시게 되죠. 술을 마시게 하는 이유를 통제하는 계획을 세우는 것이 도움이 됩니다. 어떻게 생각하세요?"

:: **환자** "제가 아버지를 대할 방법을 말씀하시는 건가요?"

:: **간호사** "술을 마시고 싶게 만드는 모든 상황이요."

:: **환자** "음, 제 건강을 위해서 아버지가 저를 비방하는 상황을 피하겠습니다. 만약 아버지가 다시 그러신다면 저는 떠날 것입니다. 제 금주모임 후원자가 말하길 언제라도 그에게 전화를 해도 된다고 했어요. 그때 전화를 하면 될 것 같아요."

:: **간호사** "그러면 중독의 재발을 피하고 정상으로 돌아올 수 있는 방법이 있는 것이네요."

:: **환자** "네, 그런 것 같아요."

:: **간호사** "저는 중독이 재발된 환자의 경우 일주일에 한 번 정도 보려고 해요. 어떠세요?"

:: **환자** "그렇게 할 수 있어요."

## 논의

앞의 두 시나리오에서 환자는 알코올중독이 재발한 사람이다. 첫 번째 시나리오는 문제의 근원을 밝히는 데 필요한 정보를 끌어내고, 환자가 변화될 준비가 되었는지를 평가하고, 환자의 저항을 적절히 대처하는 부분에 있어 효과적이지 못하다. 간호사는 치료적 관계를 형성하지 못했다. 간호사는 환자가 일주일 내에 다시 올 것이라고 추측했다. "그런데 왜 다시 술을 드시죠?"라는 간호사의 말에는 환자가 의식적이고 이성적인 의사결정을 한다는 가정이 내포되어 있다. 이 간호사는 정보를 얻기 위해 열린 질문을 충분히 던지지 않았다. 환자는 저항을 보이고 있는데, 이는 간호사가 자신의 말과 몸짓을 스스로 평가하고 환자에게 더 다가가야 함을 알려 주는 신호이다. 그런데 간호사는 환자에게 어떠한 가치를 투사했을 수도 있고, 은연중에 환자보다 우월하다고 생각하는 듯한 행동을 보여주었을 수도 있다. 이런 것은 파트너십이 아니다.

두 번째 시나리오에서는 MI가 사용되었으며, 좀 더 생산적인 상담이었다고 할 수 있다. 간호사는 관심을 표현했고, 판단을 내리지 않았으며, 환자와 함께 목표와 이를 방해하는 장애물에 대처하는 방법에 대해서 알아보았다. 간호사는 환자의 문제가 어려운 것이라는 것을 인식했고, 환자가 술에 취하지 않는 것이 힘들다고 느끼고 있는 것을 인정해 주었다. 이 환자는 비난받지 않았다. 그는 간호사와 함께 그 상황을 터놓고 살펴볼 수 있었고, 술을 다시 마시지 않을 방법을 찾아냈다. 이러한 상담을 위해 MI가 만들어진 것이다.

## 실무기술(그림 12-2)

1. 환자의 생활방식, 장애, 그리고 성과에 대해 이해하려 애쓸 때 환자에게 평상시의 일과를 설명해 달라고 요청하라. 이것은 폐쇄적인 질문을 대신할 수 있다. 여러분은 이러한 기술을 사용하여 귀중한 정보를 찾아낼 수 있다. 다음과 같은

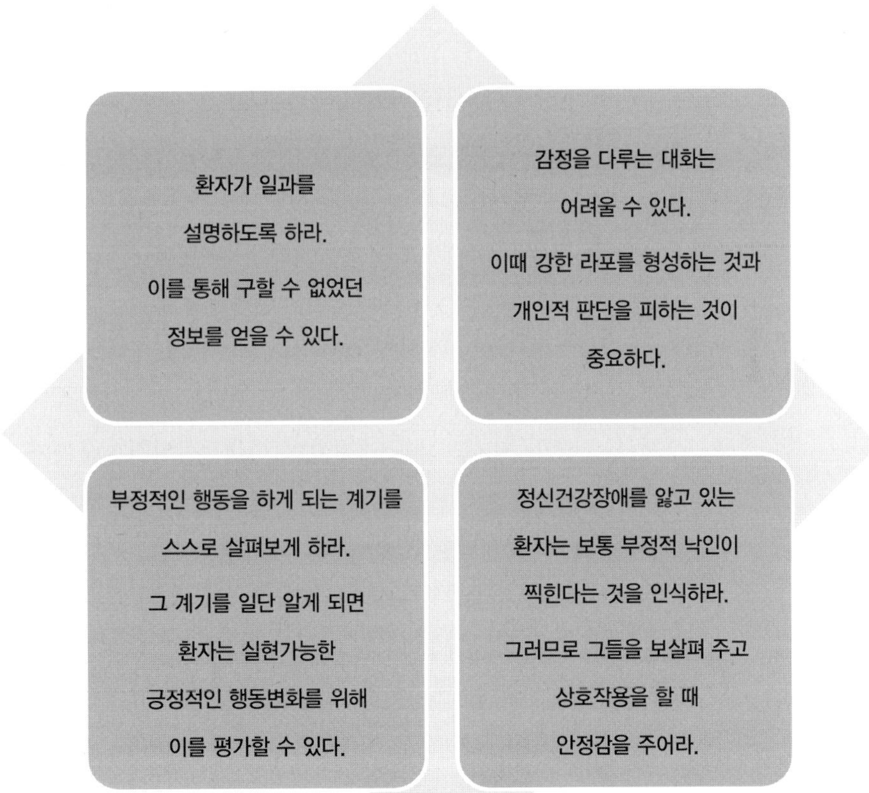


**그림 12-2** 실무기술

사실이 드러날 수 있을 것이다.

- 하루의 일상은 어떤가?
- 음식을 섭취하고 규칙적으로 운동하는가?
- 어떻게 시간을 보내는가?
- 어떤 장벽이 존재하는가?
- 어떤 스트레스 요인이 있는가?
- 어떤 일이 잘되고 있는가?
- 칭찬을 받을 만한 성과가 있는가?

**2.** 대화가 어려울 것에 대비하라. 환자들은 보통 자신의 가장 내밀한 감정을 다른 사람과 공유하기 매우 어려워한다. 그래서 아주 강한 라포가 형성되어야만 한다. 환자가 자신의 감정과 스트레스 요인, 변화를 어렵게 하는 장애물을 살펴보는 것은 결코 쉽지 않을 것이다. 간호사는 환자가 자아를 인식할 수 있도록 도움을 주고, 상황의 긍정적인 면과 부정적인 면을 객관적으로 판단해 줄 수 있다.

**3.** 부정적인 행동을 하게 되는 계기에 대해 질문을 하라. 이러한 계기를 알아보는 것은 어려운 일일지도 모르지만, 적어도 환자가 계기를 인식할 수 있도록 도와줄 수는 있다. 우리는 모두 그러한 계기를 가지고 있다. 이를 찾는 것은 하나의 도전이 될 수도 있고 자기탐구(self-exploration)를 필요로 할 수도 있다. 간호사는 환자의 상황을 평가할 때 환자가 자신의 행동에 계기가 있는지 없는지를 알아보도록 도움을 줄 수 있다. 일단 그 계기를 인식하게 되면 환자는 상황을 개선할 수 있는 적절한 방법을 찾아낼 수 있다.

**4.** 간호사는 강한 자기인식을 가져야만 한다. 정신건강장애가 있는 많은 환자들에게는 부정적인 낙인이 따라다닌다. 만약 환자가 간호사가 무비판적인 태도를 취하는지를 의심하게 되면 문제를 드러내는 데 필요한 신뢰감을 느끼지 못하게 된다. 환자들은 보통 죄책감과 수치심을 갖고 있다. 그들은 안정감을 느끼고 싶어하고 자신의 이야기를 나누는 상호작용 내에서 보호받기를 원한다. 절대로 판단을 내리지 말라. 환자들을 있는 그대로 인정해 주고 그들이 대면하고 있는 문제를 받아들이라.

**5.** 사용 가능한 기관을 활용하라.

- 미국 중독정신의학협회(American Academy of Addiction Psychiatry)
- 미국 아동 및 청소년 정신의학협회
  (American Academy of Child and Adolescent Psychiatry)

- 미국 정신의학협회(American Psychiatric Association)
- 미국 정신의학 간호사협회(American Psychiatric Nurses Association)
- 미국 심리학회(American Psychological Association)
- 질병통제예방센터(Centers for Disease Control and Prevention)
- 미국 정신질환협회(National Alliance on Mental Illness)
- 미국 상해예방대책센터
  (National Center for Injury and Prevention and Control)
- 미국 중독 및 약물남용센터
  (National Center on Addiction and Substance Abuse)
- 미국 식이장애협회(National Eating Disorders Association)
- 미국 정신보건국(National Institute of Mental Health)
- 미국 알코올남용 및 알코올중독 연구소
  (National Institute on Alcohol Abuse and Alcoholism)
- 미국 약물남용 연구소(National Institute on Drug Abuse)
- 약물남용 및 정신건강 보호국
  (Substance Abuse & Mental Health Services Administration)

## 기억할 점

1. 정신건강장애는 우리나라의 건강상태에 심각한 충격을 주었다. 보통 장애가 가벼울 때는 환자들이 생산적인 삶을 잘 이끌어 나갈 수 있다. 그러나 상태가 심각할 때 환자들은 완전히 쇠약해져서 일을 하거나 스스로 삶을 영위해나갈 수 없다. 이는 가족, 회사동료들, 그리고 사회적 지지(social supports)에도 영향을 준다. Healthy People 2010뿐만 아니라 약물남용 및 정신건강보호국도 우리의 정신건강관리 시스템을 개선시키기 위한 계획을 계속해서 구상하고 있다.

2. 정신건강장애를 앓고 있는 환자들은 죄책감과 수치심을 안고 살아간다. MI의 활용으로 이러한 환자들은 자신감과 자기효능감을 더 많이 얻을 수 있다. 우리의 목표는 이러한 환자들의 자가관리를 지지하는 것이다.

3. MI는 중독상담에 효과적인 것으로 널리 알려져 왔다. 이런 종류의 장애관리는 MI가 만들어지고 행동변화에 있어서 강력한 힘으로 작용할 수 있는 초석이 되었다. MI는 또한 많은 건강관리 분야에서 효과적임이 발견되었다. 간호사로서

우리는 이러한 움직임의 중심에 서 있다.

4. 모든 상호작용은 수많은 가능성을 갖고 있다. 우리가 환자와 의사소통하는 방법은 그 결과에 상당한 영향을 주며 간호사는 그들을 돌보는 사람으로서 수백만 명에게 영향을 미칠 수 있다. 우리가 긍정적인 행동으로 변화시킬 수 있는 부정적인 행동은 전국가적 건강상태에 영향을 준다.

## 요약

수백만 명의 미국인들은 하나 이상의 정신건강장애를 앓고 있다. 간호사는 이러한 환자들을 도울 수 있는 위치에 있다. 모든 상호작용이 중요하다. 미국은 Healthy People 2010을 통해 정신건강장애 및 약물남용의 발생률을 낮추려고 노력하고 있다. MI는 지금까지 이러한 사람들에게 긍정적인 영향을 주어왔다. 미래에는 이 창조적인 건강증진방법이 행동변화 촉진의 기초가 될 것이다.

## 참고문헌

Kent, R. (2004). Trust me, I'm a client-Embracing motivational interviewing. *Drugs and Alcohol Today, 4*(2), 37-42.

Miller, W., Rollnick, S. (2002). Motivational interviewing: Preparing people for change, 2nd ed. New York: The Guilford Press.

National Center for Health Statsitcs. (2009). Health, United States, 2008. Hyattsville, MD: U.S. Department of Health and Human Services, Centers for Disease Control and Prevention, pages 9-17.

O'Donohue, W. & Levensky, E. (2006). *Promoting treatment adherence: A practical handbook for healthcare providers*. Thousand Oaks, CA: Sage Publications.

Rollnick, S., Miller, W. & Butler, C. (2008). *Motivational interviewing in health care: Helping patients change behavior*. New York: The Guilford Press.

Thiels, C.(2008). Forced treatment of patients with anorexia. *Current Opinion in Psychiatry, 21*(5), 495-498.

Wagner, C., McMahon, B. (2004). Motivational interviewing and rehabilitation counseling practice. *Rehabilitation Counseling Bulletin, 47*(3), 152-161.

Young, L., Hayes, V. (2002). *Transforming health promotion practice: Concepts, issues, and applications*. Philadelphia: F.A. Davis.

Motivational Interviewing in Pulmonary Disorders

13

# 호흡기계 질환에 대한 동기강화상담

## 학습목표

1 건강에 부정적 영향을 미치는 3가지 호흡기계 질환을 열거할 수 있다.
2 호흡기계 건강을 관리할 때의 3가지 어려움을 논의한다.
3 호흡기계 건강을 자가관리하는 3가지 장점을 제시할 수 있다.
4 동기강화상담을 호흡기계 건강관리에 효과적으로 활용할 수 있는 방법을 제시한다.
5 양가감정으로 혼란스러워하는 환자와의 대화에서 사용할 수 있는 은유를 3가지 이상 열거할 수 있다.

## 핵심용어

**공공보건교육협회** Society for Public Health Education
**낭포성 섬유증** Cystic fibrosis, CF
**만성 폐색성 폐질환** Chronic obstructive pulmonary disease, COPD
**미국 천식관리 프로그램** National Asthma Control Program
**미국 천식교육 및 예방 프로그램** National Asthma Education and Prevention Program
**미국 환경건강본부** National Center for Environmental Health
**세계보건기구** World Health Organization
**신종플루(돼지 인플루엔자)** Novel influenza A($H_1N_1$) (swine flu)
**인플루엔자 A($H_1$) (계절독감)** Influenza A($H_1$) (seasonal influenza)
**인플루엔자 A($H_3$) (계절독감)** Influenza A($H_3$) (seasonal influenza)
**인플루엔자 B (계절 독감)** Influenza B(seasonal influenza)
**인플루엔자 유사 질환** Influenza–like illness
**호흡기세포융합바이러스** Respiratory syncytial virus, RSV

# 서론

호흡기계 질환은 미국인 건강에서 상당한 역할을 한다. 경증 및 응급부터 만성 및 중증에 이르기까지 범위가 다양한 질병이 포함되어 있으며 유전성도 있고 획득성도 있다. 천식, 만성 폐색성 폐질환(COPD), 낭포성 섬유증(CF), 인플루엔자와 같은 급성질환, 호흡기세포융합바이러스(RSV)와 같은 가장 흔한 만성 호흡기계 질환의 경우를 보자. 흡연은 많은 호흡기계 질환에 대한 주요 기여요인으로 14장에서 다루고 있다.

만성 폐색성 폐질환은 만성 기관지염과 폐기종을 아우른다. 2006년에만 760만 명의 미국인이 만성 기관지염에 걸렸고 그 해에 740명이 만성 기관지염으로 사망하였다. 2006년 370만 명이 폐기종 진단을 받은 적이 있는 것으로 밝혀졌으며 폐기종으로 1만 2,551명이 사망하고 다른 하부 호흡기계 질환(천식 제외)으로 10만 7,679명이 사망하였다(http://www.cdc.gov/nchs/fastats/copd.htm).

낭포성 섬유증(CF)은 폐와 위장관계를 모두 침범하며 만성적 기질이 있는 유전질환이다. 호흡기계에서 나오는 분비물은 매우 진하고 점도가 심하여 생명을 위협하는 호흡기계 감염을 일으킬 수 있다. 낭포성 섬유증은 매년 1,000건이 새로 발생하며 70% 이상이 2세 이전에 진단받는다. 1950년대 낭포성 섬유증 환아는 초등학교 입학 전에 거의 사망하였다. 이제는 평균 생존 연령이 37세 이상이 되었다. 필수 태내검사를 통해 조기진단과 치료를 하게 된 것이 기대수명을 늘리는 데 기여하였다.

천식은 미국인의 건강에 엄청난 영향을 끼쳤다. 자료에 의하면 1,620만 명의 미국 성인과 670만 명의 미국 아동에게 천식이 있다고 한다. 천식 관련 질병으로 1년에 약 1,060만 명이 의사를 방문한다. 2006년 첫 진단으로 입원한 환자가 44만 4,000명이었으며 3,613명이 천식과 관련된 증상으로 사망하였다(http://www.cdc.gov/nchs/FASTATS/asthma.htm). 2001년 공공보건교육협회에서는 「천식의 합병증 예방법」을 출간하였다. 이 보고서에 따르면 천식은 만성질환 중 학교에 결석하게 되는 주요 원인이었다. 2000년에 천식 관련 지출은 한 해 127억 달러로 추정되었다(http://www.sophe.org/public/nhew/asthma/asthmres.html).

2007년 미국 질병통제예방센터는 「천식 전국 총 조사–미국, 1980–2004」 보고서를 발간하였다. 이 보고서에서는 미국인의 건강에 미치는 천식의 부정적 영향에 대해 자세한 정보를 제공하였다. 질병통제예방센터는 천식 악화를 막는 방법을 공공보건법 차원에서 적용할 필요가 있다고 주장하였다. 다음 결과는 이 보고서에서 제시한 것이다(http://www.cdc.gov/mmwr/preview/mmwrhtml/ss5608a1.htm).

- 2001~2003년 미국에서는 2천만 명의 천식환자가 발생했다.
- 아동의 8.5%와 성인의 6.7%가 천식에 걸렸다.
- 아동기에는 남자가 더 많이 걸린다.
- 성인기에는 여성이 더 많이 걸린다.
- 저소득층 가족일수록 많이 걸린다.
- 지난 12개월 동안 천식발작을 1회 이상 경험한 사람은 평균 1,160만 명이었으며 1997~2004년에 해마다 평균 1,100만 명이었다.
- 2001~2003년에는 해마다 평균 1,230만 명이 의사를 빙문하였다.
- 2001~2003년에는 천식 때문에 평균 180만 명이 응급실을 방문하였으며, 이 중 성인은 110만 명, 아동은 69만 6,000명이었다.
- 2001~2003년에 해마다 천식 관련 사망이 평균 4,210건이었다.
- 사망자의 50%가 65세 이상이었으며 약 200건의 사망자가 18세 이하였다.

호흡기세포융합바이러스(RSV)는 1세 이하 아동에게 세기관지염과 폐렴을 일으킨다. 매년 RSV로 인해 7만 5,000명에서 12만 5,000명의 아동이 입원한다. 흥미로운 것은 대부분의 아동이 2세 이전에 RSV에 감염되지만, 이 중 적은 비율만이 병이 진전되어 입원하게 된다는 점이다. 면역기능이 저하된 성인과 65세 이상 노인 또한 질병이 심각해질 수 있는 인구집단이다. RSV 전파는 미국 내에서 11월에서 4월에 이르는 시기에 발생하는 경향이 있다. 이 바이러스 예방을 위해 시나지스(Synagis)를 미숙아에게 투여하며, 그 외 특별한 치료법은 없다.

인플루엔자는 관리하기 어려운 호흡기 바이러스이다. 독감시기마다 새로운 예방접종이 만들어지지만 어떤 계열이 가장 많이 발병할 것인지 예측하기가 어렵다. 2006년에 849명이 인플루엔자로 사망하였다. 예방접종 여부에 대해서는 65세 이상 성인에 관한 자료밖에 없다. 2006년에는 약 64%의 성인이 인플루엔자 백신을 맞았다(http://www.cdc.gov/nchs/fastats/flu.htm).

미국 질병통제예방센터는 매주 전국적인 인플루엔자 통계를 요약하여 제공한다(http://www.cdc.gov/flu/weekly). 계절독감은 매년 응급질환에 포함된다. 2009년 신종플루 A($H_1N_1$) 또는 돼지 인플루엔자(swine flu)로 확인된 질병이 미국인 건강에 또 다른 위험으로 드러났다. 이 장에서 논의된 정보는 27주차 보고서(July 5-11, 2009)에서 나온 것이다. 1,278명에게서 인플루엔자 양성반응이 나왔다. 이들 중 거의 100%가 신종플루 A($H_1N_1$)였다. 9개 주에 인플루엔자 바이러스가 창궐하였다. 인플루엔자 A($H_1$), 인플루엔자 A($H_3$), 인플루엔자 B 바이러스가 2008~2009년에 걸쳐 기록되었다. 2009년 7월 17일까지의 통계치는 다음과 같다.

- 신종플루 A($H_1N_1$) 감염 확진 및 의심 환자는 4만 617명이었다.
- 질병통제예방센터에 의하면 211명의 사망이 확인되었다(0~4세 7명 사망, 5~24세 43명 사망, 25~49세 101명 사망, 50~64세 66명 사망, 65세 이상 23명 사망, 나이 불명 사망 22명).

2008년 10월 1일 이후 질병통제예방센터는 1,817가지의 계절독감 바이러스와 233가지의 신종플루 A($H_1N_1$)를 확인하였다. 역학적 역치는 6.6%이다. 2008년 9월 28일 이후 미국 질병통제예방센터는 인플루엔자와 관련된 아동사망현황을 보고하였는데 이들 중 23건이 신종플루 A($H_1N_1$)였다. 27주차에는(July 5-11, 2009) 인플루엔자 유사 질환 때문에 약 1.3%가 외래를 방문하였다. 2009년 6월 11일에 세계보건기구는 신종플루 A($H_1N_1$)의 전세계 전염파급을 선언하였다. 감염전파가 진행되는 나라가 70개국 이상이었다. 당연히 예방을 강조할 필요가 있다(http://www.cdc.gov/flu/weekly, http://www.cdc.gov/h1n1flu/).

Healthy People 2010은 28개 주요 중점영역 중 2개를 환경적 건강과 호흡기계 질환으로 두고 있다. 특히 천식을 위해서는 다음 목표가 설정되었다.

- 천식 관련 사망률을 낮춘다.
- 천식 관련 입원을 줄인다.
- 천식으로 인한 응급실 방문을 줄인다.
- 천식과 관련된 행동제한을 줄인다.
- 천식과 관련된 결석일과 결근일을 줄인다.
- 천식환자교육을 늘린다.
- 국립 천식교육 및 예방프로그램을 통해 도움을 받는 천식환자의 수를 늘린다.
- 적어도 25개 주에서 천식감시 프로그램을 확립한다.

전국 천식조절 프로그램은 Healthy People 2010에 의해 선정된 목표를 지지하기 위해 국립환경보건원에 의해 1999년에 창안되었다. 이 프로그램을 적용하기 위해 재정이 지원되었다. 간호사로서 우리 역할은 이들 프로그램에 참여하여 적절한 환자교육을 제공하고, 목표달성을 돕기 위한 행동변화를 촉진하는 것이다(http://www.healthypeople.gov/About/hpfact.htm).

## 호흡기계 질환 관리의 어려움

호흡기계 질환을 관리하는 데에는 극복할 점이 많다. 한 가지 문제는 급성 바이러스 감염을 예방하고 통제하는 것이다. 인플루엔자와 폐렴과 같은 질병을 예방하기 위해 백신접종 등 많은 노력을 하고 있다. 질병확산을 예방하기 위한 손씻기 등과 같은 전국적 캠페인이 그것이다. 이러한 방법에도 불구하고, 호흡기계 질환 때문에 보건실과 응급실 방문 및 학교 결석과 결근일이 많았다. 우리 환자들을 보호하기 위한 방법을 고안할 필요가 있다. 신종플루 A와 같은 질병에서 보았다시피 이들 급성질환의 전파를 통제하기는 어려우며 쉽게 대규모 전염에 이를 수 있다. 예방은 어려울 수 있으나, 이들 질병의 이환율을 감소시키는 가장 중요한 요소 중 하나이다.

만성 호흡기계 질환에 대한 치료법은 복잡하여 상시로 유지하기 어렵다. 낭포성 섬유증은 장기간의 호흡기계 치료와 흉부 물리요법이 요구된다. 이들 요법은 상당한 시간과 비용을 소모함에도 불구하고 생명유지에 필수적이다. 호흡기계 합병증을 줄이기 위해 낭포성 섬유증 환자와 그 부모는 이 치료에 집중해야 한다. 합병증은 나아가 학교 결석일과 결근일을 증가시키는 결과를 초래하고 입원하게 되는 경우 건강관리 비용을 증가시킨다. 이들 치료에 대한 교육이 필요하다. 자가관리를 격려하고 지지하는 것이 모든 만남에서 간호사가 기억해야 할 중요한 사항이다.

천식치료에 대한 불이행 또한 자주 나타나는 문제이다. 불이행을 초래하는 이유는 여러 가지이다. 천식증상에 대한 이해 부족이 한 요인이다. 또한 많은 환자들은 그들이 건강하다고 느낄 때에는 치료할 필요가 없다고 믿는다. 예방적 약물은 천식관리에 매우 중요하다. 때로는 의사가 증상조절을 위한 처방을 하지 않는 경우가 있다(Edler & Mellon, 2008). 세계보건기구는 천식약물치료에 대한 불이행 원인으로 다음 사항을 확인하고 있다(Elliott, 2006).

- 약물의 부작용에 대한 두려움
- 중독에 대한 두려움
- 약물이 비효과적이거나 불필요하다는 믿음
- 낙인 찍힘
- 불편함
- 비용
- 의학적 처방에 대한 불신
- 약물투여의 어려움

- 삶을 방해
- 아동과 돌봄 제공자 간의 분리

호흡기계 질환관리에 있어서 또 다른 장애물은 대상자의 신체활동 수준에 대해 제한을 두는 것이다. 환자들은 그들의 건강에 신체활동이 중요하다는 것을 알지만 활동제한도 필요한 상황에 놓여 있다. 그들은 천식이 악화될 만한 상황을 예방하기 어렵다는 점을 알고 있으며, 활동저하로 인해 회복이 어려울 수도 있다. 활동저하로 인해 폐렴 발병위험이 증가한다. 결국 환자들은 비일관적인 활동요구와 예측불가능한 증상악화로 인해 힘들어진다. 이것은 우울과 불안과 같은 다른 문제를 야기할 수 있다.

천식과 같은 질병의 경우에 저소득자는 더 취약하다. 이것은 의료체계에 대한 접근, 재정적 제약으로 인한 치료를 받을 능력, 의료관리를 받기 위한 교통수단, 이미 제한된 재정적 상황에서 결근 등과 관련하여 많은 어려움에 기인한다. 준비된 지지체계가 실현가능하다고 하지만 이 질환으로 고통받는 모든 사람에게 닿기에는 여전히 어려움이 있다.

천식은 진단을 받지 못해 적절히 치료받지 못할 수도 있다. 미국 아동들은 급성 상기도 감염으로 인하여 매년 2,200만 일을 결석한다. 호흡기계 질환의 재발은 기저질환인 천식 때문일 수 있다. 이러한 사실을 더 많이 알게 되면 실무자가 아동환자를 평가할 때 도움을 줄 수 있다. 천식의 적절한 치료가 이러한 급성질환의 위험을 낮출 수 있다(Wingrove, 2009).

## 자가관리의 장점

환자가 호흡기계 질환의 증상을 가정에서도 안전하고 효과적으로 관리할 때 의사나 응급실 방문 횟수를 유의하게 줄일 수 있다. 궁극적으로 이들 질병으로 인한 합병증을 관리하는 데 사용하는 의료비용을 줄이게 된다. 질병관리가 수월해지면 환자가 긍정적 건강행동을 할 수 있게끔 하는 자신감과 동기가 증가한다.

질병통제예방센터는 몇 가지 이유를 들어 천식 자가관리를 추천한다. 천식의 만성 합병증 예방에 자가관리가 효과적이라는 근거가 나와 있다. 또한 적절한 자가관리로 많은 천식증상을 예방할 수 있다. 천식환자는 약물투여, 건강관리 제공자에게 적절한 추후검사를 받으면서 증상 감시하기, 그리고 천식 악화요인을 확인하고 피하는 것과 같은 과업을 달성할 수 있다. 자가관리 교육은 치료의 중요한 부분이다. Healthy

People 2010 목표달성을 향해 나아갈 때 자가관리 교육이 더 많이 제공된다. 동기강화상담(Motivational Interviewing, MI)은 천식관리에 있어서 긍정적 행동을 촉진하는 데 효과적인 것으로 밝혀졌다(Robak, Sandboek, Lauritzen & Christensen, 2005; http://www.cdc.gov/mmwr/preview/mmwrhtml/mm5635a4.htm).

"연구를 통해 자기효능감 신념이 환자로 하여금 과업을 수행할 것인지, 얼마나 오래 지속할 것인지와 관련 있다는 것이 밝혀졌다"(Bartholomew, Parcel, Swank & Czyzewski, 1993). 긍정적 행동을 그저 시작하는 것만으로는 충분하지 않다. 환자는 치료법을 전적으로 따라야 한다. 이것은 앞서 기술하였듯이 많은 이유에서 어려울 수 있다. 간호사로서 우리는 적절한 교육을 제공할 뿐만 아니라 환자가 습관적이고 부정적인 관점과 행동을 가능한 한 바꿀 수 있도록 도와야 한다. MI는 우리가 환자가 필요로 하는 지지를 제공하는 데 활용된다. 스스로를 믿는 사람은 좀 더 성취할 수 있고, 목표를 달성하는 과정에서 방해물을 더 적게 만나며, 내적 동기가 증가된다. 자가관리에 성공적인 사람이라도 지속적으로 지지하는 것이 중요하다. MI를 통해 우리는 이러한 지지를 제공할 수 있다.

건강증진에 이르는 경로는 길고, 그곳에는 많은 산과 골짜기가 있을 수 있다. 이는 결코 쉬운 길이 아니다. 호흡기계 질환의 발병과 악화를 막을 수 있도록 환자를 돕는 우리의 활동은 이들의 삶의 질뿐만 아니라 우리 국민 전체의 건강을 향상시킬 수 있다.

## 사례연구

다음 사례연구는 간호사–환자 상호작용을 보고 MI와 MI가 아닌 의사소통 스타일을 비교한다. 모두가 긍정적 행동변화로 이익을 얻을 수 있는 호흡기계 질환 환자들이다.

### 사례연구 1

환자는 낭포성 섬유증이 있는 4세 아동이다. 그 부모는 매일 적절한 시간에 치료를 할 수 있도록 애를 쓰고 있다.

#### MI가 아닌 상호작용

:: **간호사** "좋은 아침입니다. 오늘은 어떠세요?"

:: **부모** "좋습니다. 잘 지내셨나요?"

:: **간호사** "좋습니다. 헌터가 최근에 호흡기계 문제가 좀 있었다고 알고 있습니다. 무슨 일이었던 거죠?"

:: **부모** "모르겠어요. 헌터 상태는 계속 나빠지기만 해요."

:: **간호사** "약물을 주었습니까?"

:: **부모** "노력했지만 시간에 맞추는 게 힘들어요."

:: **간호사** "매회 치료를 제때 받는 게 정말 중요합니다."

:: **부모** "그건 압니다. 노력하고 있어요, 하지만 헌터에게 치료약을 주기 위해 내가 얼마나 고생하는지 상상도 못하실 거에요."

:: **간호사** "분명히 어려울 거라 확신합니다. 제시간에 헌터에게 치료약물을 줄 수 있는 방법에 대해 계획을 세워 봅시다. 제시간을 맞추는 게 중요합니다."

:: **부모** "다시 한 번 말하지만 그건 알아요. 전 최선을 다하고 있다고요."

## MI 상호작용

:: **간호사** "좋은 아침입니다. 오늘 기분이 어떠신가요?"

:: **부모** "좋아요. 당신은요?"

:: **간호사** "좋습니다. 헌터가 최근에 호흡기계 문제가 좀 있었다고 알고 있습니다. 그것에 대해 어떻게 생각하십니까?"

:: **부모** "끔찍합니다. 그 애가 이것을 겪고 있는 걸 보고 싶지 않아요."

:: **간호사** "그러시리라 확신합니다. 전 그저 상상만 할 수 있지요."

:: **부모** "몇 가지는 예방할 수 있지 않았을까 싶어 죄책감이 크게 듭니다."

:: **간호사** "무엇 때문에 그런 기분이 드시나요?"

:: **부모** "난 헌터가 시간에 맞춰 치료받도록 노력하지만 아주 어려워요."(저항)

:: **간호사** "당신이 직면한 어려움에 대해 말씀해 보세요."

:: **부모** "글쎄요, 당신도 알잖아요, 네 살짜리가 얼마나 활동적인지. 치료를 받도록 길들이는 게 정말 어려워요. 시간 맞춰 치료받게 하려고 쫓아 다니느라 제 인생을 온통 쓰고 있는 기분이에요. 다른 일은 제대로 된 게 하나도 없어요."

:: **간호사** "정말 좌절감이 드시겠어요."

:: **부모** "그래요. 하지만 그게 더 헌터를 힘들게 하는 거라는 것도 알아요. 헌터 주변을 내가 소리지르며 돌아다니면 그 아이도 즐겁게 지낼 수 없겠지요."

:: **간호사** "그렇다면 치료시간을 맞추느라 당신이나 헌터나 즐겁게 지내기 힘들겠네요."

:: **부모** "네. 그래서 잠시라도 평화롭게 지내기 위해 치료 몇 번은 건너뛰었어요."(양가감정)

:: **간호사** "그러면 그렇게 놓친 치료가 최근 질병 악화에 이유가 됐다는 기분이 드시는 거네요."

:: **부모** "네, 그래요. 다른 부모들은 어떻게 하나요?"

:: **간호사** "가족이 관리하는 수많은 방법이 있다고 확신합니다. 해결방법에 대해 무엇을 생각해오셨습니까?"

:: **부모** "효과가 있을 만한 시간표 같은 것을 써보는 것에 대해 생각했어요. 시간이 너무 없었거든요."(변화대화)

:: **간호사** "시간을 좀 더 들여서 저와 함께 뭔가 대강이라도 계획을 세워보실래요?"

:: **부모** "물론입니다. 이 문제를 해결할 방법을 어떻게든 찾게 도와주신다면 감사하지요."

:: **간호사** "성공적인 하루는 어떤 모습인지 얘기해 보세요."

:: **부모** "음, 우리가 아침에 일어날 때 모든 것이 준비가 되어 있는 거죠. 그래서 아침부터 준비할 필요가 없게요. 제가 헌터의 흉부 물리요법을 먼저 할 수 있을 테고요. 그러는 동안 그의 아침과 약을 준비할 것입니다. 그렇다면 아침이 좀 수월하게 지나가게 될 거에요."

:: **간호사** "훌륭한 시작 같네요. 전날 저녁에 준비를 미리 해 놓을 시간이 좀 있기를 원하시는군요. 그러면 좀 더 긍정적인 방법으로 다음 날을 시작할 수 있겠네요."

:: **부모** "맞아요. 그것만으로도 굉장한 차이를 만들 수 있을 것 같아요."

:: **간호사** (침묵)

:: **부모** "아침에 바쁜 일이 끝나고 나면 제가 다음 치료를 준비하는 동안 아이를 놀게 할 거에요. 저는 점심을 준비하면서 저녁을 준비하기를 원하죠. 점심이 준비가 되면 아이가 흉부 물리치료를 하면서 TV를 보도록 할 겁니다. 그리고 점심을 먹을 테고요."

:: **간호사** "무엇을 할 것인지도 알고 좋은 생각도 있으신 것 같네요."

:: **부모** "제 생각에는 효과적일 것 같아요. 저녁에도 이와 비슷하게 해보겠어요. 분명히 효과가 있을 거예요. 아이가 자면 다음날 아침을 위해서 준비를 할 예정이에요. 제가 아이를 쫓아 다니면서 치료를 하지 않는다면 밤에 지치지 않을 거라 생각해요."

:: **간호사** "정말로 치료일과가 개선되길 원하시는군요. 일단 효과적인 시스템을 찾으시면 계속 하는 것은 문제가 없을 겁니다."

## 논의

앞선 두 시나리오에서 간호사는 낭포성 섬유증이 있는 4세 환아의 부모와 상호작용을 하였다. 부모가 경험하는 문제는 호흡기 치료를 제시간에 제공하는 데 대한 것이었는데 환아 합병증 예방에 필수적인 치료를 놓치고 있었다. 첫 번째 시나리오에서 부모는 치료 스케줄과 환아에게 치료를 적용하는 과정에서 맞닥뜨린 문제를 의논하고자 하였다. 간호사는 부모가 분투하고 있는 장애요인을 탐색하는 데 시간을 들이는 대신 제시간에 치료를 적용하는 것이 얼마나 중요한지만 계속 강조하였다. 간호사는 공감을 보여주지도 않았고, 부모로부터 정보를 이끌어내려고 하지도 않았으며, 함께 다른 선택방안을 탐색하지도 않았다. 오히려 자신이 부모보다 우월한 위치에 있다는 느낌만 불러일으켰다. 이것은 향상된 자가관리 기술을 촉진하지도 환자가 장애물을 탐색하도록 하지도 행동변화를 격려하지도 않았기에 치료적 상호작용이 아니다.

두 번째 시나리오에서 간호사는 부모로 하여금 호흡기질환을 악화시키는 문제에 대해 그녀가 어떻게 느끼는지 이야기해 보도록 하였다. 부모는 자신의 걱정을 공유하는데 편안함을 느꼈다. 부모는 간호사로부터 부드럽게 안내받아 스스로 해결방법에 이르렀다. 부모는 환아에게 치료를 적용하는 데 좀 더 효과적인 일과를 계획할 수 있었다. 부모에게 긍정적 경험에 대해 상상해 보라고 요청함으로써 간호사는 그렇게 하지 않았다면 공유하지 못했을 추가적인 정보를 도출할 수 있었다. MI의 사용은 간호사와 부모 간의 만남을 성공적인 치료적 의사소통으로 만들었다.

## 사례연구 2

환자는 16세로 천식이 있다. 그녀는 친구들이 그녀의 병을 떠올리는 것이 싫기 때문에 투약을 원하지 않는다.

### MI가 아닌 상호작용

:: **간호사** "좋은 아침이에요. 기분은 어때요?"

:: **환자** "괜찮아요."

:: **간호사** "처방약을 투약하지 않고 있다고 지난 방문 때 들었는데, 정해진 대로 약물투약을 하고 있나요?"

:: **환자** "가끔요."

:: **간호사** "투약을 얼마나 자주 하고 있어요?"

:: **환자** "등교 전에, 잠들기 직전, 때로는 집에 바로 오면 하교 후에 투약해요."

:: **간호사** "언제 투약하기로 되어 있죠?"

:: **환자** “저는 단기작용 흡입제와 장기작용 흡입제를 아침에 사용하도록 처방받았어요. 그리고 운동하기 전에 단기작용 흡입제를 사용하고, 취침시간에 장기작용 흡입제를 사용하고, 정말 필요할 때 취침 전에 단기작용 흡입제를 사용하도록 처방받았구요.”

:: **간호사** “그러면 운동하기 전에는 단기작용제를 확실히 사용해야겠네요.”

:: **환자** “그걸 자꾸 빼먹어요.”

:: **간호사** “필요할 때마다 투약하도록 노력하면 도움이 될 거에요.”

:: **환자** “그럴게요.”

## MI 상호작용

:: **간호사** “좋은 아침입니다. 기분이 어때요?”

:: **환자** “괜찮아요.”

:: **간호사** “괜찮다는 게 어떤 의미죠?”

:: **환자** “기분이 매우 좋다는 뜻이에요.”

:: **간호사** “천식증상에 대해 말해 줘요.”

:: **환자** “평상시에는 아주 좋지만, 체육시간 끝날 때와 축구연습이나 경기할 때 숨차다는 것을 느꼈어요.”

:: **간호사** (침묵)

:: **환자** “가슴이 조이는 것 같아요. 심호흡하기가 힘들고요.”

:: **간호사** “겁이 났겠어요. 어떻게 하면 증상이 나아지나요?”

:: **환자** “그냥 앉아서 몇 분간 쉬면 돼요.”

:: **간호사** “수월하게 숨쉴 수 있을 때까지 쉬면서 운동을 멈추는군요.”

:: **환자** “네.”

:: **간호사** “내가 이해했나 들어봐요. 매우 기분이 좋지만 운동할 때는 예외이다. 그때는 숨이 차니까 쉬어야 한다.”

:: **환자** “맞아요.”

:: **간호사** “많은 천식환자가 운동하는 동안 도움을 줄 추가적인 약물을 필요로 해요. 도움받기 위해 무엇을 구해 보았나요?”

:: **환자** “글쎄요, 미리 단기작용 흡입제를 사용한다면 도움이 될 것 같긴 해요.”(양가감정)

:: **간호사** (침묵)

:: **환자** "그런데 그렇게 하기 싫어요. 사람들에게 내 천식에 대해 설명해야 하는 게 너무 힘들어요. 내가 흡입기를 사용하면 사람들이 질문을 해 대기 시작할 것이고 그러면 마치 내가 괴물이 된 것 같아요."(저항)

:: **간호사** "다른 아이들이 천식을 대단한 것인 양 생각할까 봐 걱정스럽고 이게 환자분으로 하여금 남들과 다르다고 느끼게 하는군요."

:: **환자** "난 그들과 달라요."

:: **간호사** "우리 모두는 어떤 점인가는 남들과 다르죠. 시력이 나빠서 쓰는 안경 때문에 놀림을 받기도 하고, 어떤 사람들은 벌에 쏘였을 때 알레르기를 일으키지 않으려고 에피네프린(epinephrine)을 들고 다니기도 하고, 당뇨병이 있는 사람들은 평생 인슐린펌프를 달고 살기도 하죠. 당뇨병 환자한테는 그게 생명과 직결된 문제지요."

:: **환자** "그런 식으로는 생각해 보지 않았어요. 그들과 다르지 않다는 생각이 드네요."

:: **간호사** "다르다는 건 쉽지 않아요, 하지만 혼자가 아니라는 걸 알면 좀 쉬워질 거에요."

:: **환자** "적어도 나는 항상 내 천식에 주의를 기울일 필요는 없네요. 내가 운동할 때에만 걱정할 필요가 있는 거에요."(변화대화)

:: **간호사** "운동하기 전에 약물을 투약하면 문제가 해결될 거라 느끼는군요."

:: **환자** "네, 그럴 것 같아요."

:: **간호사** "환자분이 더 이상 축구경기장에서 빠져 나오지 않아도 되게끔 효과가 있는 방법을 찾을 거라고 확신합니다."

:: **환자** "나도 그러길 바래요."

## 논의

앞선 두 시나리오에서 간호사는 치료방침을 지키지 않는 청소년과 상담하고 있다. 첫 번째 시나리오에서 간호사는 환자가 인식한 장벽에 대해 질문하지 않았다. 이 정보 없이는 자가관리 향상에 대한 논의가 효과적일 수 없다. 또한 간호사는 환자의 천식이 얼마나 잘 조절되는지도 사정하지 않았다. 이 환자는 증상이 없어서 변화가 필요 없을 수도 있고 천식이 심해지고 지속되어 증상 조절을 위해 상당한 변화가 필요할 수도 있다. 간호사에게 어떤 정보도 없다면 환자에게 필요한 것이 무엇인지도 알 수 없다. 간호사가 완수해야 할 첫 번째 과업은 항상 사정이다.

두 번째 시나리오에서 간호사는 환자로 하여금 자신의 문제가 무엇인지 스스로 조사하게 하고 해법을 찾도록 지지하였다. 간호사는 급우들과 다르다고 느끼는 환자의 기분과 천식치료에 대한 다른 사람들의 관점을 조심스럽게 환자에게 알려 주었다.

간호사는 시간을 들여 들은 바를 요약하였고 환자가 쟁점을 묘사하는 것을 잘 이해했는지 확인하고자 하였다. 이 전술은 치료적 의사소통에 필수적인 요소인 신뢰감의 형성을 도왔다. 환자는 진실로 어떤 기분인지에 대하여 좀 더 편안하게 의논할 수 있었다. MI를 활용함으로써 환자의 행동변화에 효과적인 대화가 된 것이다. 간호사와 환자는 간호사는 감독하고 환자는 하릴없이 앉아 있는 대신 하나의 팀으로서 작업하였다. 두 번째 시나리오는 만성질환을 관리할 때 나타나는 장애물에 간호사와 환자가 함께 대처하며 작업하는 장면을 보여주었다.

## 사례연구 3

환자는 만성 폐색성 폐질환이 있고 이 질환으로 인한 활동제한과 분투하고 있다. 이는 그녀의 가족, 일, 그리고 수면에도 부정적인 영향을 끼친다.

### MI가 아닌 상호작용

:: **간호사** "좋은 아침이에요. 기분은 어때요?"

:: **환자** "그다지 좋진 않아요. 뭘 해도 어렵다는 생각에 숨 쉬는 데에도 힘든 시간을 보내고 있어요."

:: **간호사** "COPD 환자에게는 공통적인 문제에요."

:: **환자** "그래서, 난 뭘 해야 하는데요?"

:: **간호사** "투약에 대해서 좀 짚어 볼게요. 숨쉬는 데 도움이 필요하다는 느낌이 얼마나 자주 드시나요?"

:: **환자** "약을 먹고 한 시간만 편하고, 다시 약을 먹어야 해요."

:: **간호사** "알겠습니다. 그런데, 환자분이 이미 최대용량을 투약하고 계신 것으로 보여요. 이에 대해 의사와 얘기해 보시고 싶을 거에요. 다른 약물이 필요할 수도 있어요."

:: **환자** "그러면, 내가 할 수 있는 건 아무 것도 없어요?"

:: **간호사** "할 수 있는 한 활동을 몰아서 하세요. 그래야 휴식시간이 많아져요."

:: **환자** "오."

### MI 상호작용

:: **간호사** "좋은 아침입니다. 기분이 어때요?"

:: **환자** "그다지 좋지 않아요. 최근에 숨이 너무 차서 어떤 것도 할 수가 없어요."

:: **간호사** "무서웠겠네요."

:: **환자** "네, 맞아요. 무엇을 할 수 있을지 모르겠어요."

:: **간호사** "무슨 일이 있었는지 좀 더 얘기해 주시겠어요?"

:: **환자** "지난 몇 주간 악화되고 있어요. 너무 피곤하고 숨이 차서 집안일을 하거나 일하기가 쉽지 않아요. 남편은 혼자 산책 나가야 하는 것을 점점 지겨워하고 있어요. 우린 주로 함께 다니곤 했지만 난 이제 할 수 없거든요."

:: **간호사** "숨쉬기 힘드니까 일상의 모든 부분이 영향을 받는군요."

:: **환자** "네, 그래요. 그것에 매우 화가 나요. 하기로 되어 있는 일은 모두 했고 의사 말도 들었어요. 이제 무엇을 해야 할지 모르겠어요."

:: **간호사** "만성 폐색성 폐질환을 관리하기 위해 매우 열심히 노력하셨군요. 그렇게 엄청난 노력을 쏟았는데도 결과가 안 좋으니 매우 실망스러우시군요."

:: **환자** "네. 정말 열심히 노력했어요."

:: **간호사** "퀼트를 만들려고 손수 네모난 천조각끼리 맞대서 한 땀 한 땀 바느질했는데, 결국 다 떨어져 버리는 것과 같네요."

:: **환자** "바로 그거에요. 딱 그런 기분이에요."

:: **간호사** "만성 폐색성 폐질환을 관리하기 위해 환자분이 해 온 모든 일에 대해 자랑스러워하셔야 해요. 여전히 좀 더 나아지길 바라고 계신다고 생각해요. 수월하게 호흡할 수 있기 원하시죠."

:: **환자** "그래요, 하지만 제가 할 수 있는 일이 더 없어요."(양가감정)

:: **간호사** "처음 진단받았을 때 어떻게 관리했는지 말해 주세요."

:: **환자** "음, 스트레스 받으면 호흡이 나빠지는 걸 알았기 때문에 스트레스 관리를 좀 시도했다고 생각해요. 돌이켜 보면 그때 스트레스 받을 일이 많았어요."

:: **간호사** "요즘 같은 시대에 스트레스가 없기는 쉽지 않죠."

:: **환자** "당연하죠. 그것이 남편의 건강이든, 날 필요로 하는 아이들이든, 손주에 대한 염려든, 최근 건강이 좋지 않은 누구든지 간에, 스트레스를 주는 게 항상 있죠."

:: **간호사** "짚어볼 시간을 좀 갖죠. 호흡곤란이 심해지는 순간을 몇 번 겪어 오셨군요. 환자분이 처음 진단받았을 때 스트레스 경감이 증상에 도움이 된다는 것을 아셨고요. 지금 이 순간에도 삶에 스트레스 요인이 있다는 것을 아시네요. 지금은 어떤 스트레스 관리가 도움이 될지 궁금합니다."

:: **환자** "모르겠습니다, 하지만 분명 도움이 될 것 같습니다. 그것을 생각해 보지 않았다니 믿을 수 없네요."(변화대화)

:: **간호사** "이미 모든 조각을 갖고 계시네요. 그 퍼즐을 완전히 맞추시도록 돕기 위해 제가 여기 있는 겁니다."

### 논의

앞선 두 시나리오에서 환자는 일상활동을 할 수 없을 정도로 숨이 너무 차서 힘들어하고 있다. 첫 번째 시나리오에서 간호사는 투약방침을 사정하면서 환자가 숨이 찬 증상에 대처하는 데 어떤 어려움이 있는지 물어 보았을 수도 있다. 환자는 자신이 직면한 어려움이 무엇인지 완전히 표현할 수 없었다. 문제가 드러나지 않을 때, 환자는 상황을 객관적으로 평가하여 인식한 문제에 대한 해답을 찾을 기회를 얻지 못한다. 간호사는 변화시킬 행동이 무엇인지 추측하거나, 환자가 해야 할 일을 지시하거나, 환자를 절망 속에 그냥 두어서는 안 된다. 그렇게 되면 환자는 상황을 개선하기 위해 자신이 변화시킬 수 있는 것이 아무 것도 없다는 신념을 갖게 된다.

두 번째 시나리오에서 간호사는 환자가 현재의 상황을 극복하는 데 도움이 될 만한 과거의 경험을 평가하기 위해 MI를 사용하였다. 환자는 과거를 돌아보고 긍정적 행동과 그 결과를 연결시켜, 가능한 해법이 될 수 있는지 알아보기 위해 현재 상황과 비교할 수 있다. 과거의 긍정적 경험을 떠올리는 것은 환자가 목표를 달성하는 데 필수적인 동기를 제공할 수 있다. 이 경우에 목표는 환자가 증상을 관리하는 데 도움이 될 무기를 갖추는 것이다. 불행하게도 만성 폐색성 폐질환은 만성질환이고 시간이 지날수록 증상이 악화될 수 있다. 약물관리가 항상 충분한 것은 아니다. 환자가 독립적으로 수행할 수 있는 다른 기술을 찾도록 돕는 것은 자기효능감을 증진시킨다. 간호사는 환자의 문제를 확인하기 위해 은유를 사용하였다. 이것은 간호사가 환자의 경험을 이해한다는 것을 재확인시켜 주었다. 은유는 다른 MI 전술만큼이나 대화로 통합하기 쉽지 않다. **그림 13-1**은 은유의 사례를 보여준다. MI 전술의 사용은 환자가 문제의 원인에 접근하여 상황을 향상시킬 수 있는 선택에 대해 논의하게 한다.

## 실무기술(그림 13-2)

1. 환자가 긍정적인 사례를 상상하도록 해 주라. 긍정적인 상황을 마음에 그리는 것은 치료에 대한 장애물을 극복하려는 방향으로 통찰을 제공해 줄 수 있다. 즉 작은 발걸음이 새로운 관점을 이끌어 내기도 한다는 뜻이다. 환자는 때로 부정적 측면에 사로잡혀서 시간을 들여 긍정적 측면을 찾으려 하지 않는다. 긍정적인 부분을 찾을 때 그들은 질병을 관리할 수 있는 더 강력한 기반을 마련

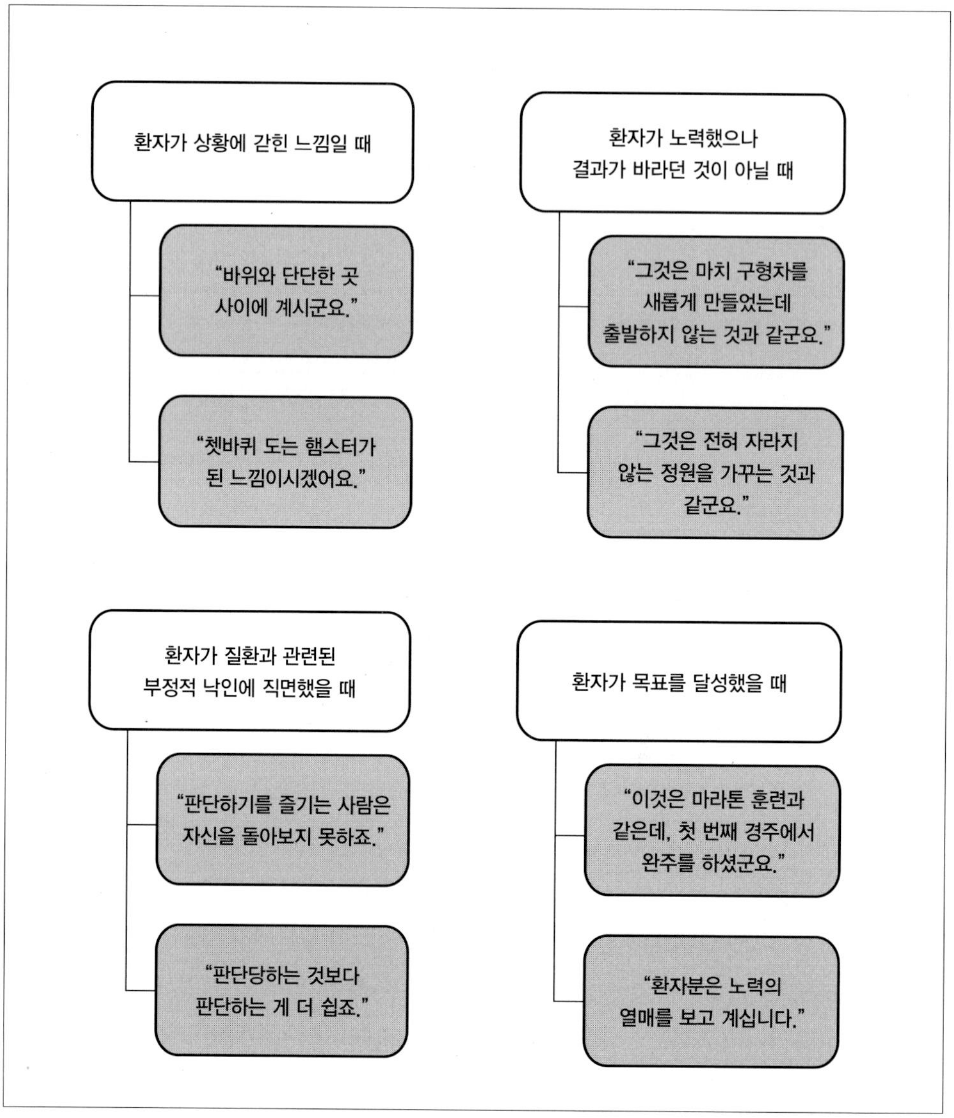


**그림 13-1** 은유

할 수 있다.

2. 자신감을 형성하도록 자기효능감을 지지하는 것이 중요하다. 스스로에 대한 확신이 없을 때 행동을 덜 취하게 된다. 때때로 간단한 칭찬의 말이 환자의 자기효능감을 증폭시킬 수 있다. 간호사로부터 자신감을 얻게 되면 상담이 끝난 후 환자가 지니고 갈 메시지가 생긴다. 환자는 감정을 확인받고 나서 상담을 끝낼 수 있다.

3. 환자와 공유하는 정보를 요약해 주면 간호사가 환자의 말을 듣고 있다는 것이 강조된다. 만약 환자가 들어주지 않는다고 느낀다면 공유하기를 멈출 것이다. 대화가 계속 흘러가도록 하는 것이 중요하다. 환자가 조용해지고 대화에서 빠져나가려 한다면 간호사가 흥미, 이해 또는 환자에 대한 지지가 부족하다는 것을 보여준 것이다.

4. 은유를 사용하라. MI 전술은 환자가 가치와 공감을 느끼도록 돕기 위해 고안된 것이다. 은유를 사용하는 것이 그 전술 중 하나이다. 이것이 우리가 환자의 관점을 이해한다는 것을 보여 주는 방법이다. 우리는 같은 느낌이나 의미를 불러일으킬 만한 다른 단어를 구상할 수도 있다. 모든 상황에서 은유를 떠올리는 것은 쉽지 않으므로 이 전술의 사용은 간호사에게 도전적인 과제일 수 있다.

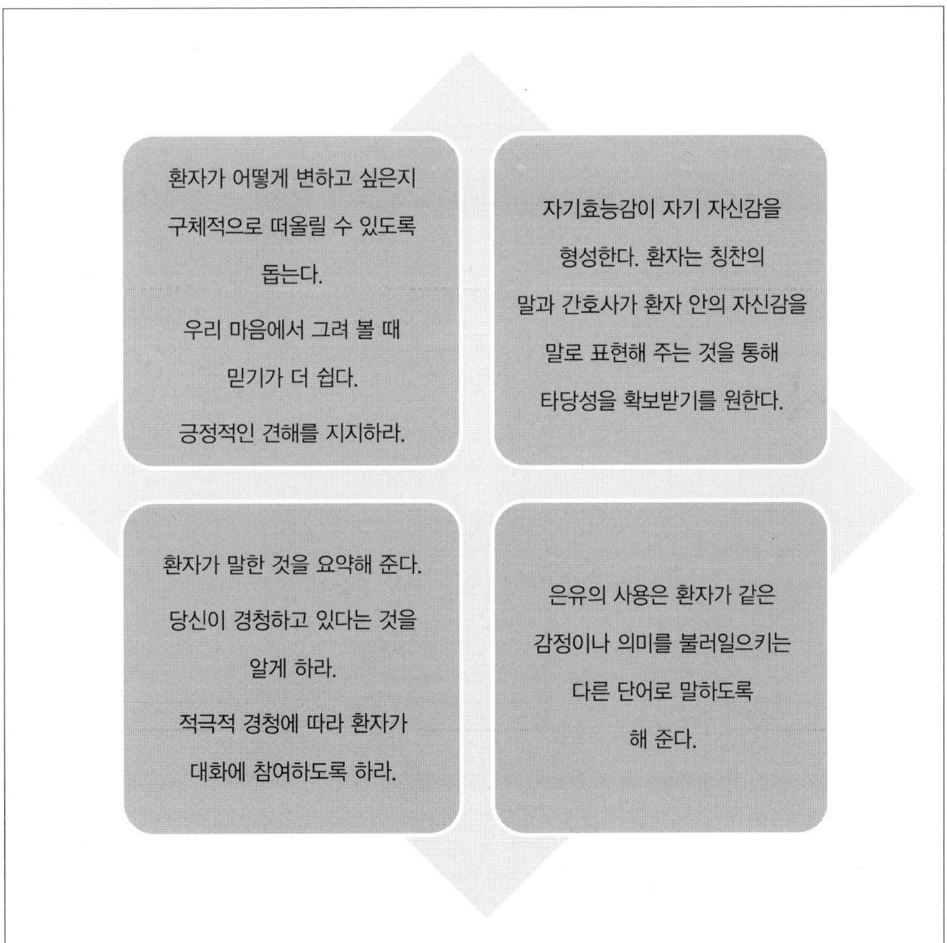


**그림 13-2** 실무기술

5. 사용 가능한 자원을 활용하라.
   - 미국 폐협회(American Lung Association)
   - 질병통제예방센터(Centers for Disease Control and Prevention)
   - 섬유성 낭종재단(Cystic Fibrosis Foundation)
   - 환경보호기구: 천식(Environmental Protection Agency: Asthma)
   - 미국 천식관리 프로그램(National Asthma Control Program)
   - 미국 천식교육 및 예방 프로그램
     (National Asthma Education and Prevention Program)
   - 미국 환경건강본부(National Center for Environmental Health)
   - 미국 심장, 폐, 혈액연구소(National Heart, Lung, and Blood Institute)
   - 미국 알레르기 및 감염병 연구소
     (National Institute of Allergy and Infectious Diseases)
   - 공공보건교육협회(Society for Public Health Education)
   - 세계보건기구(World Health Organization)

## 기억할 점

1. 호흡기계 질환은 높은 사망률, 의료비용, 학교 결석일과 결근일에 영향을 미친다. 국민건강에 미치는 중요성은 상상할 수 없을 정도이다. 호흡기계 질환이 우리 건강에 미치는 영향 때문에 Healthy People 2010은 이 질병군에 중점을 두고 있다.

2. 투약지시에 대한 불이행은 만성 호흡기계 질환 환자에게 매우 흔하다. 이 장 초반에 다양한 이유에 대하여 다루었다. 환자가 자신의 개인적 상황을 평가하고 장애물을 탐색할 환자를 지지하기 위하여 간호사의 비판단적 접근이 필요하다.

3. 환자가 자신에게 답이 있다는 것을 알아차리는 것이 중요하다. 그들은 상담현장에 정보를 가져오고, 간호사는 그것을 분류하고 효과적인 체계를 찾도록 돕기 위해 그곳에 있다. 환자는 그들 삶의 전문가이다. 간호사는 환자에게 질문하고 논의를 격려하기 전까지는 그들의 인생이 어떤지 알지 못한다. 환자 스스로 자신의 길을 찾을 수 있도록 당신의 환자를 신뢰하라.

4. 간호사의 역할은 환자가 증상을 악화시키는 요소를 인식하도록 돕는 것이다. 일단 확인이 되면 환자는 자신이 느끼는 것이 변화에 합당한지를 평가할 수 있

으며 변화를 만들어낼 기회를 탐색하기 위해 전진할 것이다. 무엇이 문제를 일으키는지 완전히 이해하지 못한다면 우리는 해법을 찾을 것을 기대할 수 없다.

## 요약

MI는 호흡기계 질환을 예방하고 관리하는 데 효과적인 도구가 될 수 있다. 만성질환의 악화나 급성질환의 발병을 초래하는 부정적 행동을 확인해야 한다. 간호사는 환자의 어떤 부정적 행동이 장애물을 만드는지 탐색하도록 도울 수 있다. 호흡기계 건강을 향상시키기 위해 노력하면서 우리는 간호사-환자 상호작용에 효과적인 도구를 사용해야 한다. 만약 환자가 부정적인 행동을 단 한 가지라도 긍정적으로 변화시킬 것을 선택한다면 환자의 삶의 질이 높아질 것이다. 환자가 질병에 끌려가는 일상을 반복하도록 하는 대신에 질병을 관리하도록 도우라. 질병을 환자의 생활양식에 맞추게끔 하라.

## 참고문헌

Bartholomew, L., Parcel, G., Swank, P. & Czyzewski, D.(1993). Measuring self-efficacy expectations for the self-management of cystic fibrosis. *Chest, 103*(5), 1524-1530

Elder, M. A. & Mellon, M.(2008). Long-term inhaled corticosteroid therapy in children and adolescents with persistent asthma: Facilitating adherence to guidelines-based therapy. *American Journal for Nurse Practitioners, 12*(11/12), 9-12, 16-18.

Elliott, R.(2006). Poor adherence to anti-inflammatory medication in asthma: Reasons, challenges, and strategies for improved disease management. *Disease Management Health Outcomes, 14*(4), 223-233.

Rubak, S., Sandboek, A., Lauritzen, T. & Christensen, B.(2005). Motivational interviewing: A systematic review and meta-analysis. *British Journal of General Practice, 55*(513), 303-312.

Wingrove, B.(2009). Pediatric respiratory infections. *Clinician Reviews, 19*(2), 20-26.

Motivational Interviewing in Preventive Care

14

# 예방간호를 위한 동기강화상담

## 학습목표

1 보건에 긍정적으로 영향을 미칠 수 있는 3가지 예방법을 확인한다.
2 예방진료를 실행할 때의 3가지 어려움을 열거할 수 있다.
3 예방진료의 3가지 이득에 대해 논의한다.
4 동기강화상담이 환자의 참여를 어떻게 향상시키는지 확인할 수 있다.
5 건강행동을 변화시키기 위한 Healthy People 2010의 목표를 최소한 3가지 제시할 수 있다.

## 핵심용어

**건강관리** Health maintenance

**건강증진** Health promotion

**미국 가정의학회** American Academy of Family Physicians, AAFP

**미국 소아과학회** American Academy of Pediatrics, AAP

**질병예방** Disease Prevention

**추정평균혈당** Estimated average glucose, eAG

## 서론

우리는 현재 건강관리(health maintenance), 건강증진(health promotion), 그리고 질병예방(disease prevention)의 시대에 살고 있다. 기술과 자원의 진보에도 불구하고, 미국에서는 만성질환과 예방 가능한 질병이 계속해서 발병하고 있다. Healthy People 2010은 건강행동 증진을 목적으로 하는 국가적 계획으로 1980년에 수립되었다. 10년마다 건강전문가들이 모여 의료보험제도와 관련된 자료를 검토하고 건강을 향상시키기 위한 목표를 설정한다. Healthy People 2010 관련 기관에서는 현재의 목표에 따른 결과를 평가하느라 바쁘며, Healthy People 2020을 위한 일도 진행 중이다. 지금 여기에서 서술하는 목표나 목적은 Healthy People 2020에서는 유효하지 않다. 여기에서 제공되는 정보는 2009년 후반이나 2010년 초반에 유효한 것이다.

이 장에서는 새로운 목표와 목적을 준비하는 지금 Healthy People 2010 예방간호 분야의 목표가 어느 정도 이루어지고 있는지 살펴볼 것이다. 미국 소아과학회와 미국 가정의학회의 권고사항 역시 알아볼 것이다. 예방에 대한 관심이 큰 가운데 간호사로서의 우리의 역할은 좀 더 건강한 나라를 만들기 위한 이러한 목표를 실행하는 것이다.

건강행동에 대한 환자와의 상담은 Healthy People 2010, 특히 '질 높은 건강 서비스 받기(Access to Quality Health Services)' 분야의 한 가지 목표이다. 이 목표의 성과를 평가하기 위해 관련 자료가 10년에 걸쳐 수집되었다. 여기에서 나온 통계자료는 2009년 7월 22일, DATA2010–May 2009에서 검색된다. 상담이 필요한 건강행동은 다음과 같다.

- 신체활동(18세 이상)
- 식이요법과 영양(18세 이상)
- 금연(18세 이상)
- 위험한 음주(19세 이상)
- 의도하지 않은 임신(15~44세의 여성)
- 성병 예방(15~44세의 남성과 여성)
- 폐경기(45~57세의 여성)

모든 연령대에 건강진료를 지속적으로 받는 것은 예방대책이나 건강관리를 요하는 부분을 발견하는 데 있어 중요하다. Healthy People 2010에서는 관련 목표를 정기적인 진료(routine care)에 두었다. 미국인구의 96%는 정기적인 건강관리를 받아왔음에 틀림없다. 2006년 현재 이 비율은 10% 정도 떨어졌다. 아동인구(17세 이하)와 성인인구(18세 이상)에서 비율이 줄어들었을 때, 아동인구에 한해 세웠던 목표에 좀 더 가까워지게 되었다. 94%의 아동과 83%의 성인이 정기 진료를 받고 있다. 이 목표의 일부분 또한 78%의 국민을 대상으로 달성되었다.

이 목표를 충족시키기 위해 시작된 다른 부분은 필요한 건강진료를 받는 데 어려움을 겪거나 진료받는 것이 지연된 국민들 중 7%가 정기적인 진료를 받게끔 하는 것이다. 2006년 20%의 성공을 거두었는데 이는 1996년에 달성한 12%의 성공률에서 증가한 것이다. 응급치료는 지체될 우려가 있으며 신체적인 손실을 낳을 수 있는 또 다른 영역이다. Healthy People 2010은 이러한 응급치료 지체를 없애기 위해 성인인구 1.5%를 대상으로 노력하였고 2001년까지 이 목표는 달성되었다. 응급치료가 지체되는 데에는 많은 이유가 있는데 예를 들면 건강관리 제공자의 감소, 의료비를 충당할 만한 보험재정의 부족, 그리고 단순히 건강관리를 언제, 어떻게 받아야 할지에 대한 환자교육의 결여가 있다.

많은 질환이 예방 가능한데, 이 중 특히 주력하고 있는 두 분야는 조절되지 않는 당뇨병 환자들의 입원과 예방가능한 폐렴 혹은 유행성 감기에 대한 예방접종이다. 당뇨병에 대한 적절한 자가관리로 입원을 예방할 수 있으며 예방접종을 통해서 폐렴과 유행성 감기 대부분을 예방할 수 있다. 2006년 현재 18~64세 사이의 인구 만 명당 조절되지 않는 당뇨병 환자의 입원 원래 목표치는 5.4명이었으나 8.4명이 되었다. 그리고 65세 이상의 인구 만 명당 폐렴과 유행성 감기로 인한 입원환자는 7.6명이다. 원래 목표는 만 명당 7.9명으로, 이는 보다 젊은 환자들의 입원은 포함시키지조차 않은 수치이다.

암 예방은 국가건강에 대한 영향력을 고려할 때 중요한 부분이라 할 수 있다. 암 예방의 목표를 달성하기 위한 부분으로 지정된 상담영역은 다음과 같다.

- 금연
- 대변잠혈검사
- 직장검사
- 유방 엑스선 촬영
- 자궁경부암 도말검사
- 신체적 활동

상담도 중요하지만 이러한 검사를 하는 것이 더욱 중요하다. 18세 이상의 여성 중 93%는 자궁경부암 도말검사를 받았다. 이 영역에서의 목표는 18세 이상 여성인구 중

97%가 검사를 받도록 하는 것이다. 이 인구 중 90%가 자궁경부암 도말검사를 8년 안에 받도록 하는 목표도 있다. 그러나 2005년에는 이 인구 중 78%만이 검사를 받았다. 또한 50세 이상의 인구 중 33%가 대변잠혈검사(fecal occult blood testing)를 받는 것도 목표인데 최근 자료에 따르면 2005년까지 50세 이상의 인구 중 총 17%가 이 검사를 받았다. S결장경검사(Sigmoidoscopy)는 직장암을 검사하는 또 다른 방법이다. 50세 이상의 인구 중 50%가 이 검사를 받게끔 하자는 목표는 2005년에 달성되었다. 40세 이상 여성의 경우 유방암의 초기 발견율을 높이기 위해 유방 엑스선 촬영을 해야 한다. 인구의 70%가 촬영을 하는 것이 목표인데 2005년에는 67%를 달성했다.

당뇨병 관리는 적절한 교육과 평가로 향상시킬 수 있다고 입증된 여러 분야 중 하나이다. Healthy People 2010은 당뇨병과 관련해서 몇 가지 구체적인 목표를 세웠다. 이는 18세 이상 당뇨병 환자 중 60%가 당뇨병에 관한 교육을 받아야 한다는 것이다. 가장 최근 자료에 의하면 1999년에 당뇨병 환자 중 55%가 이러한 교육을 받았다고 한다. 노인의료보장제도(Medicare) 수혜자들은 신장기능검사를 위해 1년마다 미세단백뇨 측정을 받아야 한다. 검사의 달성 목표는 14%였는데 2006년에는 해당 인구의 29%가 이 검사를 받아 목표를 초과달성하였다. 당뇨병관리를 평가하기 위해 현재는 추정 평균혈당(estimated average glucose)으로 대체된 당화혈색소($A_{1C}$) 검사를 1년에 2번 하도록 권고한다. 이는 18세 이상의 인구를 대상으로 설정되었으며 목표는 72%였는데, 2006년 64%가 이 목표를 달성했다. 1년 마다 확장된 눈 검사(dilated eye exam)를 하는 것 또한 권고한다. 해당 인구 중 76%가 이러한 검사를 받는 것이 목표였는데, 2003년 이 인구의 58%가 반년마다 이 검사를 받았다. 발 검사의 경우 매년 91%의 인구가 하는 것으로 목표를 설정하였다. 이 영역에서는 2006년까지 68%의 성공만을 달성했다. 마지막으로 매일 아스피린을 복용하는 요법으로 심장병을 예방하는 것이 당뇨병 인구집단에 권고되었다. 이 인구의 경우 30%가 목표로 설정되었으나, 1999년에서 2002년까지의 최근 자료에 따르면 20%만이 그 목표를 달성한 것으로 보인다.

아동들은 학교에서 많은 시간을 보낸다. 학교는 아동들이 건강교육을 지속적으로 받을 수 있는 장소이다. Healthy People 2010은 학교 시스템에서 달성할 여러 가지 목표를 설정했으며, 다음의 분야에 대해 교육하도록 권고하고 있다.

- 의도하지 않은 부상
- 폭력
- 자살
- 흡연과 중독
- 음주 및 기타 약물사용

- 의도하지 않은 임신, HIV/AIDS, 성병 감염
- 건강하지 않은 식생활
- 불충분한 신체활동

대학생들의 위험한 건강행동은 교육해야 할 또 다른 분야이다.

우리의 작업장은 건강증진을 달성할 수 있는 또 다른 영역이다. Healthy People 2010은 작업장의 75%에서 건강증진 프로그램을 실행하는 것을 목표로 했다. 지역사회에서도 건강증진 프로그램을 제공해야만 한다. 이 프로그램의 목표인 65세 이상 성인 90%의 참여는 아직 달성되지 않고 있다. 1998년 기준자료에 따르면, 12%였다. 지금 시점에서 그 이후의 자료는 존재하지 않는다.

의도하지 않은 임신과 성병 감염은 미국 의료시스템에 큰 영향을 미쳤다. Healthy People 2010에서는 이 영역에서 예방의 중요성을 인식했다. 다음은 관련 통계를 향상시키기 위해 집중해 왔던 분야이다.

- 피임약의 사용
- 사후피임법
- 임신 예방에 있어서 남성의 참여
- 콘돔 사용을 통한 임신과 성병 예방
- 콘돔과 호르몬요법(hormonal methods)을 통한 임신과 성병 예방
- 예방교육: 금욕
- 예방교육: 산아제한 방법
- HIV/AIDS 예방
- 성병 예방

보험 담보범위 90%가 피임약의 공급과 서비스를 보상하도록 목표치가 설정되었다. 2002년 처음 자료에 따르면 86%가 목표를 달성했다. 현재 그 이후의 자료는 존재하지 않는다.

의료서비스에 대한 만족은 환자가 스스로 예방적인 건강관리를 하는 데 기여하는 또 다른 중요한 요소이다. Healthy People 2010은 건강관리 전문가들과의 상호작용과 관련하여 환자의 만족도를 평가하는 몇 가지 기준을 정했다.

- 건강관리 전문가가 환자의 말을 정성스럽게 경청하는가?
- 건강관리 전문가가 환자가 이해할 수 있도록 설명을 해 주는가?
- 건강관리 전문가가 환자가 하는 말에 존경심을 보이는가?

• 건강관리 전문가가 환자와 충분한 시간을 보내는가?

처음 기준자료를 모은 이후로 극히 적은 변화가 기록되었다.

Healthy People 2010은 국민 90%가 예방접종을 받는 것을 목표로 설정했다. 예방접종은 감염병위원회(Committee on Infectious Diseases)가 권고하는 스케줄에 따라 받아야 한다. 최근의 자료는 아동과 청소년의 68~93%가 권고된 예방접종을 받고 있음을 보여주고 있다. 그러나 위험도가 높은 성인들은 단지 18~66%만 예방접종을 받고 있다. 예방접종은 예방의 가장 단순한 형태 중의 하나이다. 국민들이 더 많이 예방접종을 할 수 있도록 해야 한다.

안전과 부상은 Healthy People 2010의 또 다른 주력분야이다. 부상으로 응급실을 찾는 환자가 인구 천 명을 기준으로 108명까지 줄어든다는 목표를 거의 달성했다. 92% 달성을 목표로 하는 안전띠 사용율은 2005년 82%에 다다랐다. 그리고 2005년 4세 이하의 아동을 대상으로 아동보호용 의자(child restraints)를 사용하는 비율은 100% 달성되었음이 틀림없다. 2006년에는 92%가 달성되었다. 자전거 및 오토바이 헬멧 사용은 48%였다. 아동의 헬멧 사용 목표는 76%였고 1998년 69%의 아동이 헬멧을 착용했다. 그 이후의 자료는 존재하지 않는다. 성인의 헬멧 사용은 본래 42%를 목표로 하며 실제 38%를 달성했다.

임신기간 동안 산모와 태아의 합병증 예방은 국가건강을 향상시킬 수 있는 또 다른 방법이다. Healthy People 2010은 임산부가 폭음을 비롯한 음주, 흡연, 불법 마약복용을 삼가도록 하는 목표를 설정하여 그 목표를 95~100%까지로 잡았다. 가장 최근의 자료는 88~96%가 목표를 달성했다는 것을 보여준다.

건강한 체중을 유지함으로써 건강문제를 예방하고 현재의 만성적인 건강문제를 호전시킬 수 있다. 20세 이상의 성인들 중 60%가 건강 체중유지를 목표로 잡았다. 2003~2006년 사이의 자료를 보면 32%의 성인들이 건강한 체중 범위 안에 포함되는 것을 알 수 있다. 그리고 20세 이상 성인집단의 비만율 목표치는 15%로 정해졌지만 실제로는 33%의 성인들이 비만이다. 아동의 과체중 및 비만 목표율은 5%였다. 2003~2006년의 자료는 17~18%의 아동이 이에 해당함을 보여준다. 비만관리와 건강한 체중유지에 초점을 둔 많은 프로그램을 이용할 수 있다. 식습관과 영양은 질병을 다루는 데 있어 중요한 측면이다. 그러므로 내과를 방문한 환자와는 반드시 영양에 대한 상담을 해야 한다. Healthy People 2010은 성인의 75%가 이러한 상담을 받을 수 있도록 노력했고 2005년 35%의 성인환자가 영양상담을 받았다.

신체활동은 질병과 합병증을 예방할 수 있는 건강관리의 또 다른 요소이며, 작업장은 이를 격려할 수 있는 장소이다. Healthy People 2010은 작업장의 75%가 신체활동 프로그램을 제공할 수 있도록 한다는 목표를 설정했다. 이동할 때 걸어다니도록 권고하였는데, 25%의 성인과 50%의 아동에게 약 1.5km를 걷는 것을 장려하였다. 가장 최근의 자료에 의하면 대략 목표치의 반 정도가 달성됐다고 한다. 2%의 성인, 5%의 아동은 약 7.5km를 자전거로 이동했다. 최근의 자료에 따르면 첫 자료보다 수치가 내려갔다. 목표 달성에서 더 멀어진 것이다.

천식은 자가관리를 통해 회복될 수 있는 만성질환이다. 환자로 하여금 적절한 자가관리 기술을 익히게 하기 위해서 Healthy People 2010에서는 천식 대응계획의 기록, 적절한 흡입기 사용지침, 초기 증상을 비롯한 천식의 증상과 반응, 통증을 유발하는 환경적인 위험요소를 경감시키는 방법에 대한 환자교육을 장려한다.

금연 프로그램은 Healthy People 2010의 목표 덕택에 더 쉽게 이용할 수 있게 되었다. 성인 흡연인구의 80%가 금연을 시도하는 목표가 설정되었고 2006년과 2007년에는 47%가 달성되었다. 같은 시기에 청소년은 57%가 금연을 시도했는데 본래 그 목표는 64%였다. 니코틴의존에 대한 보험범위는 부족한 실정이다. 관리의료기관의 보험담보범위의 목표치는 100%, 저소득층 의료보장제도(Medicaid) 프로그램에서는 51%로 설정되었다. 1997~1998년 사이의 기준자료는 관리의료기관 75%, 저소득층 의료보장제도 프로그램 24%로 나타났다. 이 이상의 자료는 아직 존재하지 않는다.

미국 소아과학회는 Bright Futures, 즉 소아과에서의 예방과 건강증진을 위한 계획을 실행하기 위해 노력을 기울이고 있다. 이는 진료의 빈도와 연령에 따라 수행해야 하는 사항에 대한 안내(**그림 14-1**)로, AAP 웹사이트를 통해서도 열람할 수 있다.

"Bright Futures는 문화적으로 적절한 개입을 통해 모든 아동의 건강과 안녕을 증진하기 위해 사용할 수 있는 일련의 원칙, 전략, 도구이다. 이는 가정, 임상현장, 지역사회, 건강시스템, 정책 수준에서 아동의 현재 혹은 미래에 생길 건강관리에 대한 요구를 강조한다"(Hagan, Shaw & Duncan, 2008). 권고사항의 범위는 다음과 같다.

- 병력, 가족력, 사회력
- 키와 체중
- 머리둘레(생후 2년)
- 체중신장지수(Weight for length)
- 신체용적지수(Body Mass Index, BMI)
- 혈압(Blood Pressure, BP)
- 시력, 청력검사
- 발달검사
- 자폐증검사

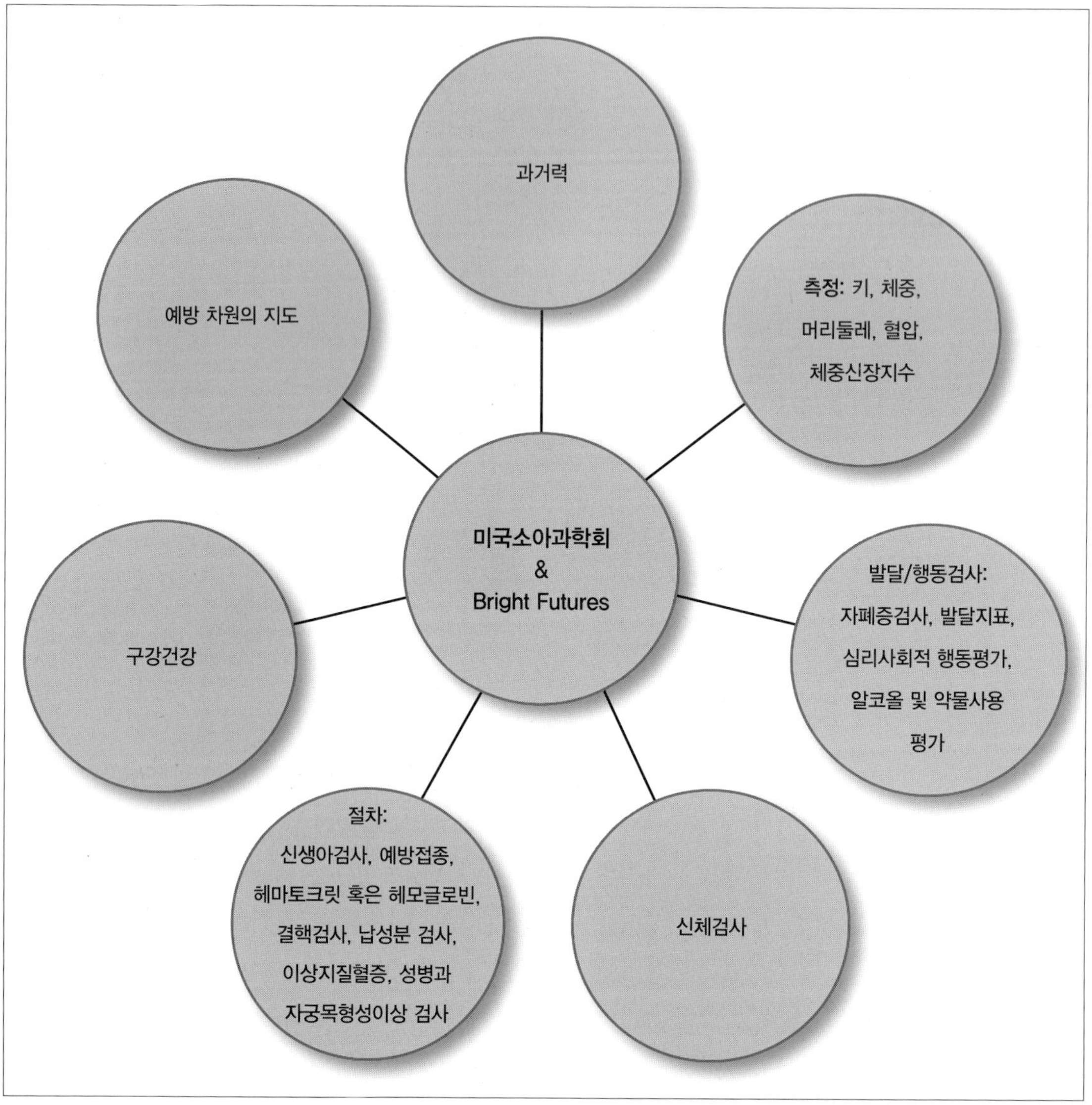


**그림 14-1** 미국소아과학회의 건강한 진료를 위한 권고사항

출처: American Academy of Pediatrics(2008).

- 심리사회적/행동평가
- 알코올 및 약물사용 평가
- 신체검사
- 신생아검사
- 예방접종
- 헤모글로빈(Hemoglobin, Hgb) 혹은 헤마토크릿(Hematocrit, Hct)

- 납성분 검사(lead screening)
- 결핵검사
- 이상지질혈증(dyslipidemia)
- 성병과 자궁목형성이상(cervical dysplasia) 검사
- 구강건강
- 예방 차원의 지도

이 모든 것이 매 진료 시마다 권고되는 사항은 아니다(Hagan, Shaw & Duncan, 2008).

미국 가정의학회에는 예방건강(preventive health)을 위한 지침이 있다. 이러한 지침은 모든 연령대의 환자들에게 적용된다. 이러한 가이드라인에는 권고 수준을 나타내는 적극적 권고(SR), 권고(R), 권고하지 않음(NR), 금지(RA), 증거가 불충분함(I), 혹은 건강행동이 바람직하지만 유효성은 아직 밝혀지지 않음(I-HB)과 같은 표지(markers)가 존재한다(**표 14-1**). 이러한 권고사항은 예방관리의 실천을 안내하는 데 도움을 준다(AAFP, 2009).

**표 14-1** 미국 가정의학회의 적극적 권고(SR) 및 권고(R)사항

- 흡연하는 65~75세 남성에게 복부 동맥류 스크리닝을 위한 초음파 검진(R)
- 사고로 인한 부상을 예방하기 위해 2세 이상 모든 아동과 부모 상담(R)
- 임신한 여성을 포함한 모든 성인을 대상으로 알코올 남용을 줄이기 위한 행동상담과 검사(R)
- 임신 12~16주 혹은 16주 이후라면 처음 산전방문 시 소변배양검사로 증상이 없는 세균뇨 검사(SR)
- 성병의 위험이 있고 성활동이 활발한 모든 청소년과 성인을 대상으로 성병을 예방하기 위한 행동상담(R)
- 40세 이상의 여성을 대상으로 유방암 검진 위해 1~2년마다 유방조영술 시행(R)
- 유방암 유전자 돌연변이 위험이 높은 가족력의 여성을 위해 유전학적 상담 의뢰(R)
- 모유수유 권장 및 지원(R)
- 성관계 경험이 있는 여성의 자궁경부암을 검진하기 위해 최소 3년마다(자궁경부암 도말검사, SR)
- 성활동이 활발한 24세 이전의 여성과 24세 이상 위험에 노출된 비임부(임신하지 않은 여성)에게 클라미디어 검진(SR)
- 24세 이하의 임부, 위험성이 증가한 24세 이상의 임부 모두에게 클라미디어 검진(R)
- 50~75세 성인을 대상으로 대변잠혈검사, S결장경검사, 대장검사하여 대장암 검진(SR)
- 신생아에게 선천성 갑상선기능저하증 검진(SR)
- 가임연령의 여성에게 가족력, 혈청테스트, 또는 예방접종을 통해 선천성 풍진증후군 검진(R)

**표 14-1 미국 가정의학회의 적극적 권고(SR) 및 권고(R)사항**(계속)

- 심근경색을 줄이는 효과가 위장출혈의 위험보다 크다면 45~79세 남성의 아스피린 사용(SR)
- 심근경색을 줄이는 효과가 위장출혈의 위험보다 크다면 55~79세 여성의 아스피린 사용(SR)
- 수분공급에 불소가 포함되지 않은 아동은 6개월에서 16세 사이에 불소 보충제 제공(SR)
- 모든 성인들에게 우울증 검진(R)
- 성인에게 135/80mmHg보다 높은 무증상 혈압이 있으며 투약을 하거나 하지 않는 2형 당뇨병 검진(R)
- 모든 어린이에게 디프테리아, H인플루엔자 b형, A형 간염, B형 간염, 인플루엔자, 홍역, 풍진, 뇌수막염 구균, 백일해, 폐렴구균, 척수성 소아마비, 파상풍, 수두 예방접종(SR)
- 성인에게 디프테리아, 파상풍(SR), 수두(만약 이전에 병에 걸리지 않았거나 예방을 하지 않았다면 R) 예방접종
- 성인에게 A형 간염, B형 간염, 인플루엔자, 홍역, 볼거리, 풍진, 뇌수막균, 폐렴구균 위험이 있는 경우 예방접종(R, SR)
- 인플루엔자는 50세 이상, 폐렴구균은 65세 이상 성인에게 예방접종(R)
- 신생아 임균성 안염을 예방하기 위해 생후 1개월 이내의 신생아에게 예방적 투약(SR)
- 성활동이 활발한 모든 여성과 임신한 여성에게 위험성이 증가한 경우 임질 검진(R)
- 고지혈증과 심장 위험 인자, 식이와 관련된 만성질환이 있는 모든 성인을 대상으로 식이행동 상담(R)
- 노인들의 청력손상 검진(R)
- 모든 신생아에게 청력 손실 여부 검진(R)
- 첫 산전방문 임신부에게 B형간염 바이러스 검진(SR)
- 18세 이상 성인의 고혈압 검진(SR)
- 청년과 성인의 HIV 검진-위험이 증가된 경우(SR)
- 임신한 여성의 HIV 검진(R)
- 증상이 없는 임부의 철결핍성 빈혈 검진(R)
- 35세 이상의 남성의 지질성 질환 검진(SR)
- 20세 이상 여성, 25~35세 남성을 대상으로 위험성이 증가된 경우 지질성 질환 검진(R, SR)
- 가임기 여성과 임신계획 최소 임신 1개월 전에 3개월 동안 엽산 0.4~0.8mg 처방(R, SR)
- 신경계결함 임신을 한 적이 있으면서 임신을 계획하는 여성은 임신계획 1~3개월 전, 임신 후 첫 3개월 동안 엽산 4mg 처방(SR)
- 모든 성인 비만 대상자 검진- 지속적인 체중감소를 촉구하기 위한 상담과 행동중재(최소 3개월마다 한 달에 1회 이상 제공(R)
- 골다공증이 있는 65세 이상, 골다공으로 인한 골절 위험이 증가하는 60세 이상 여성의 검진, 그리고 11세 이상 여성을 대상으로 골다공증을 예방하기 위해 적절한 칼슘 섭취를 유지하도록 상담(R)
- 난소암 유전자 돌연변이 위험이 높은 가족력의 여성에게 유전상담을 받도록 의뢰(R)
- 신생아 대상으로 페닐케톤요 검진(SR)
- 첫 산전방문한 모든 임부와 임신 24~28주에 반복적인 Rh(D) 음성인 임부를 대상으로 Rh(D) 혈액형과 항체검사 실시(R, SR)

**표 14-1** 미국 가정의학회의 적극적 권고(SR) 및 권고(R)사항(계속)

- 흡연자 부모를 대상으로 흡연의 해로움과 아동의 건강에 미치는 위해에 대해 상담(SR)
- 신생아 대상 겸상 적혈구성 빈혈 검진(SR)
- 모든 임부와 매독 위험군 상담(SR)
- 출생 1개월 내 신생아 대상으로 비정상적 갑상선기능 검진(SR)
- 임신부를 포함하여 담배를 피우는 모든 성인을 대상으로 금연 프로그램 중재(SR)
- 위험군 대상으로 만토검사를 통한 결핵 검진(SR)
- 모든 5세 이하 아동과 노년기 성인에게 시력검진(R)

출처: American Academy of Family Physicians(2009).

## 예방관리의 어려움

예방관리에는 많은 어려움이 있다. 아동인구를 대상으로 하는 예방관리는 일관성이 가장 높다. 왜냐하면 예방접종이 학교출석을 위해 요구되는 사항이어서 이를 위해 병원을 자주 찾기 때문이다. 학교에서는 아동으로 하여금 정기 신체검사를 받게끔 한다. 이러한 요구사항이 아동인구의 예방관리를 위한 방문을 유지시키는 데 도움을 주지만, 몇몇 아동은 권고되는 병원방문 일정을 맞추지 못한다. 그 이유로는 예방접종에 대한 부모의 종교적, 개인적 신념, 보험 담보범위의 부족, 그리고 부모의 부주의나 방치가 있다. 이 문제를 개선하려고 노력하는 동시에 건강관리 개혁에 대해 계속해서 논의하고 주 정부의 건강보험 프로그램을 모든 아동이 이용할 수 있도록 힘써야 한다.

청소년인구 역시 예방관리를 대부분 잘 유지하고 있다. 학교에서는 이들을 대상으로 정기 신체검사와 예방접종을 계속해서 시행하고 있다. 그러나 개선해야 할 부족한 부분이 있는데, 이는 흡연, 불법약물 사용, 임신이나 성병을 초래할 수 있는 성행동과 같은 위험한 행동이다. 이러한 부분에 있어서는 학교가 청소년들을 교육하는 역할을 맡고 있다. 그러나 건강관리 예방관리 방문(preventive care visit)을 할 때 예방지도의 일부로서 이러한 사안에 대해서 상담한다. 부모와 청소년은 급성 및 만성질환을 예방하는 데 적극적인 역할을 맡아야 한다. 위험한 행동을 예방하기 위한 국가 차원의 캠페인이 부모와 청소년을 대상으로 한 텔레비전 광고 형태로 방영되고 있다.

청년의 경우 예방관리를 받는 데 더 큰 어려움이 있다. 이들은 대체로 건강하며 정기 건강관리를 받지 않는다. 이들은 대부분 경증 질병, 임신 혹은 피임, 부상 혹은 입사를 위한 신체검사 때문에 병원을 찾는다. 이 연령대의 인구로 하여금 장래의 건강문제를 예방하게끔 돕는 것은 상당히 중요하다. 이때 한 선택은 장래의 건강에 영향을 줄 것이다. "청년들은 많은 선택을 한다. 만약 그것이 긍정적인 선택이 아니라면 이후에 수정하기란 어려울 것이다"(Bastable, 2006, p. 127). 이들은 독립을 하고 경력을 쌓고 관계를 만들어 나가느라 바빠 정기 예방관리를 잘 받지 않는다. 이 시점에서 그들이 집중하는 부분은 장래의 건강이 아니다.

성인들은 시간이 지날수록 점점 더 자신의 건강에 집중하게 되는데 특히 만성적인 건강문제를 가지고 있을 때 그러하다. 이 삶의 단계에서는 많은 신체적 변화가 나타난다. 건강을 유지하는 것이 예방보다 더 큰 이슈가 되는 경향이 있지만, 예방은 건강 유지의 일부가 된다. 이 연령대의 인구는 가정을 꾸리고 노부모를 돌보는 것과 관련해 많은 변화를 겪는다. 흔히 이들은 자신의 자리를 확실히 잡았고 은퇴를 앞두고 있다. 이들은 직면하는 많은 변화에 감정적으로 적응해야 한다. 만약 이들이 스트레스에 긍정적인 방식으로 대처하는 법을 아직 배우지 못했다면 건강 전반에 심각한 영향을 받을 것이다. 많은 성인들은 만성질환에 걸린 가족 구성원들을 보살핀다. 그들은 다른 사람들을 돌보느라 바쁘기 때문에 자신의 건강에 집중하기가 매우 어렵다. 더 이상 예방할 수 없는 증상이 나타나게 되어서야 건강관리를 시작하게 된다.

보험 담보범위, 건강관리에 대한 접근, 건강관리 제공자들에 대한 신뢰는 모두 예방관리에 영향을 준다. 보험 담보범위가 확대되거나 지불 가능한 건강보험이 확보되지 않는 한 우리는 적절한 예방관리를 제공하는 데 계속해서 어려움을 겪을 수밖에 없다. 건강관리 제공자들과 신뢰관계를 쌓는 것 또한 정기 예방관리를 받는 데 중요하다. 이것이 환자와 라포를 형성하기 위해 시간을 들이는 것이 중요한 이유이다. 만약 환자들이 안락함과 안전감을 느끼고 당신이 말하는 것을 신뢰할 수 있다면 재검진을 받을 가능성이 높아진다.

## 질병과 부상을 예방하기 위한 행동변화의 장점

흡연, 운동부족, 영양부족 그리고 알코올남용이 미국의 다양한 만성질환과 사망의 교정가능한 위험인자라는 사실은 잘 알려져 있다(Aspy et al., 2008; Bodenheimer & Handley, 2009; Flocke, Kelly & Highland, 2009; Holtrop et al., in press). 이를 비롯한 교정가능한 행동을 예방함으로써 위험인자를 줄여 미국의 건강을 향상시킬 수 있다. 영양상담, 금연, 신체활동 증진, 알코올남용과 중독의 경감은 1차 진료를 위해 방문하는 모든 환자와 상담해야 하는 주제이다. 상담과 행동수정이 유익하다는 사실에는 논쟁의 여지가 없다. 문제는 이를 건강관리 상황에서 실천하는 능력이다. 응급실에서의 급한 진료 진행, 1차 진료기관의 과도한 업무, 간호사들의 과부하는 지속적인 예방관리 서비스를 제공하는 데 방해가 된다. 동기강화상담(Motivational Interviewing, MI)은 상담을 할 수 있는 시간이 거의 없는 다양한 상황에서 행동변화를 일으킬 수 있는 기술을 제공한다. MI의 기술을 통해 이루어지는 잠시 동안의 개입이 긍정적인 행동변화로 이어질 수 있다.

한 연구에서는 MI가 행동변화를 통해 체중감량을 향상시키는 데 활용되었다(DiMarco, Klein, Clark & Wilson, 2009). 과체중 환자에게는 여덟 차례에 걸쳐 치료사와 상담하는 시간이 30분에서 1시간 주어졌다. 연구 결과 MI 집단에 참여했던 사람들은 먹는 것과 먹는 것에 관련된 걱정, 즉 먹는 것에 대한 죄책감과 먹는 것을 제어하지 못하는 데 대한 두려움을 조절하는 데 대조군보다 우수한 것으로 나타났다. 환자의 식사패턴과 행동을 향상시킴으로써 비만율뿐만 아니라 당뇨병, 심혈관계 질환, 수면장애와 관절장애의 위험을 낮출 수 있다. 또한 MI 집단의 중도포기율이 더 낮았으며 건강한 식사행동을 향상시키는 데 성공하는 경우는 더 많았다(DiMarco et al., 2009).

신체활동은 개인의 건강에 긍정적인 영향을 줄 수 있는 또 다른 교정가능한 행동이다. 여러 연구에서 MI가 신체활동을 증진시키는 행동변화를 촉진하는 데 효과적임이 나타나고 있다. 한 연구는 장기 생존 암환자를 추적하여 MI가 어떻게 신체활동을 증진시키는 행동변화에 영향을 주는지를 살펴보았다. 연구자는 자기효능감이 어떻게 건강행동 성공률에 영향을 주는가에 대해 알아보았다. "자기효능감과 MI 간의 상승효과는 행동변화의 주요 기전으로 제안되어 왔다. 이 연구의 결과는 암 생존자 혹은 모든 사람들에게 그것이 사실이라는 증거를 제공한다"(Bennett, Lyons, Winters-Stone, Nail & Scherer, 2007, p. 26).

신체활동을 증진시키는 방법을 살펴본 다른 연구에서는 생활방식 개입을 노인들의 구조화된 집단활동과 비교하였다. 여기서 발견된 것은 생활방식 개입이 신체활동을 증가시키고 유지시키는 데 좀 더 효과적이라는 점이다(Opdenacker, Boen, Coorevits & Delecluse, 2008). 이 연령대에서 신체활동의 증가는 부동성과 만성질환의 합병증을 낮추고 일반적인 건강수준을 높이며 삶의 질을 향상시킨다.

금연의 중요성은 널리 알려져 있다. 대중매체를 통하여 흡연의 모든 부작용을 알 수 있다. 또한 금연을 홍보하는 다양한 프로그램이 지역 단위, 주 단위, 국가 단위로 이루어지고 있다. 우리는 인터넷, 문서자료, 그리고 의사를 통해 이와 관련된 정보에 접근할 수 있다. 금연은 엄청난 건강상의 이익을 가지고 있고, 폐질환, 심혈관계 질환과 같은 다양한 만성질환을 예방하는 데 도움이 될 수 있다. "금연은 전체 인구의 기대수명을 1년 정도 증가시키고, 흡연자의 기대수명은 여러 해 증가시킬 것으로 예측된다"(Cole, 2001, p. 156).

# 사례연구

다음 사례연구는 MI와 MI가 아닌 상담을 대조하여, MI가 예방관리 상담에서 어떻게 사용될 수 있는지를 보여준다.

## 사례연구 1

환자는 당뇨병이 있고 정기적으로 병원을 방문한다. 그는 운동에 저항하고 있으며, 이는 장기 합병증에 대한 위험을 높이는 혈당치에 영향을 주고 있다.

### MI가 아닌 상호작용

:: **간호사** "좋은 아침이에요. 어떻게 지냈어요?"

:: **환자** "잘 지내고 있어요."

:: **간호사** "지난번 운동에 대해서 얘기했죠. 그리고 운동이 환자분의 혈당을 안정시켜 주는 데 얼마나 중요한지도요."

:: **환자** "맞아요."

:: **간호사** "그래서 운동은 어떻게 됐죠?"

:: **환자** "시도해 봤어요."

:: **간호사** "얼마나 자주 운동하셨어요?"

:: **환자** "이리저리 걸었어요."

:: **간호사** "규칙적으로 운동하는 것은 매우 중요해요. 특히 당뇨병이 있을 때에 더 그렇죠. 환자분의 당뇨병이 아직 잘 조절되고 있지 않아요. 환자분께서 운동하려고 시도한다면 개선되는 모습을 보실 수 있을 겁니다."

:: **환자** "알겠어요."

### MI 상호작용

:: **간호사** "좋은 아침이에요. 어떻게 지냈어요?"

:: **환자** "잘 지내고 있어요."

:: **간호사** "저번 시간에 운동에 관해 이야기를 나누었죠. 다시 그것에 대해 얘기하거나 아니면 환자분이 관심 가지고 계신 다른 어떤 것이라도 얘기하면 돼요."

:: **환자** "음, 운동이 어떻게 저에게 도움을 줄 수 있는 지 잘 모르겠어요. 계속해서 규칙적으로 운동하려고 하죠. 그런데 아직 제 혈당을 조절할 수 없네요."(저항)

:: **간호사** "좌절하셨군요."

:: **환자** "물론 좌절했어요. 열심히 했는데 별로 달라진 게 없어요."

:: **간호사** "환자분께서는 운동의 이점을 보셨어요. 그리고 거기에 많은 노력을 기울였죠. 운동을 하면서 발견한 긍정적인 것을 말해 주세요."

:: **환자** "음, 기분이 나아졌고 좀 더 많은 에너지를 갖게 되었어요."

:: **간호사** "환자분의 노력은 기분으로 나타났죠. 운동을 하면서 어떤 부정적인 부분을 발견했는지 궁금하네요."

:: **환자** "수치는 좋아요. 그런데 당화혈색소는 그다지 좋아지지 않았어요. 저는 당뇨가 좀 더 나아지고 있을 것이라 생각했거든요."

:: **간호사** "자, 보세요. 환자분은 매일 운동할 때의 이점을 알고 계세요. 그리고 좀 더 건강하다고 느끼시고 계시죠. 그리고 당수치도 좋아지고 있어요."

:: **환자** "그렇죠. 제 당화혈색소 수치를 말씀해주셨는데, 그 수치는 제가 원하는 만큼 근접하지는 못하고 있어요."

:: **간호사** "어느 정도의 수치가 필요하다고 느끼세요?"

:: **환자** "전 제 당화혈색소가 7% 이하이길 원해요. 전 아직 8.7%에 머물러 있죠."

:: **간호사** "제게 설명을 해 주세요. 어떻게 환자분의 목표치에 이르길 원하시고 그 목표를 이루기 위해 얼마나 걸릴 것이라 생각하는지 말씀해 주세요."

:: **환자** "전 식사를 아주 잘 해 왔어요. 그리고 규칙적인 운동을 더 많이 하고 싶어요. 전 이 두 가지가 제 혈당에 도움이 될 것이라는 것을 알아요. 전 당장 그렇게 되길 원해요. 적절히 관리를 할 수 있길 원하죠. 하지만 시간이 좀 걸릴 것 같아요. 제가 원하는 데까지 되려면 얼마나 걸릴 것이라 생각하세요?"(변화대화)

:: **간호사** "음, 당화혈색소라는 것은 2~3개월의 평균 포도당 수치입니다. 지속적으로 건강한 영양섭취와 운동을 할 때, 환자분께서는 3개월의 시간 내에 목표를 이룰 수 있을 것입니다. 아니면 적어도 환자분의 목표에 근접할 수 있을 것입니다."

:: **환자** "그렇다면 6개월 이내에는 제 목표에 확실히 도달할 수 있다는 거네요."

:: **간호사** "일단 습관이 되면 결과가 좋을 것이라 확신합니다."

## 논의

앞의 두 시나리오에 나오는 만성질환을 앓고 있는 환자는 규칙적인 운동으로 많은 이득을 볼 수 있지만 자신의 전반적인 건강을 향상시키는 데 필요한 만큼의 운동을 하지 않고 있다. 첫 번째 시나리오에서 간호사는 환자가 충분한 운동을 하지 않는 이유를 살피지 않고 규칙적인 운동을 하라고만 이야기하고 있다. 이것은 너무 모호한 소통방식이다. 환자는 규칙적인 운동이 무엇을 의미하는지 좀 더 잘 이해할 필요가 있다. 가능한 목표를 정해 놓지 않고 무언가를 하라고 이야기하는 것은 환자에게서 저항을 끌어내고, 결국 환자는 간호사의 권유를 잘 따르지 않게 될 것이다. 첫 번째 시나리오는 환자를 수동적으로 만드는 비효과적인 의사소통을 보여주고 있다. 그렇기 때문에 환자의 행동수준에 변화가 없을 것이라는 것을 짐작할 수 있다.

두 번째 시나리오에서 간호사는 MI 기술을 사용하고 있다. 환자는 자신이 규칙적인 운동에 쏟아 부은 노력보다 더 많은 것을 기대했기 때문에 좌절하고 있다. 간호사는 환자로 하여금 운동하는 데 따른 긍정적인 면과 부정적인 면을 살펴보게끔 했다. 그는 원했던 것보다 적은 성과를 거두었기 때문에 좌절하고 있다. 그러나 운동의 긍정적인 면을 알아보면서 환자는 자신이 신체적으로 호전됐다는 것을 인식할 수 있었다. 환자로 하여금 긍정적인 측면에 집중하도록 도와주는 것이 중요하다. 왜냐하면 부정적인 부분은 흔히 우리의 행동변화를 막기 때문이다.

## 사례연구 2

환자는 정기검진과 예방접종을 위해 찾아 왔다.

### MI가 아닌 상호작용

:: **간호사** "좋은 아침이에요. 코비는 어떤가요?"

:: **부모** "좋아요. 어떤 문제도 없었어요."

:: **간호사** "오늘은 신체검사를 할 거에요. 염려하시는 부분이 있나요?"

:: **부모** "없어요."

:: **간호사** "신체검사가 끝나면 예방접종을 해 줄 거에요."

:: **부모** "전 코비가 예방접종받길 원치 않아요."

:: **간호사** "왜요?"

:: **부모** "그런 백신으로 인해 나쁜 일이 너무 많이 일어나잖아요."

:: **간호사** "백신을 사용하면 부작용보다는 혜택이 훨씬 많아요. 코비는 접종이 정말로 필요해요."

:: **부모** "아니요. 전 아이가 접종받는 것이 싫어요."

:: **간호사** "자제분은 예방접종이 필요해요. 접종을 하지 않는다면 큰 위험에 처할 수 있어요."

:: **부모** "아이가 접종받는 것을 원하지 않아요. 정말이에요."

## MI 상호작용

:: **간호사** "좋은 아침이에요. 코비는 어떤가요?"

:: **부모** "좋아요. 어떤 문제도 없었어요."

:: **간호사** "오늘은 신체검사를 할 거에요. 염려하시는 부분이 있나요?"

:: **부모** "없어요."

:: **간호사** "신체검사가 끝나면 예방접종을 해 줄 거에요."

:: **부모** "예방접종을 하지 않는 것이 더 나을 것 같네요."

:: **간호사** "어떤 걱정이 되시는지 말해 주세요."

:: **부모** "전 예방접종 때문에 생길 수 있는 나쁜 일을 너무 많이 들었어요."

:: **간호사** "그 부분에 대해 말씀해 주세요."

:: **부모** "백신 중 어떤 건 자폐증을 유발할 수 있다고 들었어요. 그런 일을 감수할 수는 없어요. 제 친구 한 명에겐 자폐증이 걸린 아이가 있어요. 그리고 그건 백신 탓임에 틀림없어요. 친구 가족들 중 누구도 자폐증이 없거든요."

:: **간호사** "자폐증이 유전이거나 백신에 의해 유빌된 깃이라 이헤히고 계신 거군요."

:: **부모** "네. 그렇죠."

:: **간호사** "제가 자폐증과 백신에 대한 약간의 정보를 함께 나눌 수 있을까요?"

:: **부모** "물론이죠. 그렇지만 그런다고 제 마음을 바꿀 수 있을지는 모르겠어요."

:: **간호사** "저희는 많은 연구를 통해 자폐증과 백신 간에 뚜렷한 연결고리가 없는 것으로 알고 있어요. 어떤 백신이 투여된 시점과 비슷하게 자폐증상이 나타날 수 있어요. 흔히 그 시점 이전에 어떤 증상이 나타나죠. 하지만 그 증상은 감지하기가 힘들죠. 코비는 현 시점에서 어떠한 자폐증상도 보이고 있지 않아요."

:: **부모** "코비가 좋은 상태인 것 같아요. 그렇지만 걱정되는 건 어쩔 수 없네요."

:: **간호사** "이 일의 다른 면을 살펴보도록 해요. 만약 코비가 백신접종을 받지 않으면 어떤 일들이 발생할 거라 생각하시나요?"

:: **부모** "추측해 보자면 코비가 선생님께서 예방하려 하는 병에 결국 걸릴 수 있을 것 같다는 생각이 들어요."

:: **간호사** "한편으로는 코비가 예방접종을 받으면 자폐증에 걸릴 수 있다고 생각하지만, 또 한편으로는 다른 심각한 병을 예방하고 싶으신 거죠."

:: **부모** "그게 바로 코비를 보호하기 위해 제가 원하는 것이죠."

:: **간호사** "그것이 부모로서 우리 모두가 내려야 할 어려운 결정이죠. 우리는 모두 아이들을 위해 올바른 결정을 내리기 위해 고심해요. 우리는 아이들이 자폐증이나 홍역, 볼거리, 풍진, 혹은 백신이 있는 다른 어떤 질병에도 걸리는 것을 원하지 않죠."

:: **부모** "그렇다면 제 걱정을 이해하신 건가요?"

:: **간호사** "네, 그렇죠. 부모가 되는 것은 아이들을 위한 결정에 따른 위험과 혜택을 저울질해야만 한다는 것을 의미해요. 머나먼 여정이죠. 그렇지만 우리는 현재 백신으로 예방할 수 있는 질병이 발생하는 것을 거의 볼 수 없는 시점에 와 있어요. 백신으로 인한 자폐증에 관해 이야기하는 사람들은 광고에 많이 노출된 사람들이에요. 우리는 텔레비전에서 본 것이나 뉴스에서 들은 것에 흔들리는 경향이 있어요."

:: **부모** "맞아요. 제 아들이 백신으로 예방할 수 있는 치명적인 질병에 걸리는 것이 싫어요."

:: **간호사** "저희는 예방접종에 관한 찬반의견에 대해 이야기했어요. 백신에 대한 다른 염려를 가지고 계신지 궁금하네요."

:: **부모** "없어요. 제 생각엔 선생님께서 모두 알려 주신 것 같아요. 시간을 내서 제 염려를 이해해 주셔서 감사해요."

:: **간호사** "부모가 된다는 것은 어려운 결정을 내린다는 것을 의미하죠. 그런 부분이 백신에 관련되어 나타난 거예요. 제가 설명을 충분히 드렸기 때문에 코비에게 가장 좋은 결정을 내릴 수 있었으면 하고 바랍니다."

:: **부모** "네. 좋아요. 아동에게 예방주사를 맞히도록 할게요. 어떻게 되는지 살펴보도록 해요."

:: **간호사** "좋아요. 검사와 함께 진행하는 건 어떠세요."

## 논의

앞의 두 시나리오에서 부모는 아들이 예방접종을 받는 것을 원하지 않는다. 첫 번째 시나리오에서 간호사는 아동이 예방접종을 필요로 한다고 주장하면서, 접종을 받지 않는데 따르는 결과를 받아들이는 것보다는 잠재적인 부작용을 각오하는 편이 더 낫다고 이야기한다. 부모는 방어적이며 예방접종에 대한 논의에 관심이 없다. 간호사는 치료적 의사소통을 진전시키지 않는다. 그 대신 부모의 방어적인 자세를 촉발했으며 저항이 나타날 때 부모에게서 그 단서를 알아채지 못했다.

두 번째 시나리오에서 간호사는 부모의 염려를 듣고 그 내용을 정리해 주었다. 또한 동의를 구한 후 추가적인 정보를 공유하여 부모는 정보가 제공된 결정을 내릴 수 있었다. 간호사와 부모는 함께 아동에게 예방접종하는 데 대한 찬성과 반대 의견을 알아보았다. 부모는 간호사의 공감과 자신의 걱정에 관한 열린 논의에 대해 고마워했다. 대화는 좀 더 긍정적인 분위기에서 이루어졌는데, 이는 간호사가 부모에게 단순히 예방접종의 중요성을 이야기한 것이 아니라 함께 그 문제에 대해 살펴보았기 때문이다. 간호사는 자신이 우월하다는 자세를 취한 것이 아니라 그녀 역시 자신의 아동을 위해 결정을 내리는 것이 어려우며 그것은 정상적인 현상이라는 것을 알려 주었다. 부모는 이 문제의 핵심을 살펴보는 과정에서 혼자가 아니었다. 간호사는 부모와 함께했고 결국 부모는 결정을 내릴 수 있었다. 이러한 대화에도 불구하고 부모가 백신을 계속해서 거절할 수도 있다. MI의 원칙에 따라, 간호사는 부모의 선택을 받아들여야만 한다. 그러나 동시에 부모가 충분한 정보를 검토한 뒤에 결정을 내렸다고 확신할 수 있어야 한다.

## 사례연구 3

환자는 산전진찰을 위해 방문했다. 그녀는 금연으로 고심하고 있다. 간호사는 산모와 아동이 가진 잠재적인 위험을 인식하고 있다.

### MI를 사용하지 않은 상호작용

:: **간호사** "좋은 아침이에요. 기분이 어떠세요?"

:: **환자** "좋아요."

:: **간호사** "산모분과 지난번 진찰에 대해 잠깐 검토해 보아도 될까요?"

:: **환자** "괜찮아요."

:: **간호사** "산모분께선 임산부 비타민을 복용하고 계신 걸로 알고 있어요. 지금까지 임신기간 중에 어떤 심각한 문제가 있었던 적이 없으셨어요. 마지막 진찰 때 산모분께선 여전히 흡연을 하고 계셨어요. 지금은 어떤가요?"

:: **환자** "좀 줄였어요. 하지만 완전히 끊는 건 어렵네요."

:: **간호사** "이전에 통계자료에 대해 들어보셨을 것이고, 담배가 산모분과 아기를 합병증의 위험에 놓이게 한다는 것도 아실 거에요."

:: **환자** (침묵)

:: **간호사** "담배를 끊기에 아주 늦은 건 아니에요. 지난번 방문 때 이 부분에 대해 의사 선생님과 대화하신 것으로 알고 있습니다. 저희는 산모분이 조산하는 것과 건강하지 못한 아이가 되는 것을 예방할 수 있도록 정말 애쓰고 있어요."

:: **환자** "알고 있어요."(울기 시작한다)

:: **간호사** "산모분께서 흡연하지 않게 주의를 딴 데로 돌리는 방법이 있어요."

:: **환자** "이미 많은 시도를 해 봤는데 잘 안 됐어요. 전 어쩔 수가 없어요."

:: **간호사** "산모분은 선택의 여지가 있어요. 지금 금연하는 것은 산모분과 아기를 위해 할 수 있는 최상의 일이에요."

:: **환자** "알아요."

:: **간호사** "한 달 후쯤 다시 오세요. 금연하시길 바랍니다. 그리고 다음번 진찰 때 다시 이야기 할 거에요."

:: **환자** "좋아요."

## MI 상호작용

:: **간호사** "좋은 아침이에요. 기분이 어떠세요?"

:: **환자** "좋아요."

:: **간호사** "지난번 진찰에 대해 잠깐 함께 검토해 보아도 될까요?"

:: **환자** "괜찮아요."

:: **간호사** "임산부 비타민을 복용하고 계신 걸로 알고 있어요. 지금까지 임신기간 중에 심각한 문제가 있었던 적이 없으셨어요. 마지막 진찰 때 여전히 흡연을 하고 계셨어요. 지금은 어떤가요?"

:: **환자** "좀 줄였어요. 하지만 완전히 끊는 건 어렵네요."(저항)

:: **간호사** "나쁜 습관을 못 끊게 만드는 이유가 항상 있죠. 나쁜 습관에도 어떤 효과가 있거든요."

:: **환자** "어떤 날은 정말로 잘 할 수 있어요. 왜냐하면 담배를 피우고 싶을 때마다 아기를 생각하기 때문이죠. 그러면 담배를 하나도 안 피워요. 그렇지만 스트레스를 정말 많이 받으면 담배를 집어 들지 않기가 힘들어요."(양가감정)

:: **간호사** "담배가 스트레스를 줄이는 데 도움이 된다고 생각하시는 거죠."

:: **환자** "정확히 그런 건 아니에요. 단지 불안을 진정시켜 주는 거죠."

:: **간호사** "만약 스트레스를 받을 때 담배가 하나도 없다면 어떤 일이 일어날지 궁금하네요."

:: **환자** "매우 짜증이 나죠. 그리고 남편을 떠나게 만들까 두려워요. 그는 최근에 직장에서 해고되었기 때문에 엄청난 스트레스를 받고 있죠. 내가 짜증이 나면 결국 우린 싸우죠. 싸웠기 때문에 더 스트레스를 받게 된답니다."

:: **간호사** "산모분께선 진정시켜 줄 담배가 없으면 선생님과 남편분과 싸울 것이라는 두려움이 있군요. 금연이 결혼생활에 나쁜 영향을 미칠까봐 염려 하시는 거죠?"

:: **환자** "맞아요. 전 단지 짜증내고 싶지 않아서 담배가 필요하다고 느끼는 거예요."

:: **간호사** "모든 사람은 스트레스를 다루는 자신만의 방법을 갖고 있어요. 스트레스를 받을 때 하시는 다른 일은 어떤 것이 있나요?"

:: **환자** "잘 모르겠어요. 요가수업을 들을까 생각하고 있어요. 요가가 스트레스를 다루는 데 도움이 된다고 들었거든요. 예전에는 달리기를 하곤 했는데 지금은 못해요."

:: **간호사** "운동이나 신체적 활동이 선생님을 안정시켜 주는군요."

:: **환자** "네, 예전에는 그렇다고 생각했어요."

:: **간호사** (침묵)

:: **환자** "전 항상 걷기, 뛰기, 수영 같은 활동을 즐겼어요. 걷기와 수영 같은 활동을 해 보고 싶은데, 임신기간에 이런 것을 해도 문제가 없어야 할 텐데요."(변화대화)

:: **간호사** "아니에요. 실제로 임신 동안의 운동은 좋아요. 많은 사람들이 운동을 하는 것이 더 좋다고 생각해요. 1부터 10까지 척도가 있다고 하면 금연하기 위해 운동계획을 세우는 데 어느 정도로 준비된 것 같으세요?"

:: **환자** "8이나 9요."

:: **간호사** "그 계획의 첫 번째 단계는 무엇인가요?"

:: **환자** "적어도 하루에 두 번 걷기나 매일 잠깐씩 수영장에 가는 계획을 세워야 한다고 생각해요. 스트레스 받았다고 느낄 때 강아지와 함께 걸을 수 있죠. 제 남편을 데리고 가면 우리 두 사람의 스트레스 다루기에 도움이 될 것 같아요."

:: **간호사** "아주 좋은 생각이에요. 담배를 피우려는 욕구가 생길 때 할 일을 생각해 놓으면 성공하는 데 도움이 되죠. 전 산모분께서 금연을 하실 수 있다고 확신합니다."

:: **환자** "감사해요. 그렇게 하겠어요."

## 논의

앞의 두 시나리오에서는 금연이라는 어려운 주제를 살펴보고 있다. 이 사례는 특히 더 어려운데 환자가 임신을 했기 때문이다. 임신기간 흡연은 매우 위험하기 때문에 간호사는 환자가 필요로 한다고 믿는 것을 지시하게 될 수 있다. 그러나 개인적인 신념은 객관적인 관점을 유지하는 것, 그리고 환자가 결정을 내리는 것에 방해가 될지도 모른다. 첫 번째 시나리오에서 간호사는 환자에게 임신 중 흡연의 부작용에 대해 이야기 하면서 금연을 강요했으며, 금연이 그녀에게 왜 그렇게 어려운지 탐색하지 않았다. 환자는 "알아요"라는 말을 계속하는데, 이는 흔히 무엇을 해야 할지 알고 있다는 환자의 주장을 강화시킨다. 그러나 환자들은 그것을 실천하고 동기를 유지하는 방법에 대해 고심한다. 이 시나리오에서 환자는 비효과적인 의사소통 때문에 수동적이 되었고 금연을 위한 어떤 계획도 세울 수 없었다.

두 번째 시나리오에서 간호사는 환자가 담배를 끊지 못하게 하는 장애물과 금연하는 방법을 살펴보게 했다. 환자에게 금연을 도와주는 것은 바로 운동이었다. 간호사는 MI 기술을 사용했고, 환자가 흡연을 하게 만드는 스트레스 요인이 되는 큰 어려움을 발견할 수 있었다. 환자는 스스로 자신의 남편을 신체적 활동에 참여시킴으로써 상황을 개선하는 계획안을 제시했다. 상호작용 중 사용된 리커트 척도에서 환자는 높은 수준의 동기를 보였고, 간호사는 왜 환자가 동기를 부여받지 않았는지에 대해 더 자세히 살펴보지 않았다. 이미 환자는 동기강화를 받았으므로 그다음 단계는 환자가 계획을 수립하도록 안내하는 것이었다. 간호사는 비판단적인 태도를 유지했고, 환자가 건강한 행동변화를 할 수 있도록 도움을 주는 데 성공했다.

## 실무기술(그림 14-2)

1. 모든 행동에는 긍정적인 결과와 부정적인 결과가 따른다. 환자가 특정한 행동을 했을 때 어떤 느낌이 드는지를 면밀히 평가하도록 돕는 것이 중요하다. 그 행동에 대해 어떤 부분을 좋게 느끼는지, 그리고 어떤 부분을 좋지 않게 느끼는지 알아보라. 더 나아가 행동변화에 따른 긍정적인 면과 부정적인 면이 무엇이라고 생각하는지 살펴보는 것은 그 사람에 대해 많은 것을 알려줄 수 있다. 환자에게 어떤 것이 의미가 있는지 알아보라. 우리는 환자가 충분한 정보 없이 결정을 내리는 것을 원하지 않는 것처럼 환자가 희망하는 것을 안다고 추측하지 말아야 한다. 우리는 MI 기술을 사용하여 환자에 대해 알아내야 한다.

2. 환자로 하여금 당신도 비슷한 어려움을 겪고 있다는 것을 알게 하는 것이 좋다. 환자는 결정을 내리는 것이 얼마나 어려운지를 이해해 주는 간호사에 대해 존경심을 갖는다. 간호사는 너무 개인적인 정보를 공유해서는 안 된다. 그렇게 되면 그 상담은 간호사를 위한 것이 되기 때문이다. 상호작용은 반드시 환자 중심이 되어야 한다. 간호사 또한 개인적인 의사결정을 할 때 고뇌한다는 점이 드러나게 되면, 환자는 간호사가 자신보다 우월한 사람이 아니라 같은 인간이라는 것을 이해하고 존경할 수 있게 된다. 길을 인도하는 사람이 아니라 환자와 동행하는 사람이 되는 것이 중요하다.

3. 간호사가 환자가 내린 결정에 언제나 동의할 수 없다는 사실을 인식하라. 환자의 결정은 우리가 개인적으로 믿는 것에 완전히 반하는 것일 수도 있다. 그러나 이에 대한 비판은 미래에 환자의 행동변화를 촉진할 수 있는 기회의 문을 닫아

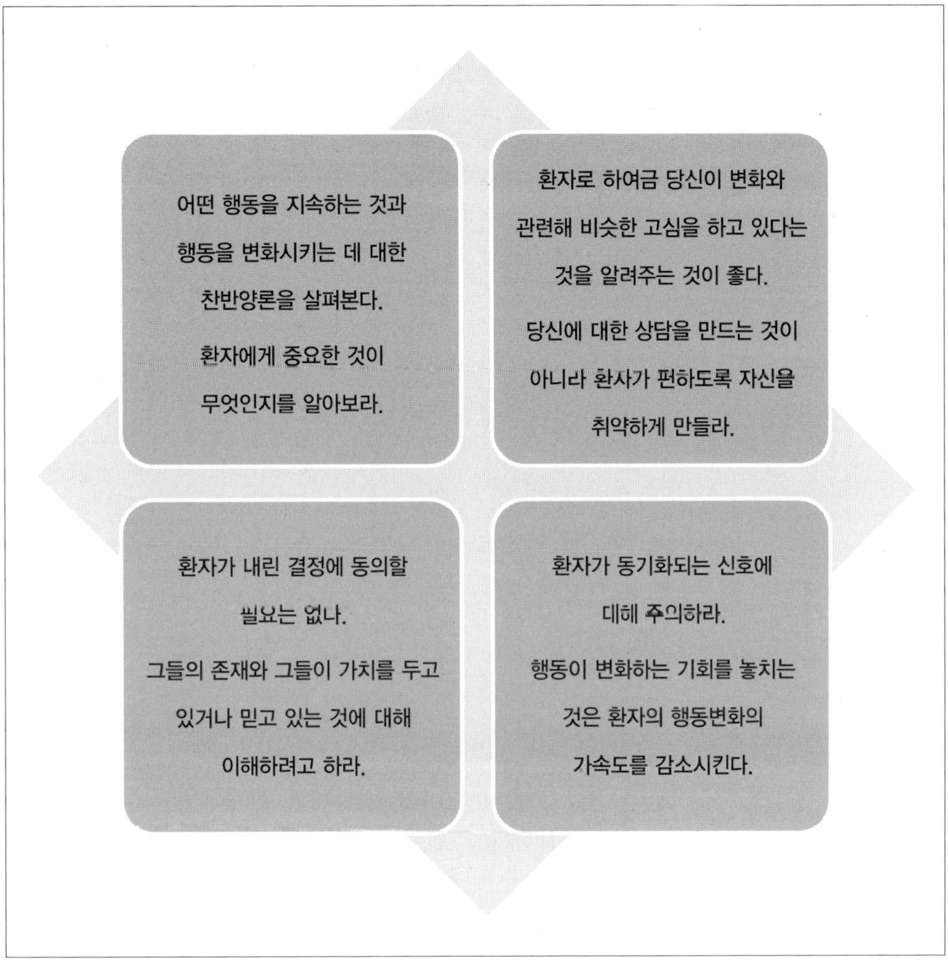


**그림 14-2 실무기술**

버린다. 우리의 소명은 문을 닫아 버리는 것이 아니라 여는 것이다. 환자의 건강증진을 위해 필요한 점을 통지하는 것보다 대화하는 분위기를 유지하는 것이 환자와의 라포 형성에 더 성공적이다. 우리의 목표는 환자의 종교 혹은 문화적 신념을 변화시키는 것이 아니라 그들을 이해해 주는 것이다.

4. 환자가 동기화되는 신호에 주의를 기울이라. 환자가 높은 동기수준을 보일 경우 계획 수립을 안내하는 것은 최상의 결과를 낳을 수 있다. 높은 수준의 동기는 쉽게 파악할 수 있으나 환자가 변화를 위해 한 단계 더 나아갈 수 있는 기회는 간과하기 쉽다. 환자가 당신의 해석이 틀렸는지 아닌지를 알려줄 것이다. 틀려도 괜찮다. 이는 환자가 누구인지, 그에게 중요한 것이 무엇인지에 대한 정보를 줄 수 있으므로 더 유익할지도 모른다. 환자가 행동변화의 중요성을 알고 느

낄 수 있을 때, 그리고 자신이 내면에서 변화를 갈망하는 것을 느낄 때 환자를 "아하!"라고 외치는 순간으로 인도할 수 있다. 그것이 명확해지는 순간은 모든 것이 정리될 때이며 변화해야 한다는 것이 명백해지는 때이다.

5. 사용 가능한 자원을 활용하라.
    - 미국 가정의학회(American Academy of Family Physicians)
    - 미국 소아과학회(American Academy of Pediatrics)
    - 미국 보건교육협회(American Association for Health Education)
    - 미국 대학예방의학회(American College of Preventive Medicine)
    - 미국 운동위원회(American Council on Exercise)
    - 미국 공중보건협회(American Public Health Association)
    - 미국 학교건강협회(American School Health Association)
    - 예방교육연구협회(Association for Prevention Teaching and Research)
    - Bright Futures
    - 건강한 도시 및 지역사회 연합(Coalition for Healthier Cities and Communities)
    - Healthy People 2010, Healthy People 2020
    - 미국 영양활동협회(National Alliance for Nutrition and Activity)
    - 미국 보건통계 정보시스템협회
      (National Association for Public Health Statistics and Information Systems)
    - 미국 직장인 건강증진협회
      (National Association for Public Worksite Health Promotion)
    - 미국 교육협회(National Association of State Boards of Education)
    - 미국 건강교육센터(National Center for Health Education)
    - 미국 아동금연센터(National Center for Tobacco-Free Kids)
    - 미국 음주방지위원회(National Commission Against Drunk Driving)
    - 미국 환자정보 및 교육위원회
      (National Council on Patient Information and Education)
    - 미국 환경건강협회(National Environmental Health Association)
    - 건강한 엄마와 아기를 위한 연대
      (National Healthy Mothers, Healthy Babies Coalition)
    - 미국 신생아 검사 및 유전자원센터
      (National Newborn Screening and Genetics Resource Center)

- 미국 안전위원회(National Safety Council)
- 예방을 위한 파트너십(Partnership for Prevention)
- 가족계획연맹(Planned Parenthood Federation of America, Inc.)
- 공중보건연구소(Public Health Institute)
- 세이프 키드 USA(SAFE KIDS USA)
- 셰이프 업 아메리카!(Shape Up America!)
- 공중보건교육학회(Society for Public Health Education)
- 미국 예방신료 득별심의회(U.S Preventive services Task Force)

## 기억할 점

1. 예방관리는 오래전부터 중요하게 여겨지는 개념이다. 우리는 부상과 질병을 예방하는 많은 방법이 있다는 것을 알고 있다. 또한 예방의 길이 행동변화를 통한 것임을 알고 있다. 행동변화는 강인한 사람에게도 어려운 것이다. 행동변화를 증진하기 위해 열린 의사소통을 촉진하는 환경을 마련해 주어야 한다.

2. MI는 행동변화를 증진시키는 효과적인 방법이다. 건강행동은 만성질환과 돌발적인 부상의 위험을 감소시킨다. Healthy People 2010은 선상한 나라를 만든다는 최종적인 목표를 세우고 예방에 집중하였다. 간호사들은 치료계획을 수립하고 환자의 행동변화를 증진시키는 역할을 한다.

3. 환자가 가지고 있는 잘못된 정보 혹은 정보 부족 때문에 행동변화에 저항할 수 있다는 점을 인식한다. 이용 가능한 기관이 많이 있지만 몇몇 기관은 신뢰할 수 없으며 가족이나 친구들로부터 정확하지 않은 충고를 받을 수도 있다. 간호사는 환자가 가지고 있는 정보와 그 정보의 출처를 알기 전까지 환자가 무엇을 필요로 하는지 알 수 없을 것이다. 환자가 가진 잘못된 정보는 수정되어야 한다. 그러나 허용, 존경, 객관성이 수반되어야 한다.

4. 질병예방과 건강관리를 위해 공중보건 권고사항을 유념하라. 건강에 영향을 줄 수 있는 행동과 그 이유를 숙지하는 것은 중요하다. 간호사는 바람직한 예방관리 방법을 알고 있어야만 한다. 건강증진을 위한 실행요건을 안내해 주고 필요한 정보를 제공해 주는 기관을 이용하라.

## 요약

예방관리는 MI를 적용하기 좋은 분야이다. 우리의 건강행동은 치명적이거나 만성적인 질병의 위험, 만성질환의 합병증, 부상 및 사고 위험도에 영향을 준다. 행동변화를 통해 이러한 위험을 감소시키고 있으며 국민건강을 증진할 수 있다. Healthy People 2010은 예방관리의 목표를 제시했으며, MI의 전략을 사용하면서 개인, 지역사회, 국가 수준의 건강에 긍정적으로 영향을 주는 행동변화를 성공적으로 이루어 낼 수 있다. 건강증진이라는 가치 아래 또 다른 10년을 향해 나아가면서, 간호사들은 행동변화 촉진에 큰 역할을 맡을 것이다. 우리는 현재 MI에서 얻은 기술로 무장되고 준비되었다.

## 참고문헌

American Academy of Family Physicians [AAFP]. (2009). Summary of recommendations for clinical preventive services, revision: 6. 8. Leawood, KS: American Academy of Family Physicians.

Aspy, C. Mold, J., Thompson, D., Blondell, R., Landers, P., Reilly, K. & Wright-Eakers, L. (2008). Integrating screening and interventions for unhealthy behaviors into primary care practices. *American Journal of Preventive Medicine, 35*(5S), S373-S380.

Bastable, S. (2006). *Essentials of patient education.* Sudbury, MA: Jones and Barlett.

Bennett, J., Lyons, K., Winters-Stone, K., Nail, L. & Scherer, J. (2007). Motivational interviewing to increase physical activity in long-term cancer survivors. *Nursing Research, 56*(1), 18-27.

Bodenheimer, T. & Handley, M. (2009). Goal-setting for behavior change in primary care: An explration and status report. *Patient Education and Counseling, 76*(2), 174-180.

Cole, T. (2001). Smoking cessation in the hospitalized patient using the theoretical model of behavior change. *Heart & Lung, 30*(2), 148-158.

Dimarco, I., Klein, D., Clark, V. & Wilson, G. (2009). The use of motivational interviewing techniques to enhance the efficacy of guided self-help behavioral weight loss treatment. *Eating Behaviors, 10*(2), 134-136.

Flocke, S., Kelly, R. & Highland, J. (2009). Initiation of health behavior discussions during primary care outpatient visits. *Patient Education and Counseling, 75*, 214-219.

Hagan, J., Shaw, J., Duncan, P. (2008). Bright futures: Guidelines for health supervision of infants, children and adolescents, 3rd ed. Elk Grove Village, IL: American Academy of Pediatrics.

Holtrop, J., Dosh, S., Torres, T., Arnold, A., Baumann, J., White, L. & Pathak, P. (in press). Nurse consultation Nurse consultation support to primary care practices to increase delivery of health beahavior services. *Applied Nursing Research* (in press).

Opdenacker, J., Boen, F., Coorevits, N. & Delecluse, C. (2008). Effectiveness of a lifestyle intervention and a structured exercise intervention in older adults. *Preventive Medicine, 46*, 518-524.

Future of Motivational Interviewing in Nursing Practice

# 15

# 간호실무를 위한 동기강화상담의 미래

## 학습목표

1 보건의료개혁에 있어서 간호전문직의 역할을 논의한다.
2 비용 면에서 효율적임이 증명된 건강증진 영역을 적어도 3가지 이상 나열할 수 있다.
3 Healthy People 2020에 대한 3가지 제안을 서술할 수 있다.
4 동기강화상담의 효과를 지지하는 데 필요한 연구영역을 적어도 3가지 이상 열거할 수 있다.
5 동기강화상담 훈련에 참여하기 위해 이용할 수 있는 자원을 3가지 이상 제시할 수 있다.

## 핵심용어

**미국 보건의료 및 질 연구소** Agency for Healthcare Research and Quality

**미국 경기부양을 위한 2009년 법안** American Recovery and Reinvestment Act of 2009, Recovery Act

**지역사회 건강 프로그램** Healthy Communities Program

**동기강화상담 사정: 숙련도 강화를 위한 관리도구** Motivational Interviewing Assessment: Supervisory Tools for Enhancing Proficiency

**훈련담당자를 위한 동기강화상담 네트워크** Motivational Interviewing Network of Trainers, MINT

**신규 훈련담당자를 위한 교육** Training for New Trainers

**미국 질병예방 특별위원회** U.S. Preventive Service Task Force

## 보건의료개혁

현재의 경제위기에서 건강전문가들은 국민건강 증진을 위해 의료비용을 감소시키는 비용효과적인 방법을 찾아야 한다는 압력을 받고 있다. 간호사들은 질병과 손상의 위험을 감소시키고자 하는 공공의 목적을 성취하기 위해 일선에서 책임을 맡고 있다. 간호사들은 환자에게 가장 접근하기 좋은 사람들이며, 건강증진 및 유지, 질병예방 기술에 대한 교육을 제공할 수 있다. 국민건강을 증진시키기 위해 우리는 그들의 건강행동을 살펴보아야 한다. 부정적인 결과로 이끄는 행동을 변화시킴으로써 환자의 건강을 향상시킬 수 있다. 동기강화상담(Motivational Interviewing, MI)은 행동변화를 증진할 수 있는 비용효과적인 방법이다. MI 전략은 경제위기에 대응하는 보건의료개혁 기간 동안 그 유용성을 입증할 수 있을 것이다.

2009년 미국 경기부양을 위한 법안이 발효되었으며 1조 3천억 달러의 예산부족으로 인해 정부는 경제파탄을 벗어나기 위한 계획을 세워야 했다. 의료개혁은 이 법안의 한 부분으로, 의료보험이 이 개혁의 초점이다. 470만 명의 미국인에게 의료보험이 없는 것으로 추정되며, 경제상황의 악화로 더 많은 사람이 실직하여 그 수는 증가할 것으로 보인다.

대통령은 이대로 두면 매일 1만 4,000명이 의료보험을 잃을 것으로 예측하고 있다. 노인의료보장제도(Medicare) 및 저소득층 의료보장제도(Medicaid)에 드는 비용은 연방재정에 상당한 부담을 주고 있다. 모든 사람에게 의료보장 혜택을 주지는 못하더라도 가능한 많은 사람에게 보험을 제공하는 것이 목표이다. 이 법안을 통하여 의료비용 지불로 인한 비용을 절감하고, 예방의료를 제공하며, 보험사들이 일방적으로 보험 지불을 거부할 경우 이를 무효화시킬 수 있다(http://www.whitehouse.gov/the_press_office/News-Conference-by-the-President-July-22-2009).

미국 보건의료 및 질 연구소는 의료비용 관련 연구를 수행하고 기금을 조성한다. 진행하는 과제 중 환자 중심 의료 및 의료비용 과제가 있다. "환자의 질병뿐만 아니라 심리사회적 상황을 고려하여 의사가 환자와 함께 의사결정을 하도록 하기 위해 연구하고, 환자 중심 의료를 통해 환자만족은 증진시키고 의료서비스 이용율은 감소시킬 수 있다고 제안한다"(http://www.ahrq.gov/news/costsfact.htm). 이 연구소의 그 밖의 목적은 다음과 같다(http://www.ahrq.gov/news/costfact.htm).

- 의료비용 절감에 기여하는 환자–의사 의사소통의 특징 기술(characterizing)
- 서비스 비용을 절감할 수 있는 의사 상호작용 유형에서 변경 가능한 요인 규명
- 환자의 정서적 스트레스 인식

보건의료 인력은 의사로 제한되지 않는다. 다른 건강관리 제공자는 물론 간호사도 의료의 질을 높이기 위해 환자와 상호작용하고 의사소통하는 방법을 변화시킬 수 있다.

만성질환 관련 비용은 전체 의료비용의 75% 이상을 차지한다. 최근 자료에 의하면 현재 국민 총 의료비용은 약 2조 달러에 달한다. 이러한 상황에 대응하여 미국 질병통제예방센터는 예방의료를 강조하는 것은 물론 예방의료의 비용효과를 입증하려고 하고 있다. 다음은 예방의료를 통해 소중한 의료비용을 어떻게 절약할 수 있는지를 보여주는 예이다(http://www.cdc.gov/nccdphp/overview.htm).

- 1달러로 수돗물에 불소를 첨가하면 28달러의 치과 치료비용을 절약할 수 있다.
- 금연 프로그램의 1인당 비용은 매년 2,587달러로 추정되며, 금연하면 개인의 수명이 연장된다.
- '더 안전한 선택 프로그램'(Safer Choice Program, 학교 기반 HIV 및 성병, 임신 예방 프로그램)을 위한 1달러로 2.65달러의 의료 및 사회적 비용을 절감할 수 있다.
- 당뇨여성의 산전관리에 드는 1달러는 산모와 아기의 합병증 비용을 5.19달러 감소시킬 수 있다.
- 관절염 자조과정 참여자가 만 명이 되면 250만 달러 이상의 비용을 절감할 수 있다(과정에 참여한 사람들의 통증이 18% 감소될 수 있다).
- 50~69세 여성 중 매 2년마다 유방촬영술을 하는 여성은 매년 9천 달러를 절약하게 된다.

예방의료를 통해 비용을 절감할 수 있다는 근거는 분명하다. 모든 예방의료가 비용을 절감시키는 것은 아니지만, 중요한 것은 특정 중재의 비용과 이익을 밝히는 연구를 계속하는 것이다. "금연을 위한 성인상담, 대장직장암 선별검사, 독감백신 제공과 같이 미국 질병예방 특별위원회(U.S. Preventive Services Task Forces)에서 확인된 일부 방안은 상대적으로 낮은 비용으로 사망률을 감소시킨다(Cohen, Neumann & Weinstein, 208, p. 661). 적은 비용으로 양질의 의료를 제공하기 위해 다양한 접근법을 이용할 수 있다. 비용효과적인 치료를 제공할 새로운 방법을 창조하고 기초적인 방법에 대해 주의 깊게 평가하는 것이 중요하다.

건강에 대한 위험요인을 감소시키고 건강 불평등을 해소하기 위해 지역사회 수준의 노력도 이루어지고 있다. 미국 질병통제예방센터는 '건강한 지역사회 프로그램' 계획을 후원한다. 이 프로그램을 통하여 지역사회의 시스템과 환경을 변화시키고, 건강

증진을 위한 정책을 개발하기 위한 훈련에 필요한 자원과 구성원들의 건강을 향상시키기 위한 도구를 제공한다. 이 프로그램은 2003년에 시작되어 2013년 현재 미국 전역에 걸쳐 331개 지역사회와 52개 주를 지원하고 있다(http://www.cdc.gov/healthycommunitiesprogram/communities/index.htm).

## Healthy People 2010/2020

Healthy People은 저절로 진행된 계획이 아니다. 이는 우리의 실무를 안내하고, 국민건강을 증진시키기 위해 설계되었기 때문에 앞으로도 계속될 프로그램이다. 질환이나 부상이 발생하지 않는 국가는 없다. 실무에 있어서 개선의 여지는 늘 있는 것이다. 간호실무의 적용대상은 우리가 만나는 사람들에만 국한되지 않으며 지역사회와 나아가 국가도 포함된다. 14장에서 Healthy People 2010의 목적과 목표를 살펴보았다. 새로운 10년에 접어들면서 건강한 국가의 미래는 Healthy People 2020에 반영될 것이다.

이 글을 쓰고 있는 지금은 Healthy People 2020의 목적이 아직 설정되지 않았다. 기관과 조직이 목표를 설정하고 이를 반영하여 새로운 의료 프로그램을 개발하고 사용할 수 있도록 기관 및 조직을 초청하는 컨소시엄이 있다(http://www.healthypeople.gov/hp2020/Consortium/Default.aspx). 많은 단체가 Healthy People 2020 계획에 전념해 왔다. 과학에 근거한 목적과 목표는 근거 기반 간호실무를 계속할 수 있는 기반이 될 것이다. 미국 건강증진 및 질병예방목표 2020(National Health Promotion and Disease Prevention Objectives for 2020)을 위해 13회의 장관 자문위원회가 열렸다. 2009년 1월에 열린 여덟 번째 회의에서는 미국의 경제위기와 건강 및 생산성 간의 관계에 대한 논의가 있었다. 건강한 노동자가 더 생산적이며 경제상태를 개선시킬 것이다. 미국 보건복지부(U.S. Department of Health and Human Services)는 기준자료와 표적자료를 토대로 특정 목표를 개발해 왔다. 목표달성 참여를 증가시키고 사용자 친화적인 정보를 구성하기 위한 토의가 있었다. 미국 지역사회 예방 서비스 특별위원회(Task Force on Community Preventive Services)는 210개의 권고사항과 25개의 최우선 분야의 목록을 개발하였다.

비용효과를 평가하는 것은 매우 어려운 일이다. 어떻게 필요한 자료를 늘리고 그 정확성을 확보할 수 있을 것인지에 대한 논의가 계속되어 왔다. 한 가지 도전은 Healthy People 2020의 개발을 위해 필요한 연구를 수행하는 것이다. 이 연구에는 많은 비용이 들기 때문에 현재 미국의 경제상황에서는 필요한 연구를 지원하지 못한다. Healthy People 2020을 성공시키기 위해 Healthy People 2000과 Healthy People 2010에서 효과적이었던 프로그램을 결정하고 판단하는 위원회도 있다. 여기서 수집하는 모든 정보는 이어지는 다음 계획을 수립하는 데 도움이 될 것이다(http://www.healthypeople.gov/hp2020/advisory/FACA8MinutesDay1.htm).

이 회의에서는 또한 지역사회와 주 프로그램이 예산삭감으로 직면할 어려움에 대한 토의가 있었다. 이를 염두에 두고 Healthy People 2020을 위해 다음이 제안되었다(http://www.healthypeople.gov/hp2020/advisory/FACA8MinutesDay2.htm).

- 성공은 측정 가능한 국민건강 개선의 수준으로 판단해야 한다.
- Healthy People 2020을 통하여 더 적은 일을 하더라도 그 일을 잘 수행해야 한다.
- 목표는 측정할 수 있고, 현실적이며, 성취할 수 있는 것이어야 한다.
- 측정할 수 없는 것은 목표로 삼지 말라.
- 지속적인 질 향상을 위해 주기적으로 자주 평가를 하는 것이 매우 중요하다.

회의가 끝날 즈음에 미국 보건복지부(U.S. Department of Health and Human Services)에 제출하기 위한 정보를 마련하자는 제안이 있었다. 이는 보건복지부가 관리기관이기 때문이기도 하지만, Healthy People 2020에서 제안한 내용을 보건복지부가 수용하도록 하기 위함이었다.

공청회는 2009년 10월과 11월에 열렸다. 이 회의의 목적은 Healthy People 2020의 목표와 중점영역에 관한 시민의 조언을 수용하는 것이었다. 사업 구상틀, 중점영역, 잠재적인 목표 등에 대한 정보도 제공하였다(http://www.healthypeople/hp2020/Comments/SubjectsFocus.aspx).

Healthy People 2020을 만드는 사람들을 돕기 위한 시민의 제안이 필요하다. 해당 영역은 다음과 같다(http://www.healthypeople.gov/hp2020/Comments/SubjectFocus.aspx).

- 비전, 사명, 가장 중요한 목적
- 개념적 접근/기틀 구성
- 사용자와 수행
- 다른 쟁점/일반적 제안
- 2010 중점 분야 및 목표

다음의 주요 목적에 대한 제안도 역시 환영한다(http://www.healthypeople.gov/hp2020/Comments/SubjectFocus.aspx).

- 건강 평등을 성취하고, 불평등을 해소하며, 모든 집단의 건강을 증진시킨다.
- 예방 가능한 질환, 장애, 손상, 조기사망을 방지한다.
- 국민 모두의 건강을 촉진하는 사회적, 물리적 환경을 창조한다.
- 생의 모든 단계에서 건강한 발달과 행동을 촉진한다.

## MI와 간호: 미래를 향한 도약

우리가 어디에 있고 어디를 향해 가고 있는지를 이해하는 것은 중요하다. 우리에게는 한 번에 환자 한 명씩 국민의 건강을 개선하기 위한 간호사로서 책임이 있다. 가다실(Gardasil) 광고에 나온 것처럼 "하나만 줄이면" 즉 우리가 만나는 환자 한 명당 위험요인을 하나씩이라도 예방할 수 있다면, 우리는 세계를 변화시킬 수 있는 것이다. 현재와 같은 경제위기 상황에는 비용효과적인 방식으로 사고, 손상, 질환, 합병증을 예방하고 건강을 유지하고 증진시킬 필요가 있다. 이것이 불가능해 보일 수도 있다. 그러나 우리는 불가능한 것이 가능해지는 것을 수없이 보았으며, 또한 간호는 처방을 따르는 역할에서 의료실무를 이끄는 역할로 진보해 왔다. 또한 의료결정은 환자에게 지시만 하던 것을 벗어나 환자를 참여시키는 방식으로까지 발전하였다. 우리는 책을 읽는 사람에서 책을 쓰는 사람이 되었으며, 연구에서 통찰을 얻을 뿐만 아니라 연구를 수행하게 되었다. 이처럼 불가능한 것은 없다.

우리는 Healthy People 계획에서 추진력을 받고 있다. 우리 앞에 설정된 목표를 성취하기 위한 도구 또한 가지고 있다. 우리는 과학에 기반한 비용효과적인 의료를 제공할 책임도 있다. 국민의 건강은 우리 손에 달려 있다. MI는 우리가 사용할 수 있는 중요한 도구이다. MI는 비용효과적이며 거의 모든 상황에서 사용할 수 있다. 연구를 통해 알코올중독, 약물중독, 운동, 금연, 천식관리, 당뇨관리의 영역에서 그 효과가 계속해서 증명되고 있다. 간호사는 Healthy People의 목적을 달성하는 동시에 다른 분야에서도 MI의 효과를 평가할 기회를 갖게 되었다.

간호사는 변화의 중요한 도구라고 할 수 있다. "우리의 과업은 환자가 양가감정을 해결하고 변화를 위해 동기강화하도록 그들을 이해하고 변화를 위한 도구가 되는 것이다"(Roberts, 2009, p.8). 간호사는 전문직을 수행하는 내내 치료적 의사소통 방법을 사용한다. MI도 일종의 치료적 의사소통 방법이라고 할 수 있다. MI 전략을 사용함으로써 우리는 환자의 건강행동 변화를 위한 도구가 된다. 우리는 저항의 문을 열고, 양가감정을 저울질하며 행동변화를 위한 대화를 동원할 수 있다.

MI는 언제든 활용할 수 있으면서 대부분의 상황에 간호사가 준비되도록 돕는 의사소통도구라고 할 수 있다. 간호사는 환자가 최선의 건강과 자기실현을 성취하도록 돕는 데 필수적인 역할을 하고 있다. 그러나 혼자서는 임무를 완수할 수 없다. 우리의 목적을 달성하기 위해서는 효율적인 도구가 필요하다. MI는 환자의 연령대, 민족적 배경, 사회경제적 지위, 종교적 입장에 상관없이 사용할 수 있다. MI는 간호실무가 적용되는 모든 환경에서 소중한 도구다. 그리고 변화할 준비가 되어 있거나, 변화에 대한 양가감정을 느끼고 있거나 변화에 저항하는 사람들의 행동변화를 촉진할 수 있다. 다른 도구는 다양한 인구집단에 대해 이처럼 널리 사용되거나 효과적일 수 없다.

## 연구에 대한 요구

의료서비스와 간호실무에서 MI의 가치를 입증하기 위해서는 더 많은 연구가 필요하다. 경제학은 간호실무와 관련 있는 모든 분야에 영향을 주었다. 경제위기에 직면한 지금 MI의 비용효과를 평가하는 것은 중요하다. 이미 몇몇 연구들이 수행되었을지라도 건강을 개선시키는 행동변화를 촉진하고, 질병과 부상의 위험요인을 감소시키며, 자가관리를 지지하기 위해서는 손익을 따져볼 필요가 있다. MI는 이 각각의 과업을 해내기 위해 설계되었다.

이 책을 통하여 우리는 다양한 의료분야에 대한 MI의 활용을 토의하였다. 지금까지의 연구만으로는 한계가 있다. 이 기법의 효과성을 입증한 연구는 아주 적은 분야에서만 수행되었다. 그 결과는 우리가 한계를 뛰어넘으려 하고 아직 연구되지 않은 분야에서 MI가 효과적이라고 가정하고 있다는 것이었다. 우리는 한 분야에서 얻은 지식을 다른 분야에 적용해도 같은 결과를 얻을 것이라고 가정하곤 한다. 이런 일은 의료서비스 분야에서 드물지 않다. 그러나 의사소통 기법이 다른 상황에서 유용하게 활용될 가능성이 있다면, 그 가능성을 탐색하는 것이 이치에 맞다. 이것은 근거기반실무를 계속 제공할 것을 보장하는 연구를 추진시키는 것이다.

MI와 간호실무에 관련하여 필요한 연구분야는 방대하다. 우리가 MI 기법에 대하여 더 많이 배우고 수행할수록, 우리가 알아야 하는 것을 더 많이 찾게 될 것이다. 다음은 여전히 답이 요구되는 잠재적인 연구질문이다.

- 행동변화를 촉진하기 위해 MI를 활용하는 데 드는 비용은 얼마인가? (여기에는 훈련비용, 과업 수행 비용, 특정 행동변화에 따른 비용적 이익이 포함될 것이다.)
- MI를 사용하면 의료의 질에 어떤 효과가 있는가?

- MI 기술을 의료에 적용할 수 있도록 간호사를 적절히 훈련시키는 것을 보장하는 가장 좋은 방법은 무엇인가(대면훈련, 인터넷훈련, 혹은 자가교육이 최선인가? 각 학습자의 요구를 얼마나 충족해 줄 수 있는가?)?
- 행동변화를 촉진하기 위한 MI 사용의 성공에 간호사의 자기인식 수준이 얼마나 영향을 미치는가(강한 자기인식을 가지고 있는 간호사가 MI를 사용하는 것이 더 효과적인가?)?
- 간호실무에서 MI를 사용하는 것이 직무만족도를 증가시키고 간호사의 소진(burn-out)을 감소시키는가?
- 환자의 역량강화를 위해 간호사가 기여할 수 있는 것은 무엇인가(역량강화를 촉진하기 위해 간호사와 환자가 공유한 행동이나 말이 있는가? 있다면 그것은 무엇인가?)?
- 간호사와 환자가 대화하면서 변화를 향한 길의 출발점에 이르렀다는 데 모두 동의하는가(환자와 간호사가 만남의 결정적인 순간에 대해 동일한 관점을 가지고 있는가?)?
- MI를 간호실무에 포함하는 데 장애물은 무엇인가(이런 장애물이 개인적인 것이거나, 시스템에 관련된 것인가? 아니면 환자를 교육할 수 있는 기회인가?)?

## MI 훈련

MI는 상급교육 및 훈련을 위해 배우고, 연습을 쌓고, 때맞춰 학습해야 하며, MI를 행동변화를 촉진하는 귀중한 도구로 만드는 많은 전략을 계속 익히기를 요구하는 일련의 기술이다. 이것은 달성하기 쉬운 과업이 아니다. MI에는 자기탐색과 자기인식이 필요하다. 이것은 빨리 배울 수 있는 단순한 과업이 아니며 일정기간이 지나야 형성된다. 우리가 MI 도구 사용에 능숙해지면, 우리는 더욱 모험적이 되며 우리 자신과 환자의 탐험을 더 허용하게 된다. 스스로에 대하여 배운 것은 우리가 환자와 의사소통하는 방식에 영향을 줄 것이다. 각 상호작용을 통하여 효과적인 방법과 그렇지 않은 것을 알게 되고 그것은 다음의 만남에 영향을 준다. 간호사는 환자가 스스로 의료서비스를 선택하도록 역량을 강화하는 역할을 한다. 우리는 누군가에게 무엇이 최선인지 결정하고 그 사람의 삶에서 취약한 부분을 고쳐야만 한다는 생각을 버려야 한다. 대신 각 개인은 고유하고 변화를 원하지 않을 수 있다는 것을 배워야 한다.

William Miller와 Theresa Moyers는 MI 학습의 8단계를 제시하였다(Madson, Loignon & Lane, 2009).

1. MI의 총체적인 정신: "세 가지 요소, 즉, 협력(collaboration), 환기(evocation), 자율(autonomy)로 구성된"(Madson et al., 2009, p. 102) MI의 배경철학을 이해하라.
2. OARS: 대상자 중심의 상담기술: "상담자가 열린 질문을 하고, 대상자의 반응을 확인하여 정확한 반영을 적용하며, 필요할 때 요약해 주는 능력에 숙달되도록 격려해 주어야 한다"(Madson et al., 2009, p. 102).
3. 변화대화와 저항을 인식하기–DARN: 변화열망, 변화능력, 변화이유, 변화 필요성: 변화대화, 행동변화에 대한 결심공약을 확인하라.
4. 변화대화를 끌어내고 강화하기: 변화대화와 결심공약을 촉진하고 강화하기, OARS 기술을 적절히 사용하기.
5. 저항과 함께 구르기: "이 단계에서 개인은 저항행동을 병리적이거나 방어적인 것이 아닌 변화과정의 자연스러운 한 요소로 보도록 격려를 받는다"(Madson et al., 2009, p.102). 저항은 행동변화를 촉진시키는 데 긍정적인 요인일 수 있다.
6. 변화계획 세우기: 환자가 변화할 준비가 되거나 도움을 필요로 하는 때를 알아차리기 위해 적당한 시간에 협상기술을 적절히 사용하는 것.
7. 결심공약 공고히 하기: "나는 할 수 있다고 생각한다"를 "나는 할 것이다"로 환자를 이동시키기, 변화에 대한 환자의 결심공약을 강화하도록 돕는 것.
8. 이행과 혼합: MI의 철학이나 효과에 대한 손실 없이 다른 기술과 함께 MI를 사용하는 것.

MI의 기본적 훈련 개요는 'MI 사정: 숙련도 강화를 위한 관리도구(Motivational Interviewing Assessment: Supervisory Tools for Enhancing Proficiency)'에 제시되어 있다(**표 15-1**). 이 첫 단계 훈련을 마치면 간호사는 실무 적용에 들어가야 한다. 이는 성장에 필요한 시간과 경험을 제공해 준다. "훈련생의 자신감은 실천 가능성과 관련된 중요한 요인이다…… 사람은 행동을 수행할 능력에 자신이 있을 때 그 행동을 실천할 가능성이 커진다"(Madson et al., 2009). 간호실무에서 MI를 사용할 때 기술을 더 많이 사용할수록 더 편안해지고 자신감도 증가한다.

연구에 따르면 MI 훈련에 참여한다고 해서 충분한 자신감이 생기는 것은 아니라고 한다. "MI를 능숙하게 사용하기 위해서는 대부분의 상담자에게 지속적인 피드백과 멘토링이 필요하였다"(Martino et al., 2006, p.7). 이 피드백은 간호사와 환자의 대화를 녹음하여 평가하면서 얻을 수 있다. Motivational Interviewing Skill Code와 Motivational Interviewing Treatment Integrity를 활용하면 의사소통의 효과를 평가할 수 있을 뿐만 아니라 앞으로의 간호실무를 구상하는 데 도움이 될 중요한 피드백을 얻을 수 있다(3장 참조). 이를 통해 환자가 행동변화에 좀 더 가까이 가도록 하는 상호작용 안에서 작동하는 원리가 무엇인지 볼 수 있게 되고, 실수에서 배울 수 있으며, 궁극적으로 우리 실무의 효과를 향상시킨다.

훈련에는 다양한 단계가 있다. '훈련 담당자를 위한 MI 네트워크(Motivational Interviewing Network of Trainers, MINT)'에는 전세계의 훈련 담당자들이 참여하고 있다. 이들은 MI 전문가들로, 다른 훈련 담당자들을 교육시키고 초보자에게 상급훈련을 제공할 수 있는 MI의 상급기술을 지니고 있다. 그들이 제공하는 훈련내용은 웹사이트를 통해 볼 수 있다(http://www.motivationalinterview.org)(**그림 15-1**). 훈련내용에 포함된 제목을 몇 가지 예로 들면 다음과 같다.

- MI 소개
- 상급 MI
- MI 관리자
- MI와 건강행동 변화
- 트라우마 관련 문제와 MI
- 집단치료에 있어서의 MI: 이론과 기술 형성 실무
- MI 코딩 3.0과 기술 코칭

이것은 훈련 담당자 네트워크를 통해 볼 수 있는 하나의 훈련사례이다. MINT를 통하여 훈련 비디오도 이용 가능하다.

다양한 단계의 훈련을 통해 다양한 목적을 달성할 수 있다. MINT는 훈련 담당자를 위해 'MI: 신규 훈련 담당자를 위한 훈련(Motivaitonal Interviewing: Training for New Trainers)'이라는 제목의 자료를 개발하였다. 여기에서는 훈련단계에 대한 조언과 각 단계에서 성취가능한 목표를 제시하고 있다. MI를 소개하는 첫 번째 단계의 훈련은 다음과 같은 목표를 추구한다.

- MI의 기본요소를 경험하고 더 학습하고자 하는 흥미수준을 판단한다.
- MI의 기본정신과 원칙에 익숙해진다.
- MI 적용효과와 그 근거에 익숙해진다.
- MI 접근법을 직접 경험하고 다른 접근법과 비교해 본다.

MI 적용목표는 다음과 같다(http://www.motivationalinterview.org/TNT_Manual_Nov_08.pdf).

**표 15-1** 기본 MI 훈련 워크샵을 위한 교과진도표의 예

**1. 스타일이자 정신으로서의 MI**
- a. 사람 중심 대 질병 중심 접근
- b. 고정된 성격 기질이 아닌 상태나 단계로서의 동기강화
- c. 치료적 과정으로서의 방어 또는 저항
- d. 대상자 행동에 대한 치료자 스타일 효과
- e. 직면이 아닌 협력
- f. 저항과 변화대화: 양가감정의 양면
- g. 대상자 자율성과 선택의 존중

**2. MI의 기본 원칙**
- a. 공감 표현하기
- b. 불일치감 만들기
- c. 저항과 함께 구르기, 논쟁 피하기
- d. 자기효능감 지지하기

**3. 변화단계**
- a. 전숙고단계
- b. 숙고단계
- c. 준비단계
- d. 행동단계
- e. 유지단계
- f. 재발단계

**4. MI의 기술: OARS**
- a. 열린 질문하기
- b. 인정하기
- c. 반영적 경청하기
- d. 요약하기

**5. OARS 실무: 반영진술**
- a. 반영의 유형
  - i. 단순반영
  - ii. 확대반영
  - iii. 양면반영
- b. 반영의 단계
  - i. 반복
  - ii. 재진술
  - iii. 바꾸어 말하기

**6. 양가감정 탐색하기**
- a. 결정 균형
- b. 차이 발전시키기
- c. 목적과 가치 탐색하기
- d. 앞으로 나아가기

**7. 저항과 함께 구르기**
- a. 어떻게 보이며 어떤 기분이 드는가?
  - i. 논쟁
  - ii. 끼어듦
  - iii. 무료화 혹은 부인
  - iv. 회피
- b. 저항의 역할
  - i. 변화전략에 대한 실마리
  - ii. 자유의 박탈이나 부인에 대한 정상적 반응
  - iii. 상호작용 과정
- c. 방법
  - i. 반영
  - ii. 초점 바꾸기
  - iii. 재구성
  - iv. 문단 유지하기
  - v. 개인적 선택 강조하기
  - vi. 반대편에 서기

**8. 준비도의 개념: 중요도 + 자신감**
- a. 변화단계와 관련
- b. 측정방법
  - i. 준비도 척도
  - ii. URICA나 SOCRATES와 같은 도구

**9. 변화대화**
- a. DARN-C 진술 인식하기
  - i. 변화열망
  - ii. 변화능력
  - iii. 변화이유
  - iv. 변화필요성
  - v. 결심공약
- b. 변화대화 도출하기
  - i. 유발적 질문
  - ii. 정교화

**10. 변화계획**
- a. 정보와 충고의 역할
- b. 변화 선택 메뉴
- c. 결심공약 묻기

출처: Martino et al. (2006).

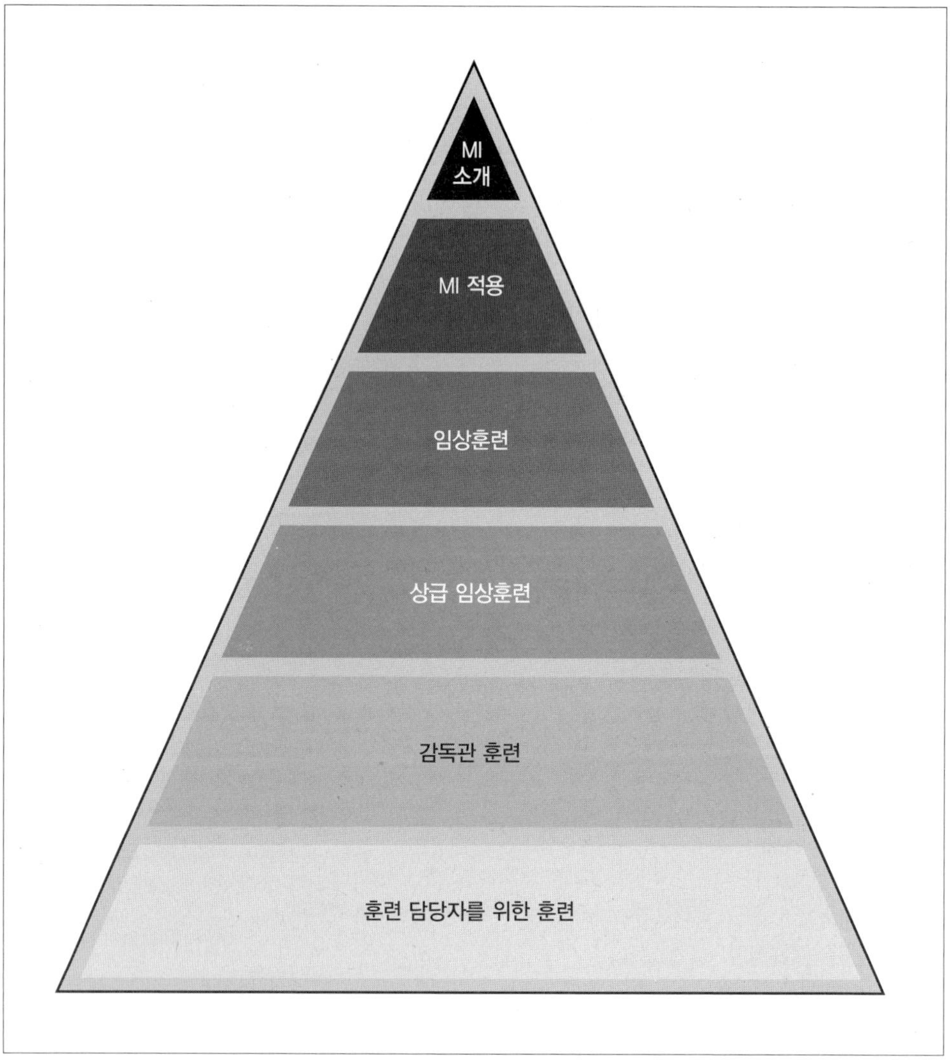


**그림 15-1** MI 훈련을 통한 진행단계

출처: http://www.motivationalinterview.org/TNT_Manual_Nov_08.pdf.

- MI의 적용사례를 하나 이상 배운다
- MI의 기본정신에 익숙해진다.
- MI의 정신을 반영한 실무적 가이드라인을 배운다.
- 실무에 뛰어들어 직접 MI 적용경험을 해본다.
- 더 배우고자 하는 흥미수준을 결정한다.

임상훈련은 MI 훈련의 다음 단계이다. 이 단계에서의 목표는 다음과 같다.

- MI의 기본 임상스타일과 실무에서 학습을 지속하는 방법을 배운다.
- MI의 기본정신과 원칙을 이해한다.
- OARS와 같은 공감적 상담기술에 더 숙련된다.
- MI의 방향을 이해하고 연습한다.
- 저항에 마주쳤을 때 MI 전략을 경험하고 연습한다.
- 피드백을 지속하고 실무학습을 하게 해 주는 기본적인 환자의 언어적 실마리를 배운다(변화대화와 저항).

상급 임상훈련은 다음과 같은 능력을 제공한다(http://www.motivational-interview.org/TNT_Manual_Nov_08.pdf).

- MI 기본요소에서 더욱 발전된 임상기술을 습득한다.
- 상급 MI 기술에 있어서 집중관리 실무를 수행한다.
- MI 실무와 관련된 개별 피드백을 받는다.
- MI의 최신지식을 습득한다.

다섯 번째 단계의 MI 훈련은 감독관(supervisor)훈련이다. 이 단계의 훈련을 위한 목표는 다음과 같다(http://www.motivationalinterview.org/TNT_Manual_Nov_08.pdf).

- MI를 배우는 집단을 지속적으로 안내할 수 있도록 준비한다.
- MI에 숙달되기 위한 기술을 습득한다.
- MI를 평가하기 위한 관찰/분석방법을 배운다.
- MI 실무향상을 위한 방법을 배운다.
- MI 실무자들을 인증하고 상담의 질을 유지하도록 관리할 수 있게끔 준비한다.

여섯 번째이자 마지막 단계의 훈련은 훈련 담당자를 위한 훈련이다. 이 단계의 훈련을 위해서 설정된 목표는 다음과 같다(http://www.motivationalinterview.org/TNT_Manual_Nov_08.pdf).

- 다른 상담자들이 MI를 배우도록 돕기 위해 더 넓은 범위의 기술과 방법을 배운다.
- MI 훈련방법을 배우고 연습한다.
- MI를 훈련하고 시연하는 데 대한 자신감을 강화한다.
- 훈련생의 특정 요구와 상황에 따른 훈련방법을 설계하고 적용한다.

- MI와 훈련에 관한 최신지식을 습득한다.
- MI 훈련 담당자 국제 네트워크에 참여한다.

훈련을 통해 우리가 습득하는 기술은 건강을 향상시키고 유지하며, 건강한 행동 변화를 촉진하고 사고, 외상, 만성질환 합병증을 예방하는 우리의 능력을 강화할 것이다. 간호사가 가진 다른 기술에 더하여 이 기술은 우리로 하여금 국민 건강증진을 위한 변화촉진자의 역할을 충분히 할 수 있게 할 것이다.

## MI 훈련을 위한 자원

MI 훈련방법은 다양하다. 어떤 훈련을 하더라도 역할극이나 직접 실무를 해 볼 것을 추천한다. 강의식 학습을 통해 MI 훈련의 기본내용은 습득할 수 있지만, 그것만으로는 MI 훈련을 성공적으로 할 수 없다. 첫 단계 훈련은 검증된 기관을 통해 받아야 한다. 이어지는 훈련에서는 면대면 상담, 녹음 테이프, 그리고 온라인 회의("webinars")를 이용할 수 있다. MI 기술에 대한 중요한 피드백 자원은 우리가 상호작용하는 환자이다. 그들은 즉각적 피드백을 주기 때문에 우리가 정확한 반영과 양가감정 인식, 그리고 변화대화를 제공하고 있는지를 바로 알 수 있다. "대상자 발언의 배경으로부터 변화대화와 저항진술의 신호를 분별해내는 법을 배운다면 당신은 각 환자들과 더 효과적으로 작업하고 그들로부터 배울 수 있는 실마리를 갖게 된다"(Miller & Rollnick, 2002, p.181). 다음은 몇 가지 귀중한 훈련자원 목록이다.

- MINT: 훈련 담당자와 훈련 기회의 목록(list of trainers and training opportunities)
- Kaiser Permanente 보험사
- 동기강화와 변화 연구소(The Institute of Motivation and Change)
- Jeff Allison Training 주식회사(Ltd.)
- Stephenrollnick.com
- 훈련 비디오:
  - 동기강화상담: 단기 중독치료 비디오 시리즈(Motivational Interviewing: Brief Therapy for Addictions Video Series)
  - MI 훈련 비디오: 학습자를 위한 도구(Motivational Interviewing Training Video: A Tool for Learners)
  - MI 훈련 DVD: 중요도, 자신감, 준비도(MI Training DVDs: Focusing on Importance, Confidence and Readiness)

– MI 실무: 2006년 에딘버그 인터뷰(MI in Practice: The Edinburgh Interview 2006)
– 동기강화에 들어가기(Engaging Motivation)
– 동기강화상담: 전문가 훈련 시리즈(Motivational Interviewing: Professional Training Series)

## 요약

미국은 자원이 많은 나라이다. 현재 우리는 경제위기를 겪고 있다. 이로 인해 국민건강 증진을 위한 건강행동을 촉진할 수 있는 비용효과적 방법의 필요성이 대두되었다. 간호사들은 전문가로서 우리 환자들, 지역사회, 국가의 건강을 증진시키고 건강위험을 경감시키며 질병과 부상을 예방하는 데 책임이 있다. Healthy People 2010과 Healthy People 2020은 국민건강을 증진시킬 가이드라인을 제공하는 강한 동력이다. MI는 더 높은 수준의 건강을 성취하기 위해 행동변화를 촉진하는 독특한 의사소통 기술이자 전술이다. 적절한 훈련을 받으면 우리는 이 기술에 더욱 숙련될 수 있다. 연구가 MI의 효과를 지지하고 있지만 더 많은 연구가 필요하다. 우리가 미래를 향해 한 걸음씩 나아가는 과정에서 전문직으로서 간호사는 Healthy People의 목표를 달성하는 데 필수적인 역할을 하게 될 것이다. 그리고 우리나라는 더욱 건강한 국가가 될 것이다.

## 참고문헌

Cohen, J., Neumann, P. & Weinstein, M. (2008). Does preventive care save money? Health economics and the presidential candidates. *New England Journal of Medicine, 358*(7), 661-663.

Madson, M., Loignon, A. & Lane, C. (2009). Training in motivational interviewing: A systematic review. *Journal of Substance Abuse Treatment, 36*(1), 101-109.

Martino, S., Ball, S. A., Gallon, S. L., Hall, D., Garcia, M., Ceperich, S., Farentinos, C., Hamilton, J. & Hausotter, W. (2006). *Motivational interviewing assessment: Supervisory tools for enhancing proficiency.* Salem, OR: Northwest Frontier Addiction Technology Transfer Center, Oregon Health and Science University.

Miller, W. & Rollnick, S. (2002). *Motivational interviewing: Preparing people for change* (2nd ed.). New York: The Guilford Press.

Robert, D.(2009). Becoming a tool for change. *MEDSURG Nursing, 18*(1), 8.

# 찾아보기